全国中医药行业高等教育"十四五"规划教材

全国高等中医药院校规划教材（第十一版）

经络腧穴学

（新世纪第五版）

（供中医学、针灸推拿学、康复治疗学等专业用）

主 编　沈雪勇　刘存志

中国中医药出版社
·北 京·

图书在版编目（CIP）数据

经络腧穴学 / 沈雪勇，刘存志主编 . —5 版 . —北京：中国中医药出版社，2021.6（2024.10 重印）
全国中医药行业高等教育"十四五"规划教材
ISBN 978-7-5132-6817-2

Ⅰ . ①经⋯   Ⅱ . ①沈⋯ ②刘⋯   Ⅲ . ①经络—中医学院—教材 ②俞穴（五腧）—中医学院—教材   Ⅳ . ① R224

中国版本图书馆 CIP 数据核字（2021）第 052704 号

融合出版数字化资源服务说明

全国中医药行业高等教育"十四五"规划教材为融合教材，各教材相关数字化资源（电子教材、PPT 课件、视频、复习思考题等）在全国中医药行业教育云平台"医开讲"发布。

资源访问说明

扫描右方二维码下载"医开讲 APP"或到"医开讲网站"（网址：www.e-lesson.cn）注册登录，输入封底"序列号"进行账号绑定后即可访问相关数字化资源（注意：序列号只可绑定一个账号，为避免不必要的损失，请您刮开序列号立即进行账号绑定激活）。

资源下载说明

本书有配套 PPT 课件，供教师下载使用，请到"医开讲网站"（网址：www.e-lesson.cn）认证教师身份后，搜索书名进入具体图书页面实现下载。

中国中医药出版社出版

北京经济技术开发区科创十三街 31 号院二区 8 号楼
邮政编码   100176
传真   010-64405721
河北品睿印刷有限公司印刷
各地新华书店经销

开本 889×1194   1/16   印张 15.75   拉页 3   字数 419 千字
2021 年 6 月第 5 版   2024 年 10 月第 6 次印刷
书号   ISBN 978-7-5132-6817-2

定价   69.00 元
网址   www.cptcm.com

服 务 热 线   010-64405510   微信服务号   zgzyycbs
购 书 热 线   010-89535836   微商城网址   https://kdt.im/LIdUGr
维 权 打 假   010-64405753   天猫旗舰店网址   https://zgzyycbs.tmall.com

如有印装质量问题请与本社出版部联系（010-64405510）

全国中医药行业高等教育"十四五"规划教材
全国高等中医药院校规划教材（第十一版）

《经络腧穴学》
编 委 会

全国中医药行业高等教育"十四五"规划教材
全国高等中医药院校规划教材（第十一版）

专家指导委员会

名誉主任委员

余艳红（国家卫生健康委员会党组成员，国家中医药管理局党组书记、局长）

王永炎（中国中医科学院名誉院长、中国工程院院士）

陈可冀（中国中医科学院研究员、中国科学院院士、国医大师）

主任委员

张伯礼（天津中医药大学教授、中国工程院院士、国医大师）

秦怀金（国家中医药管理局副局长、党组成员）

副主任委员

王　琦（北京中医药大学教授、中国工程院院士、国医大师）

黄璐琦（中国中医科学院院长、中国工程院院士）

严世芸（上海中医药大学教授、国医大师）

高　斌（教育部高等教育司副司长）

陆建伟（国家中医药管理局人事教育司司长）

委　员（以姓氏笔画为序）

丁中涛（云南中医药大学校长）

王　伟（广州中医药大学校长）

王东生（中南大学中西医结合研究所所长）

王维民（北京大学医学部副主任、教育部临床医学专业认证工作委员会主任委员）

王耀献（河南中医药大学校长）

牛　阳（宁夏医科大学党委副书记）

方祝元（江苏省中医院党委书记）

石学敏（天津中医药大学教授、中国工程院院士）

田金洲（北京中医药大学教授、中国工程院院士）

仝小林（中国中医科学院研究员、中国科学院院士）

宁　光（上海交通大学医学院附属瑞金医院院长、中国工程院院士）

匡海学（黑龙江中医药大学教授、教育部高等学校中药学类专业教学指导委员会主任委员）

吕志平（南方医科大学教授、全国名中医）

吕晓东（辽宁中医药大学党委书记）

朱卫丰（江西中医药大学校长）

朱兆云（云南中医药大学教授、中国工程院院士）

刘　良（广州中医药大学教授、中国工程院院士）

刘松林（湖北中医药大学校长）

刘叔文（南方医科大学副校长）

刘清泉（首都医科大学附属北京中医医院院长）

李可建（山东中医药大学校长）

李灿东（福建中医药大学校长）

杨　柱（贵州中医药大学党委书记）

杨晓航（陕西中医药大学校长）

肖　伟（南京中医药大学教授、中国工程院院士）

吴以岭（河北中医药大学名誉校长、中国工程院院士）

余曙光（成都中医药大学校长）

谷晓红（北京中医药大学教授、教育部高等学校中医学类专业教学指导委员会主任委员）

冷向阳（长春中医药大学校长）

张忠德（广东省中医院院长）

陆付耳（华中科技大学同济医学院教授）

阿吉艾克拜尔·艾萨（新疆医科大学校长）

陈　忠（浙江中医药大学校长）

陈凯先（中国科学院上海药物研究所研究员、中国科学院院士）

陈香美（解放军总医院教授、中国工程院院士）

易刚强（湖南中医药大学校长）

季　光（上海中医药大学校长）

周建军（重庆中医药学院院长）

赵继荣（甘肃中医药大学校长）

郝慧琴（山西中医药大学党委书记）

胡　刚（江苏省政协副主席、南京中医药大学教授）

侯卫伟（中国中医药出版社有限公司董事长）

姚　春（广西中医药大学校长）

徐安龙（北京中医药大学校长、教育部高等学校中西医结合类专业教学指导委员会主任委员）

高秀梅（天津中医药大学校长）

高维娟（河北中医药大学校长）

郭宏伟（黑龙江中医药大学校长）

唐志书（中国中医科学院副院长、研究生院院长）

彭代银（安徽中医药大学校长）

董竞成（复旦大学中西医结合研究院院长）

韩晶岩（北京大学医学部基础医学院中西医结合教研室主任）

程海波（南京中医药大学校长）

鲁海文（内蒙古医科大学副校长）

翟理祥（广东药科大学校长）

秘书长（兼）

陆建伟（国家中医药管理局人事教育司司长）

侯卫伟（中国中医药出版社有限公司董事长）

办公室主任

周景玉（国家中医药管理局人事教育司副司长）

李秀明（中国中医药出版社有限公司总编辑）

办公室成员

陈令轩（国家中医药管理局人事教育司综合协调处处长）

李占永（中国中医药出版社有限公司副总编辑）

张岠宇（中国中医药出版社有限公司副总经理）

芮立新（中国中医药出版社有限公司副总编辑）

沈承玲（中国中医药出版社有限公司教材中心主任）

编审专家组

全国中医药行业高等教育"十四五"规划教材
全国高等中医药院校规划教材（第十一版）

组　长

余艳红（国家卫生健康委员会党组成员，国家中医药管理局党组书记、局长）

副组长

张伯礼（天津中医药大学教授、中国工程院院士、国医大师）

秦怀金（国家中医药管理局副局长、党组成员）

组　员

陆建伟（国家中医药管理局人事教育司司长）

严世芸（上海中医药大学教授、国医大师）

吴勉华（南京中医药大学教授）

匡海学（黑龙江中医药大学教授）

刘红宁（江西中医药大学教授）

翟双庆（北京中医药大学教授）

胡鸿毅（上海中医药大学教授）

余曙光（成都中医药大学教授）

周桂桐（天津中医药大学教授）

石　岩（辽宁中医药大学教授）

黄必胜（湖北中医药大学教授）

前　言

为全面贯彻《中共中央 国务院关于促进中医药传承创新发展的意见》和全国中医药大会精神，落实《国务院办公厅关于加快医学教育创新发展的指导意见》《教育部 国家卫生健康委 国家中医药管理局关于深化医教协同进一步推动中医药教育改革与高质量发展的实施意见》，紧密对接新医科建设对中医药教育改革的新要求和中医药传承创新发展对人才培养的新需求，国家中医药管理局教材办公室（以下简称"教材办"）、中国中医药出版社在国家中医药管理局领导下，在教育部高等学校中医学类、中药学类、中西医结合类专业教学指导委员会及全国中医药行业高等教育规划教材专家指导委员会指导下，对全国中医药行业高等教育"十三五"规划教材进行综合评价，研究制定《全国中医药行业高等教育"十四五"规划教材建设方案》，并全面组织实施。鉴于全国中医药行业主管部门主持编写的全国高等中医药院校规划教材目前已出版十版，为体现其系统性和传承性，本套教材称为第十一版。

本套教材建设，坚持问题导向、目标导向、需求导向，结合"十三五"规划教材综合评价中发现的问题和收集的意见建议，对教材建设知识体系、结构安排等进行系统整体优化，进一步加强顶层设计和组织管理，坚持立德树人根本任务，力求构建适应中医药教育教学改革需求的教材体系，更好地服务院校人才培养和学科专业建设，促进中医药教育创新发展。

本套教材建设过程中，教材办聘请中医学、中药学、针灸推拿学三个专业的权威专家组成编审专家组，参与主编确定，提出指导意见，审查编写质量。特别是对核心示范教材建设加强了组织管理，成立了专门评价专家组，全程指导教材建设，确保教材质量。

本套教材具有以下特点：

1.坚持立德树人，融入课程思政内容

将党的二十大精神进教材，把立德树人贯穿教材建设全过程、各方面，体现课程思政建设新要求，发挥中医药文化育人优势，促进中医药人文教育与专业教育有机融合，指导学生树立正确世界观、人生观、价值观，帮助学生立大志、明大德、成大才、担大任，坚定信念信心，努力成为堪当民族复兴重任的时代新人。

2.优化知识结构，强化中医思维培养

在"十三五"规划教材知识架构基础上，进一步整合优化学科知识结构体系，减少不同学科教材间相同知识内容交叉重复，增强教材知识结构的系统性、完整性。强化中医思维培养，突出中医思维在教材编写中的主导作用，注重中医经典内容编写，在《内经》《伤寒论》等经典课程中更加突出重点，同时更加强化经典与临床的融合，增强中医经典的临床运用，帮助学生筑牢中医经典基础，逐步形成中医思维。

3.突出"三基五性"，注重内容严谨准确

坚持"以本为本"，更加突出教材的"三基五性"，即基本知识、基本理论、基本技能，思想性、科学性、先进性、启发性、适用性。注重名词术语统一，概念准确，表述科学严谨，知识点结合完备，内容精炼完整。教材编写综合考虑学科的分化、交叉，既充分体现不同学科自身特点，又注意各学科之间的有机衔接；注重理论与临床实践结合，与医师规范化培训、医师资格考试接轨。

4.强化精品意识，建设行业示范教材

遴选行业权威专家，吸纳一线优秀教师，组建经验丰富、专业精湛、治学严谨、作风扎实的高水平编写团队，将精品意识和质量意识贯穿教材建设始终，严格编审把关，确保教材编写质量。特别是对32门核心示范教材建设，更加强调知识体系架构建设，紧密结合国家精品课程、一流学科、一流专业建设，提高编写标准和要求，着力推出一批高质量的核心示范教材。

5.加强数字化建设，丰富拓展教材内容

为适应新型出版业态，充分借助现代信息技术，在纸质教材基础上，强化数字化教材开发建设，对全国中医药行业教育云平台"医开讲"进行了升级改造，融入了更多更实用的数字化教学素材，如精品视频、复习思考题、AR/VR等，对纸质教材内容进行拓展和延伸，更好地服务教师线上教学和学生线下自主学习，满足中医药教育教学需要。

本套教材的建设，凝聚了全国中医药行业高等教育工作者的集体智慧，体现了中医药行业齐心协力、求真务实、精益求精的工作作风，谨此向有关单位和个人致以衷心的感谢！

尽管所有组织者与编写者竭尽心智，精益求精，本套教材仍有进一步提升空间，敬请广大师生提出宝贵意见和建议，以便不断修订完善。

国家中医药管理局教材办公室

中国中医药出版社有限公司

2023 年 6 月

编写说明

　　全国中医药行业高等教育"十四五"规划教材《经络腧穴学》是根据《中共中央 国务院关于促进中医药传承创新发展的意见》和全国中医药大会精神，落实《国务院办公厅关于加快医学教育创新发展的指导意见》《教育部 国家卫生健康委 国家中医药管理局关于深化医教协同进一步推动中医药教育改革与高质量发展的实施意见》，在国家中医药管理局宏观指导下，以全面提高中医药人才的培养质量、积极与医疗卫生实践接轨、为临床服务为目标，依据中医药行业人才培养规律和实际需求，由国家中医药管理局教材办公室和中国中医药出版社组织编写的，旨在正本清源，突出中医思维方式，体现中医药学科的人文特色和"读经典，做临床"的实践特点。教学过程中可从汉字字义、穴名源流、医德文献、典故故事及古代病案等资料出发，有机融入思政教育内容，挖掘与个人修养、仁心仁术、职业思想、民族精神、求真求实、中医思维等相关的思政德育要素，引发学生对中医文化认知、情感和行为的认同，增强文化自信，坚定传承和发扬中医针灸事业的责任心，推进以课程为载体回归教育本质。

　　经络腧穴学是针灸推拿学专业的基础和主干课程，是学习针灸的入门课程。经络学又是中医基础理论的重要内容，阐述人体内脏、体表及各部之间的相互联系，内容非常广泛，涉及中医学的生理、病理、诊断和治疗等各个方面，对针灸及中医其他临床各科均有重要指导意义。腧穴，实际上是经络的外属部分，既可反映经络所内连的脏腑的生理、病理活动，又可将其接受到的外来刺激传至脏腑以调节其功能。腧穴学，是以经络理论为指导，阐述腧穴的分布位置、作用规律及临床应用的一门学科。

　　本教材分上、下两篇。上篇为经络腧穴概论。第一章经络概述，阐述经络系统的主要组成内容、经络的作用及其理论的临床应用。第二章腧穴概述，介绍腧穴的分类、命名、定位方法、作用和主治规律及特定穴的概念和应用等。下篇经络腧穴各论，是本教材的主体部分。其中，第三章至第十四章为十二经络及各相应经穴的内容，先论述经络的分布和病候，再介绍腧穴的定位、主治、解剖、刺灸方法等。第十五章介绍奇经八脉的分布、功能和病候。奇经八脉循行分布的内容，以段为单位于段末标明原文出处，未标段落系本书作者编撰。任督脉腧穴的介绍与十二经经穴体例相同。第十六章对常用奇穴做了扼要介绍。第十七章阐述根结、标本、气街、四海的基本概念、内容及其意义和应用。附录选录了常用的经络腧穴歌赋，并收录了《脉书·十一脉》的有关内容。书末附最新国家标准穴位彩图3帧。

　　本教材的穴位名称、定位和主治主要以国家标准《腧穴名称与定位》（GB/T 12346—2006）和国家标准《腧穴主治》（GB/T 30233—2013）为依据，并参照之前的国家标准及有关文献。常用腧穴用"*"标示，以突出重点。常用腧穴参考了有关教材及考试大纲并结合编者多年教学经验选定。常用腧穴中古代文献部分，采用上海市针灸经络研究所刘立公研究员编制的"针灸古籍腧穴主治计算机检索系统"加以核对和校正。

本教材在沿用前数版教材的经脉循行示意图的同时，根据古代经络文献记载，又增绘了十二经脉图以知识链接的形式排于下方，供读者参照。古代经脉图，宋以前多称"脉图"，与早期的经脉文献称"脉书"相对应，至宋代才明确称为"经脉图"。古代的腧穴图称"明堂图"。在早期的经脉图上，经穴并非都在经脉线上，经穴连线与经脉循行线并非一致。经穴是指归属于经脉的穴位，是"脉气所发"（《素问·气府论》《黄帝明堂经》）及"络脉之渗灌"（《灵枢·小针解》）之处。经穴可位于经脉线上，也可位于其络脉上而分布于经脉的侧旁，《灵枢·海论》称其为"支节"。位于经脉侧旁的经穴可借经脉的络脉分支输达脉气。这些经穴类似地铁出口，位于地铁路线旁，与深层主道相通，并非依次串联。经脉图是经脉循行的示意图，宋以前经脉图与经穴图是分开的，宋后渐将二者混杂合一，以致后人常将二者混为一谈，误传至今，近现代针灸类教材亦受此影响。本教材以现存最早的经脉文献马王堆出土帛书《脉书·十一脉》和张家山出土汉简《脉书》为依据，追本溯源，以《灵枢·经脉》为底本，参考王雪苔《针灸学手册》（第2版，人民卫生出版社，1966）和黄龙祥《新编重绘十四经脉经穴图》（中国中医药出版社，2010），增绘了十二经脉图，以恢复经脉图的原貌，保持经脉线的简洁清晰和自然流畅。本教材中的真人实体彩色底图由北京中医药大学睢明河教授提供，增绘的十二经脉图由沈雪勇构思设计，由程珂绘制；经脉、经别、络脉和经筋循行示意图及经穴总图由睢明河绘制；非真人穴位彩绘图由程珂和沈雪勇负责制作。

"十四五"规划教材是在"十三五"规划教材的基础上修订完善而成。具体编写分工：绪言、第一章、第二章郝重耀、程珂、杜艳军、封敏；第三章至第六章林咸明、李新华、任珊、石广霞；第七章至第十章刘丹、司原成、王蕊、王欣君；第十一章至第十四章孟向文、王银平、吴子建、郁洁；第十五章、第十六章武平、袁恺、于晓华、翟煦；第十七章张学君、张必萌、吴凡；附录徐晓红、张梁、杨星月。全书由沈雪勇、刘存志统稿、定稿。

本教材数字化工作由程珂负责，沈雪勇、刘存志、郝重耀、林咸明、刘丹、孟向文、武平、张学君、于晓华、王凡、王蕊、王欣君、王银平、邓海平、石广霞、司原成、任珊、李新华、沈诞、吴子建、郁洁、杜艳军、封敏、袁恺、韩威、翟煦、吴凡参与。

本教材主要供高等中医药院校教学使用，也是针灸医疗、教学、科研工作者及广大中医、针灸、推拿等爱好者的参考用书。对教材中的不足、疏漏或错误之处敬请各位专家和读者提出意见和建议，以便今后修订完善。

《经络腧穴学》编委会

2021年6月

目　录

绪　言

扫一扫，查阅本章数字资源，含 PPT、音视频、图片等

　　经络腧穴学是针灸学的基础理论和核心内容。针灸学是运用经络、腧穴理论和刺灸方法以防治疾病的一门学科。针灸学的主要内容包括经络、腧穴、刺灸和临床治疗等部分。针灸疗法历史悠久，是古人在长期的医疗实践中积累而成，具有安全有效、适应证广、简便经济等特点，深受人们的欢迎，为中华民族数千年的繁衍昌盛做出了巨大的贡献，并正在为世界人民的医疗保健事业发挥着越来越大的作用。针法起源于古代的砭针，灸法起源于古代的生活用火。经络腧穴的起源和发展与针灸疗法的应用密切相关，故本经络腧穴学绪言结合针灸的起源、形成和发展而做一总体介绍。

一、起源

　　灸法的起源可追溯到距今 8000 至 4000 年前的新石器时代，相当于原始社会的氏族公社时期。灸法的应用是在人类发明用火之后开始的。古人取火最初是利用自然火种，而后是摩擦取火和燧石取火，再后是利用太阳能取火。近代考古学研究证明，我国早在距今约 170 万年的"元谋人"时代，我们的祖先就会用火了。早期只有钻木取火的"木燧"，后来则有照日取火的"阳燧"。阳燧聚光取火，是世界上最早的太阳能利用。《周礼疏》载："以其日者太阳之精，取火于日，故名阳燧，取火于木，为木燧者也。"在距今 3000 年前，当世界上许多民族还在钻木、摩擦或击石取火的西周时代，勤劳智慧的华夏民族已经发明了利用太阳能取火的技术，为人类的文明做出了卓越的贡献。灸，《说文解字》释为"灼也"，即是以火熏灼之意。灸的发明与寒冷的生活环境及火的应用有密切联系。灸法所用的材料，最初很可能是可烧灼、烫、熨的各种树枝或干草，后来才发现用艾叶做成的艾绒易于引火缓燃而不起火焰，更适用于灸，遂使艾灸世代相传，沿用至今。艾是灸材，也是古人引火的燃料。崔豹《古今注·杂注》载："阳燧以铜为之，形如镜，照物则影倒，向日则火生，以艾炷之则得火。"燧，或作遂，有通达、通畅之意。古人以为，阳燧与天相通，可引天之精气，故以太阳之火为艾灸火源之上选。太阳天火在古代象征纯阳之气，通过阳燧这等通天器物，汲取太阳之气点燃艾草以熏灼，既可用来驱逐鬼邪，又可用以温通血脉，治疗疾病。古人晴时阳燧取火，阴时木燧取火。木燧取火时，也以艾引火燃烧，让钻磨产生的火星掉在艾绒上引燃。

　　针刺疗法的起源也可追溯到原始社会的氏族公社时期。晋代皇甫谧《帝王世纪》有伏羲"尝味百草而制九针"的记载，南宋罗泌《路史》也有"伏羲尝草制砭，以治民疾"的载述。在内蒙古多伦县的新石器时代遗址中及山东日照市的新石器时代墓葬里发现的砭石实物，为针刺起源于新石器时代之说提供了证据。早在石器时代，先民们就将不同形状的石块磨制成各种医用器具，尖锐的用来刺血、排脓，刀形的用来切割，棒形、圆形的用于按摩和热熨。其中尖锐者最为

常用，故《说文解字》说"砭，以石刺病也"，《山海经·东山经》则称之为箴石。《山海经》曰："高氏之山，其上多玉，其下多箴石。"《山海经》的这一记载还表明针石起源于我国东部地区。《素问·异法方宜论》也说："东方之域……其病皆为痈疡，其治宜砭石。故砭石者，亦从东方来。"砭针是针具的雏形和前身，其后还出现了骨针和竹针。人类进入青铜器时代和铁器时代时，随着冶金技术的发展，铜质、铁质的金属针便开始出现，之后又有金质、银质针的应用。

二、理论形成

针灸学术的发展经历了一个漫长的历史过程。春秋、战国、秦、汉时期，政治、经济、文化的发展，为中医学的发展提供了条件。针刺工具由砭针、骨针发展到金属针具，特别是九针的出现更扩大了针灸实践范围，促进了针灸学术发展，针灸理论也不断得以升华。

现存的经络文献原以《黄帝内经》（以下简称《内经》）为最早，但近代出土的古代文物表明，在《内经》之前已有各种较为原始的文字记载。1973 年，湖南长沙马王堆汉墓出土的帛书中载有"十一脉"的内容；1984 年，湖北江陵张家山汉墓出土的竹简中也有同样的记载，且名之为《脉书》。这是现存最早的经络学文献，反映了针灸学核心理论经络学说的早期面貌。《脉书》这一名称与《史记·扁鹊仓公列传》所说的仓公淳于意受其师阳庆传授"黄帝、扁鹊之《脉书》"之说相符。《脉书》有属于黄帝的，也有属于扁鹊的，可知有不同的本子。长沙马王堆汉墓出土的帛书就有几种文本：一种内容较简，按先"足三阳三阴脉"后"臂二阴三阳脉"排列，因称"足臂本"（《足臂十一脉灸经》）；另一种内容较详，按先六阳脉后五阴脉次序排列，因称"阴阳本"（《阴阳十一脉灸经》）。"阴阳本"有帛书的甲本、乙本及张家山简书三种传本。可见其传抄较多，影响更广。帛书的记载见《马王堆汉墓帛书》和《五十二病方》书中。

马王堆汉墓出土的医籍中尚有《脉法》一书。此书虽主要论述脉法，但有多处提到用灸法和砭法治疗疾病的内容，如"病甚阳上于环二寸而益为一久（灸）"，意思是若病情严重，阳气上逆，则从上次所灸的环（腕踝）处扩大二寸，再灸一次。所载砭灸部位虽非明确的穴名，但已具备了腧穴的某些特点。帛书《五十二病方》也有"灸泰阴""久（灸）左胕""久（灸）足中指"等有关施灸部位的记载，表明当时已初步形成了腧穴概念。此外，战国初期医家秦越人（扁鹊）曾"刺三阳五会（输）"救治虢太子尸厥；西汉初期医家淳于意（仓公）称针灸的部位为"俞"（"论俞所居"）和"砭灸处"。这些都是有关腧穴早期临床应用的文献记载。

《内经》，分《灵枢》和《素问》两部，成书于战国、秦、汉时期。《内经》的面世标志着针灸学理论体系的基本形成。《内经》以阴阳、五行、脏腑、经络、精神、气血等为主要内容，从整体观阐述了人体生理病理、诊断要领和防治原则，重点论述了经络、腧穴、针法、灸法等。《汉书·艺文志》中有"《黄帝内经》十八卷"的记载，据晋代皇甫谧《针灸甲乙经》序文所说，就是指现存的《素问》九卷和《针经》九卷。《针经》古称《九卷》，唐以后称为《灵枢》。《素问》与《灵枢》相比较，总体上看，《灵枢》写作在先，《素问》在后。《灵枢》较为完整地论述了经络腧穴理论、刺灸方法和临床治疗等，对针灸医学做了比较系统的总结，为后世针灸学术的发展奠定了基础。关于经络的记载，以《灵枢》为最详，如《经脉》《经别》《脉度》《根结》等篇；《素问》则是在此基础上做进一步的阐发和讨论，故多以"论"或"解"为名，如《脉解》《皮部论》《经络论》《骨空论》《调经论》《太阴阳明论》《阳明脉解》等。但《素问》所引古文献并不完全与现存的《灵枢》相同，如《脉解》所载经脉文字不同于《灵枢·经脉》，却接近于帛书的记载，这当是古《脉书》的另一传本。凡名为"解"者自然是晚于原书的解释性著述。《内经》对人体腧穴的认识，已经到了从医疗实践上升到理论的阶段。书中所载，有的有名称有定位，有的有定位无名称，还提出了"以痛为输"的取穴形式，除穴名和位置外，其内容涉及与经络的关系、主治病症、刺灸方法及其禁忌等。《内经》对部分腧穴已进行了分类，如各经的"脉气所发"，五输穴、原穴、络穴、下合穴、背俞穴、募穴等，并做了简要的论述，反映了腧穴理论的早期面貌。成书于西汉末至东汉延平年间的《黄帝明堂经》，堪称我国第一部腧穴学专著，是对汉以前散在医书中的针灸腧穴文献的一次全面总结，对腧穴的名称、部位、主治病症及刺灸法诸方面进行了首次全面系统的总结和统一。《黄帝明堂经》原书已佚，魏晋以后有多种不同名称的传本及注本，主要有《明堂孔穴针灸治要》及《黄帝内经明堂类成》。可惜此二书亦已散佚，但《明堂孔穴针灸治要》的内容辑录于《针灸甲乙经》中。"明堂"这一名称，原意是指国君议政的场所。《内经》中假设黄帝坐明堂之上与雷公等臣子讨论医道，后来便称经穴之学为"明堂"。这方面的书称"明堂经"，图称"明堂图"。

大约成书于汉代的《难经》（原称《黄帝八十一难》），以阐明《内经》为要旨，是继《内经》以后又一部中医经典著作。书中就《内经》等古经提出 81 个问题，并进行解答。有关经络的问题特注重寸口脉诊、原气、奇经八脉以及对"是动""所生病"的解释。《难经》首先提出"奇经八脉"这一名称，并对奇经八脉内容做了集中的论述，补充了《内经》之不足。《难经》对经络理论的补充、阐发主要体现在奇经八脉、经脉病候、十五络脉等方面，对腧穴理论则主要体现在八会穴、原穴及五输穴的五行配属和治疗作用等方面。《难经》还首先提出"八会穴"的名称，并具体记载了人体气、血、筋、脉、骨、髓、脏、腑八者与八穴的关系。《难经》阐述了原气通过三焦通达五脏六腑、十二经脉的分布特点，提出"原穴"是原气经过和留止的部位，并在《内经》的基础上补充了心经原穴，使原穴趋于完整。《难经》完善了各经五输穴的五行配属关系，并以刚柔相济理论做了解释，同时对其临床应用加以阐发，使之成为后世子午流注法的理论基础，在此基础上又提出了"虚则补其母，实则泻其子"和"泻南补北"理论，对针灸和中医临床各科均具启示意义。

总之，从战国至西汉及东汉时期，是《内经》和《难经》的著作年代，也是针灸理论的形成和奠基时期。《内经》《难经》同属于针灸基础理论的早期文献，都属医学经典。

魏晋时皇甫谧编集的《针灸甲乙经》（全名《黄帝三部针灸甲乙经》，简称《甲乙经》），是现存最早的针灸学专著，是继《内经》之后对针灸学的又一次总结。《甲乙经》是汇集《素问》《针经》及《明堂孔穴针灸治要》三部书并加以分类整理而成的。书中共载经穴 349 个，其中有交会关系者 84 穴。各经都有所属专穴，有些穴为几条经所交会则称交会穴。《甲乙经》以"头身分部，四肢分经"的排列形式，对十四经穴进行整理和归类，将基础理论和针灸治疗内容集合，为古代针灸学专著。这是皇甫谧对针灸学的重大贡献。《甲乙经》于公元 6 世纪传到日本、朝鲜等国，是针灸走向世界的先导。

东汉末，张仲景"撰用《素问》《九卷》《八十一难》"等书著成《伤寒杂病论》（以下简称《伤寒论》），说明《伤寒论》一书运用六经辨证，是对《内经》《难经》理论的继承和发展，也是对经络理论的灵活应用。

三、学术发展

魏晋时皇甫谧《甲乙经》对经络腧穴理论的贡献已在上面介绍。

晋时以炼丹闻名的葛洪所著《抱朴子》和《肘后备急方》（以下简称《肘后方》）中均提到《明堂流注偃侧图》，这是指关于经穴的前、侧、后图形，简称"明堂图"。《肘后方》载录针灸医方 109 条，其中 99 条为灸方，从而使灸法得到了进一步的发展。其妻鲍姑，亦擅长用灸，是中国历史上不可多得的女灸疗家。晋代尚有名医秦承祖、陶弘景等，对针法、灸法均有研究。

隋、唐时期，随着经济文化的繁荣，针灸医学也有很大的发展。至唐代针灸已成为一门专科，针灸教育也占有重要地位，促进了针灸学的全面发展。著名医家孙思邈在其所著《备急千金要方》（以下简称《千金要方》）中绘制了五色"明堂三人图"，还首载阿是穴和指寸法。这一时期灸法最为盛行，尤以王焘《外台秘要》、崔知悌《骨蒸病灸方》最享盛名。

唐时杨上善撰注《黄帝内经太素》（以下简称《太素》）之外，又将《内经》与《明堂孔穴针灸治要》的内容汇合编成《黄帝内经明堂类成》十三卷，即十二经脉各一卷，奇经八脉合一卷，现仅存第一卷。从残存的卷一内容看，该书对经脉、腧穴已按气血流注次序排列，并对部分穴名做了释义，开创了循经考穴的先河，对经络腧穴理论体系的完善有重要意义。

宋代王朝注重对医书的编纂和校正，早期组织人员编写的《太平圣惠方》，其第九十九卷称《针经》，第一百卷称《明堂》（即《明堂灸经》），后人称之为《明堂上经》和《明堂下经》，其中列有"十二人形"的经穴图；后期组织人员编写《圣济总录》，其按经排列腧穴，后为元代各书所继承。《难经》曾对奇经八脉的分布、功能和病候做了集中论述，《圣济总录》则对奇经八脉的有关腧穴和循行路线做了完整的描述。北宋翰林医官王惟一还奉诏编成《铜人腧穴针灸图经》三卷，共载 354 经穴，次年铸成"铜人"经穴模型两座，并以图经刻石，对统一经穴定位影响甚广。

宋、金时期将古代"候气而刺""顺时而刺"的思想发展为具体的子午流注针法。金代何若愚写成《流注指微针赋》一篇，阎明广加以注解，并收集有关资料扩展成为《子午流注针经》一书，这是子午流注法的初期著作。明代徐凤《针灸大全》又改编成《子午流注逐日按时定穴歌》十首，各书加以转载，影响遂广。此法的特点就是按时选用十二经的井、荥、输、原、经、合穴。其后，又有将八脉交会穴也结合日时选用，称为"飞腾八法"或"灵龟八法"，初见于元代王国瑞的《扁鹊神应针灸玉龙经》。

金末元初，窦默（字汉卿）著有《针经指南》一书，内载《标幽赋》《通玄指要赋》及流注八穴、十四手法等内容，并对络脉提出新的观点："络有一十五，有横络三百余，有丝络一万八千，有孙络不知其纪。"明代钱雷《人镜经附录》对络脉也有新的认识："十二经生十五络，十五经络生一百八十系络，系络生一百八十缠络，缠络生三万四千孙络。"这一说法为明末清初医家喻嘉言《医门法律·络脉论》等书所引用，对清代医家有重要影响。

元代，滑寿（字伯仁）在元代忽泰必烈《金兰循经取穴图解》的基础上编著成《十四经发挥》，将任、督二脉与十二经并论。该书对循经考穴影响甚广，明、清各家注解经脉者多以此书为主要参考，如明代夏英以滑氏注解配合经脉原文编成《灵枢·经脉翼》，高武《针灸聚英》也依照此书流注次序排列经穴。

明代是针灸学术发展的高潮，名医辈出，理论研究深化，其间以杨继洲《针灸大成》影响最大。此书是以杨继洲原编的《卫生针灸玄机秘要》一书为基础，由靳贤选集有关文献扩充而成，内载经络穴位资料非常丰富，共载经穴 359 个，并载录杨氏的著述和医案等，是继《甲乙经》后对针灸学的第三次总结。明代李时珍就奇经八脉文献进行汇集和考证，作《奇经八脉考》，补《十四经发挥》所未备。

清代，除了见于注释《内经》和针灸书中的经络内容外，经络专书较少。吴谦《医宗金鉴·刺灸心法要诀》中载有经穴歌诀，首次将经脉图与经穴图分别绘制，于书中并列以示异同，改变了宋以后经脉图线和经穴图点串合为一的混杂情形。李学川《针灸逢源》一书，共载经穴 361 个，这是对经穴的又一次总结，此经穴数被沿用至现代。清代在药物归经和运用方面有所发展，严西亭等人的《得配本草》、赵观澜的《医学指归》及姚澜的《本草分经》，都将经络理论与药物结合起来，认为"何经之病，宜用何经之药"，是掌握药物性能的要领。温病学派叶天士等人注重分经辨证用药，于十二经之外更重视奇经，在辨证上创立"初为气结，在经"，"久则血伤，入络"，以及"卫—气—营—血"的分层理论，还有"八脉辨肝肾"和"厥阴之阳"等说，为经络理论在方药方面的运用做出了贡献。

清初至民国时期，针灸医学由兴盛逐渐走向衰退。清朝医者多重药轻针，清王朝竟以"针刺火灸，究非奉君之所宜"为由而废除太医院的针灸科。民国时期政府曾下令废止中医。但针灸疗法仍受广大民众喜爱，在民间广为应用而得以流传。以承淡安先生为代表的许多有识之士为保存和发展针灸学术这一祖国医学瑰宝，成立了针灸学社，编印针灸书刊，开展针灸函授教育等，为振兴针灸学术做出了贡献。

中华人民共和国成立以来，针灸医学得到前所未有的普及和提高。针灸医疗、教学、科研等各方面取得了明显的发展，同时也加速了针灸医学的对外传播。针灸医学源于中国，几千年来不仅对中国人民的健康事业起了重大作用，而且早在公元 6 世纪就传到朝鲜、日本等国。随着中外文化交流的不断深入，针灸也随之传到东南亚及印度大陆。公元 16 世纪末针灸开始传入欧洲，此后国际上的针灸学术交流甚为频繁，学术团体也日渐增多。在 20 世纪 50 年代，我国曾帮助苏联和东欧国家的一些医疗工作者学习针灸。1975 年，受联合国世界卫生组织（World Health Organization，WHO）委托，在中国北京、上海、南京设立了三大国际针灸培训中心，为许多国家和地区培训了大批针灸从业者。1979 年，WHO 就列出适宜针灸治疗的 43 种疾病名称。据统计，目前可用针灸治疗的病症已达 300 多种，包括内、外、妇、儿、五官、皮肤各科，其中对 100 种左右的病症有较好或很好的疗效。世界针灸学会联合会于 1987 年 11 月在北京正式成立，总部设在北京，由世界 55 个针灸学会联合组成，是覆盖面最广的世界针灸组织。1990 年，WHO 宣布针灸已成为世界医学的一个重要组成部分。1997 年，美国国立卫生院（National Institutes of Health，NIH）的专家听证会明确指出，起源于中国的针刺疗法对许多疾病有显著疗效，作用确切而副作用极小，可广泛应用。这对针灸学向世界各国的普及和推广起了积极的推动作用。2010 年，中医针灸被联合国教科文组织列入"人类非物质文化遗产代表作名录"。该名录的设立旨在确保非物质文化遗产的存续，提升对其重要性的认识。中医针灸申遗成功，标志着国际社会对中国作为针灸起源国地位的正式确认，意味着世界对中国传统医学文化的认可，对中国针灸的传承、保护和发展具有重要和深远的意义。

复习思考题

在针灸学发展史上，对针灸学进行 3 次大总结的著作各是什么？简述各自的贡献。

上篇
经络腧穴概论

经络是气血运行的通道，是脏腑与体表及全身各部的联系通路。经络学阐述人体经络的循行分布、生理功能、病理变化及其与脏腑的相互关系，是针灸学的基础，也是中医基础理论的重要组成部分。经络理论贯穿于中医的生理、病理、诊断和治疗等各个方面，对中医各科的临床实践有重要指导意义。

经络理论早在《内经》《难经》中就有系统记载。在此之前，则有近年出土的古帛书和古简书所载的"十一脉"等；之后，则有《甲乙经》等书结合腧穴做了全面的论述；近代研究资料也很丰富。经络学说来源于医疗实践，其形成和发展与我国针灸、按摩、气功等独特医疗保健方法的应用是分不开的。经络主运行血气。"血气"一词，除《内经》外，在春秋战国时期的不少非医学著作中也曾提到，说明那时人们对血气的概念已有较普遍的认识。《论语·季氏》篇将人的一生分成三个阶段：少年时是"血气未定"，壮年时是"血气方刚"，老年时是"血气既衰"，说明那时已把"血气"变化看成是生命的主要特征。《管子·水地》篇还说："水者地之血气，如筋脉之通流者也。"这里把地面上的水流比作人体内的"血气"，地上的水应当流通，人体内的"血气"也需要流通。《灵枢·经脉》将当时有关人体生理的认识做了系统而全面的论述："人始生，先成精，精成而脑髓生，骨为干，脉为营，筋为刚，肉为墙，皮肤坚而毛发长。谷入于胃，脉道以通，血气乃行。"这里把"精"（精气）看成是人体最基本的物质，并与脑髓有密切联系。骨、脉、筋、肉、皮肤和毛发，构成了整个形体。饮食进入胃肠，化生血气，通过"脉道"而运行周身。

上述有关血气的论述多次涉及"脉"的概念。脉，本义指血管，《说文解字》解释作"血理分衺（斜）行体者"。脉，原写作"脈"，又作"衇"，马王堆汉墓帛书又演变为"温"。从"脉"字的字形构造可看出，古人是将水流现象比拟血流，"辰"就是"派"的意思。"经""络"名词的出现较"脉"为晚，是对"脉"的概念的进一步认识。经，原意是"纵丝"，有路径的含义，就是直行主线的意思，是经络系统中的主干，深而在里，贯通上下，沟通内外；络，有网络的含义，是经脉别出的分支，浅而在表，纵横交错，遍布全身。《灵枢·脉度》说："经脉为里，支而横者为络，络之别者为孙。"这是将"脉"按大小、深浅的差异分别称作"经脉""络脉"和"孙脉"（孙络）。

第一节　经络系统概貌

经络系统，包括十二经脉、奇经八脉、十二经别、十五络脉、十二经筋和十二皮部（图1-1-1）。十二经脉是经络系统的主干，"内属于府藏，外络于支节"（《灵枢·海论》），将人体内

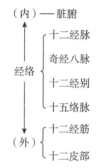

图 1-1-1 经络系统简图

外联系成一个有机的整体。十二经别，是十二经脉在胸、腹及头部的内行支脉。十五络脉，是十二经脉在四肢部及躯干前、后、侧三部的外行支脉。奇经八脉，是具有特殊分布和作用的经脉。此外，经络的外部，筋肉也受经络支配分为十二经筋；皮部也按经络的分布分为十二皮部。现将经络系统的内容逐一介绍如下。

一、十二经脉

十二经脉按其流注次序分别为手太阴肺经、手阳明大肠经、足阳明胃经、足太阴脾经、手少阴心经、手太阳小肠经、足太阳膀胱经、足少阴肾经、手厥阴心包经、手少阳三焦经、足少阳胆经和足厥阴肝经。十二经脉是经络系统的主体，故又被称为"正经"。

（一）十二经脉的名称和含义

十二经脉的名称由手足、阴阳和脏腑三部分组成。手足，表示经脉在上、下肢分布不同，手经表示其外行路线分布于上肢，足经表示其外行路线分布于下肢。脏腑，表示经脉的脏腑属性，如肺经表示该经脉属肺脏，胃经表示该经脉属胃腑。阴阳表示经脉的阴阳属性及阴阳气的多寡。一阴一阳衍化为三阴三阳，以区分阴阳气的盛衰（多少）：阴气最盛为太阴，其次为少阴，再次为厥阴；阳气最盛为阳明，其次为太阳，再次为少阳。《素问·至真要大论》说："愿闻阴阳之三也，何谓？""气有多少异用也。""阳明何谓也？""两阳合明也。""厥阴何也？""两阴交尽也。"根据阴阳气的多少，三阴三阳之间组成对应的表里相合关系（图 1-1-2）。三阴三阳的名称广泛应用于经络的命名，经别、络脉、经筋也是如此。

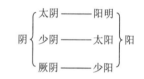

图 1-1-2 三阴三阳表里相合之对应关系

（二）十二经脉的分布

十二经脉是经络系统的主要内容。《灵枢·海论》概括地指出了十二经脉的分布特点："十二经脉者，内属于府藏，外络于支节。"在内部，十二经脉隶属于脏腑，在外部，分布于四肢、头和躯干。

1. 外行部分 十二经脉"外络于支节"。这里的"支节"，可理解为是经脉在四肢、头和躯干这些体表部位的分支和穴位。一般经穴图和经穴模型都表示这些内容（图 1-1-3）。

（1）四肢部：四肢内侧面为阴，外侧面为阳。手足阴经分布于四肢的内侧，手足阳经分布于四肢的外侧。以大指向前、小指向后的体位描述，手三阴经分布于上肢的内侧，其中，上肢内侧面前缘及大指桡侧端为手太阴，上肢内侧面中间及中指桡侧端为手厥阴，上肢内侧面后缘及小指桡侧端为手少阴；手三阳经分布于上肢的外侧，其中，分布于食指桡侧端至上肢外侧面前缘为手阳明，无名指尺侧端至上肢外侧面中间为手少阳，小指尺侧端至上肢外侧后缘为手太阳。

足三阳经分布于下肢的外侧，其中，下肢外侧面前缘及第二趾外侧端为足阳明，下肢外侧面中间及第四趾外侧端为足少阳，下肢外侧面后缘及小趾外侧端为足太阳；足三阴经分布于下肢的内侧，其中，大趾内侧端及下肢内侧面中间转至前缘为足太阴，大趾外侧端及下肢内侧面前缘转至中间为足厥阴，小趾下经足心至下肢内侧面后缘为足少阴。

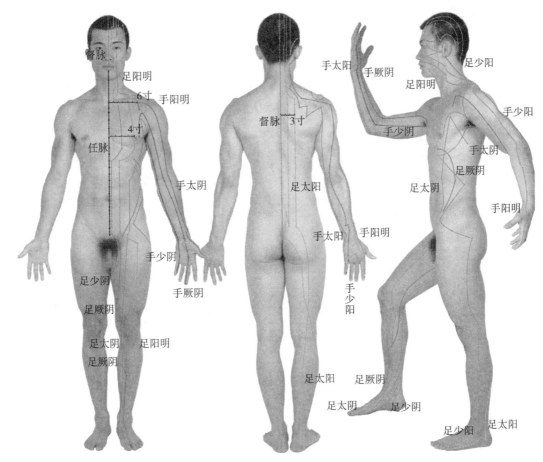

图 1-1-3 十二（四）经脉分布概况

十二经脉在四肢的分布规律是：太阴、阳明在前，厥阴、少阳在中（侧），少阴、太阳在后。在小腿下半部及足部，足厥阴有例外的曲折、交叉情况，即排列于足太阴之前，至内踝上 8 寸处再交叉到足太阴之后而循行于足太阴和足少阴之间。

（2）头和躯干部：十二经脉在头和躯干部的分布，大致是手三阴联系胸；足三阴联系腹及胸；手足三阳联系头。阳经在头和躯干部的分布较广泛，大致情况是阳明行于身前，少阳行于身侧，太阳行于身后，在头部也是如此。

分布于躯干部的经脉由内而外划分成若干侧线，这些侧线距正中线的距离及与经脉的对应关系如表 1-1-1 所示。

表 1-1-1 躯干部侧线的距离及与经脉的对应关系

部位	第一侧线	第二侧线	第三侧线
背腰	1.5 寸（膀胱经）	3 寸（膀胱经）	
腹部	0.5 寸（肾经）	2 寸（胃经）	4 寸（脾经）
胸部	2 寸（肾经）	4 寸（胃经）	6 寸（脾经）

2. 内行部分 十二经脉"内属于府藏"，即指其内行部分。脏腑中，脏为阴，腑为阳。手三阴联系于胸部，其内属于肺、心包、心；足三阴联系于腹部，其内属于脾、肝、肾，这就是所谓的"阴脉营其藏"。阳经属于腑，足三阳内属于胃、胆、膀胱；手三阳内属于大肠、三焦、小肠，

这就是所谓的"阳脉营其府"。

（三）十二经脉的表里属络

脏腑有表里相合关系，十二经脉内属于脏腑，亦有相应的表里相合关系。阴经为里，属于脏，阳经为表，属于腑。互为表里的阴经与阳经在体内有属络关系，阴经属脏络腑，阳经属腑络脏，如手太阴肺经属肺络大肠，手阳明大肠经属大肠络肺。十二经脉如此构成六对表里属络关系：手太阴肺经与手阳明大肠经，手厥阴心包经与手少阳三焦经，手少阴心经与手太阳小肠经，足太阴脾经与足阳明胃经，足厥阴肝经与足少阳胆经，足少阴肾经与足太阳膀胱经。经脉的表里关系，除经脉一阴一阳的互相衔接、脏与腑的互相属络外，还通过经别和络脉的表里沟通而得到进一步的加强。

（四）十二经脉的走向和流注

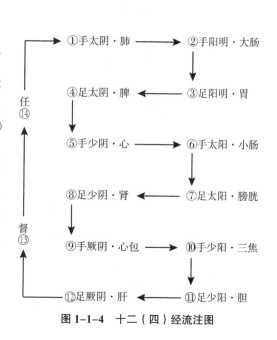

图 1-1-4　十二（四）经流注图

十二经脉的循行有一定的方向，或上行，或下行，形成"脉行之逆顺"，其走向规律是：手三阴经从胸走手，手三阳经从手走头，足三阳经从头走足，足三阴经从足走腹（胸）。这就是《灵枢·逆顺肥瘦》所说的"手之三阴从藏走手，手之三阳从手走头，足之三阳从头走足，足之三阴从足走腹（胸）"。这种"脉行之逆顺"，后来称为"流注"。有了逆顺，十二经脉之间就可连贯起来，构成"如环无端"的气血流注关系。十二经脉主运行气血，营气行于脉中，卫气行于脉外。营气的运行顺序也就是十二经脉的顺序，而且与前后正中的督脉和任脉也相通。这种流注关系如图 1-1-4 所示。

（五）十二经脉的衔接

十二经脉的正常流注，除需逆顺之走向外，各经脉尚需相互衔接。十二经脉之间的连接，除了两经直接相连外，有的是通过分支相互连接的，手足、阴阳经通过以下三种形式相互衔接（图1-1-5）。

1. 阴经与阳经（表里经）在手足部衔接　手太阴肺经在食指与手阳明大肠经交接；手少阴心经在小指与手太阳小肠经连接；手厥阴心包经在无名指与手少阳三焦经衔接；足阳明胃经在足大趾（内侧）与足太阴脾经相接；足太阳膀胱经在足小趾与足少阴肾经相连；足少阳胆经在足大趾（外侧）与足厥阴肝经连接。

2. 阳经与阳经（同名阳经）在头面部衔接　手阳明大肠经和足阳明胃经在鼻旁连接；手太阳小肠经与足太阳膀胱经在目内眦交接；手少阳三焦经和足少阳胆经在目外眦衔接。

3. 阴经与阴经（手足三阴经）在胸部衔接　足太阴脾经与手少阴心经交接于心中；足少阴肾经与手厥阴心包经交接于胸中；足厥阴肝经与手太阴肺经交接于肺中。

《脉书》记载十一脉的走行，绝大多数是从四肢部开始，各脉之间并非互相衔接。《灵枢·逆顺肥瘦》提出脉有顺逆不同的走行方向，手足各经脉之间互相连接，说明气血运行是"阴阳相贯，如环无端"（《灵枢·营卫生会》）的。

二、奇经八脉

奇经八脉，包括督脉、任脉、冲脉、带脉、阳跷脉、阴跷脉、阳维脉、阴维脉。它们与十二正经不同，既不直属脏腑，又无表里配合关系，"别道奇行"。这是具有特殊作用的经脉，对其余经络起统率、联络和调节气血盛衰的作用。奇经八脉的分布部位与十二经脉纵横交互。督脉行于后正中线，任脉行于前正中线，任、督脉各有本经所属穴位，故与十二经相提并论，合称为"十四经"。其余的冲、带、跷、维六脉的穴位均交会于十二经和任、督脉中。冲脉行于腹部第一侧线，交会足少阴肾经穴。任、督、冲三脉皆起于胞中，同出会阴而异行，称为"一源三歧"。带脉横斜行于腰腹，交会足少阳经穴。阳跷行于下肢外侧及肩、头部，交会足太阳等经穴。阴跷行于下肢内侧及眼，交会足少阴经穴。阳维行于下肢外侧、肩和头项，交会足少阳等经及督脉穴。阴维行于下肢内侧、腹第三侧线和颈部，交会足少阴等经及任脉穴。

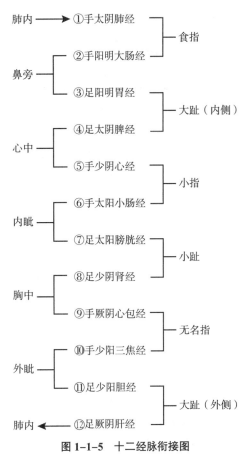

图 1-1-5 十二经脉衔接图

三、十二经别

十二经别，是从十二经脉别行分出，深入体腔，以加强表里相合关系的支脉，又称"别行之正经"。十二经别一般多从四肢肘膝上下的正经分出，分布于胸腹腔和头部，其间有"离、入、出、合"的分布特点。从十二经脉分出称"离"；进入胸腹腔称"入"；在头颈部出来称"出"；出头颈部后，阳经经别合于原经脉，阴经经别合于相表里的阳经经脉，称"合"，如手阳明经别合于手阳明经脉，手太阴经别也合于手阳明经脉。手足三阴三阳经别，按阴阳表里关系组成六对，称为"六合"。经别通过离、入、出、合的分布，沟通了表里两经，加强了经脉与脏腑的联系，突出了心和头的重要性，扩大了经脉的循行联系和经穴的主治范围。

四、十五络脉

十二经脉在四肢部各分出一络，再加躯干前的任脉络、躯干后的督脉络及躯干侧的脾之大络，共十五条，称"十五络脉"。十二络脉在四肢部从相应络穴分出后均走向相应表里经，躯干部三络则分别分布于身前、身后和身侧。四肢部的十二络，主要起沟通表里两经和补充经脉循行不足的作用；躯干部的三络，起渗灌气血的作用。

络脉和经别都是经脉的分支，均有加强表里两经的作用，所不同者：经别主内，无所属穴位，也无所主病症；络脉则主外，各有一络穴，并有所主病症。络脉按其形状、大小、深浅等的不同又有不同的名称，"浮络"为浮行于浅表部位的络脉，"孙络"是络脉中最细小的分支，"血络"则指细小的血管。

五、十二经筋

十二经筋，是指与十二经脉相应的筋肉部分，其分布范围与十二经脉大体一致。"筋"，《说文解字》解作"肉之力也"，意指能产生力量的肌肉；而"腱"是"筋之本"，是筋附着于骨骼的部分。全身筋肉按经络分布部位同样分成手足三阴三阳，即十二经筋。经筋各起于四肢末端，结聚于骨骼和关节部，有的进入胸腹腔，但不像经脉那样属络脏腑。手足三阳之筋都到达头目，手三阴之筋到胸膈，足三阴之筋到阴部。经筋的作用是约束骨骼，活动关节，保持人体正常的运动功能，维持人体正常的体位姿势。

六、十二皮部

十二皮部，是指与十二经脉相应的皮肤部分，属十二经脉及其络脉的散布部位。体表皮肤按手足三阴三阳划分，即形成十二皮部。这是十二经脉功能活动于体表的反应部位，也是络脉之气散布之所在。由于皮部位于人体最外层，所以是机体的卫外屏障。《素问·皮部论》说："皮者脉之部也。邪客于皮则腠理开，开则邪入客于络脉，络脉满则注于经脉，经脉满则入舍于府藏也。"这样，皮—络—经—腑—脏，成为疾病传变的层次；而脏腑、经络的病变也可反应到皮部。因此通过外部的诊察和施治可推断和治疗内部的疾病。临床上的皮肤针、刺络、敷贴等疗法，就是皮部理论的应用。

由上可知，皮部具有抗御外邪、保卫机体和反映病候、协助诊断的作用。在诊察或治疗疾病时还可将十二皮部合为"六经皮部"。又因督脉合于太阳，任脉合于少阴，所以不另有皮部。六经皮部各有专名（表1-1-2），其名称分别以"关""阖（害）""枢"为首，三阳以太阳为"关"，阳明为"阖"，少阳为"枢"；三阴以太阴为"关"，厥阴为"阖"，少阴为"枢"。皮部名称对于说明六经辨证的机理有重要意义。

表 1-1-2　六经皮部名称

六　经	太阳	阳明	少阳	太阴	少阴	厥阴
皮部名	关枢	害蜚	枢持	关蛰	枢儒	害肩

第二节　经络的作用及经络理论的临床应用

经络理论不仅在中医基础理论中占有重要地位，经络的作用还体现在中医各科的临床应用中。经络理论与临床实践是相互结合、相互依存的。

一、经络的作用

《灵枢·经脉》指出："经脉者，所以能决死生，处百病，调虚实，不可不通。"概括地说明了经络系统在生理、病理和诊治疾病等方面的重要性。其所以能决定人的生和死，是因为其具有联系人体内外和运行气血的作用；处治百病，是因其具有抗御病邪、反映证候的作用；调整虚实，是因其具有传导感应而起补虚泻实的作用。

（一）沟通内外，网络全身

《灵枢·海论》说："夫十二经脉者，内属于府藏，外络于支节。"人体的五脏六腑、四肢百骸、五官九窍、皮肉筋骨等组织器官，虽有各自不同的生理功能，但又互相联系，互相配合，进行有机的整体活动，使人体内外、上下、前后、左右构成一个有机的整体，保持协调统一。人体的这种整体联系和整体活动主要是依靠经络系统的联络沟通而实现的。十二经脉及经别重在人体体表与脏腑，以及脏腑间的联系；十二经脉和十五络脉，重于体表与体表，以及体表与脏腑间的联系；十二经脉通过奇经八脉，加强了经与经之间的联系；十二经的标本、气街和四海，则加强了人体前后腹背和头身上下的分段联系。经络系统以头身四海为总纲，以十二经脉为主体，分散为三百六十五络遍布全身，将人体各部位紧密地联系起来，使人体各部的活动保持着完整和统一。

（二）运行气血，协调阴阳

《灵枢·本藏》言经络"行血气而营阴阳，濡筋骨，利关节"，说明经络具有运行气血、濡养周身及协调阴阳的作用。气血是人体生命活动的物质基础。气血在全身各部的输布有赖经络的运行。人体各个脏腑组织器官在气血的温养濡润后才能发挥其正常生理作用。无论是"宗气""原气""营气"还是"卫气"，必经过经络营运于周身内外，使得气血"内溉藏府，外濡腠理"（《灵枢·脉度》），从而使体内的脏腑和体表的五官七窍、皮肉筋骨，均能息息相通，协调一致。在经络的联系下，气血盛衰和机能动静保持相对平衡，使人体"阴平阳秘，精神乃治"（《素问·生气通天论》）。

（三）抗御病邪，反映证候

《素问·气穴论》说"孙络"能"以溢奇邪，以通营卫"。这是因为孙络分布范围广而浅表，因此当病邪侵犯时，孙络和卫气发挥了重要的抗御作用。如果疾病发展，则可由表及里，从孙络、络脉、经脉……逐步深入，出现相应的证候反应。《素问·缪刺论》说"夫邪之客于形也，必先舍于皮毛，留而不去，入舍于孙脉，留而不去，入舍于络脉，留而不去，入舍于经脉，内连五藏，散于肠胃"即是此意。温病学派运用"卫、气、营、血"概念来分析热性病浅深发展变化，临床上发现的疾病体表反应点就是以经络的功能为理论依据的。

经络反映证候，可以是局部的、一经的、数经的或是整体的。在临床，经络的阴阳气血盛衰可出现寒热虚实等多种证候表现，疾病由表及里，由三阳经传入到三阴经的发展变化过程，体现了经络与经络之间，经络与脏腑之间，存在着相互间的联系。如太阳病可出现"热结膀胱"和小肠腑证；经络的阴气不足也会出现五心烦热、盗汗等阴虚内热的表现。

（四）传导感应，调整虚实

《灵枢·官能》说："审于调气，明于经隧。"这是说，应用针灸等治法要讲究"调气"，要明了经络的通路。针刺时的"得气"和"行气"现象是经络传导感应现象的表现。经络在针或灸等的刺激下，可起到双向调节作用，使之向着有利于机体恢复的方向转化。临床及实验研究表明，经络对机体各个系统和器官都能发挥多方面、多环节、多途径的调整作用。经络就像是人体四通八达的网络，在正常情况下能运行气血，协调阴阳，传递信息到人体各部。当发生气血不和及阴阳失衡等病症时也是通过经络将疾病的信息反应出来。针灸等治法是通过激发经络本身的功能，疏通经气的传导，使机体阴阳处于平衡状态，即如《灵枢·刺节真邪》所言："泻其有余，补其不足，阴阳平复。"

二、经络理论的临床应用

经络理论的临床应用可体现在诊断和治疗两个方面。诊断方面为经络诊法和分经辨证，是根据经络来切脉，诊察体表和辨别证候。治疗方面为循经取穴和分经用药，即根据经络来选取腧穴或选择不同治法及药物。

（一）经络诊法

《灵枢·经水》说"审、切、循、扪、按，视其寒温盛衰而调之"，这些都是就经络部位进行诊察的方法，如审查、指切、推循、扪摸、按压，以及对局部寒温和气血盛衰现象的观察。《素问·三部九候论》说"视其经络浮沉，以上下逆从循之"，亦即此意。"切循而得之"本身就是检查经络的基本方法。

经络外诊多直接进行检查。在诊察某些疾病的过程中，常可发现在经络循行路线上或在经气聚集的某些穴位上有皮肤形态、色泽的变化或有明显的结节、条索状物等阳性反应物，这些都有助于对疾病的诊断。近代又采用一些客观的检测方法，如以皮肤温度、皮肤电阻、红外热像等现象做观察，使检查探测方法更趋于多样化、客观化和现代化。

分经切脉，原属经络诊法的主要内容。例:《灵枢》以寸口脉诊候阴经病症的虚实，人迎脉诊候阳经病症的虚实。又以阳明脉气最盛，其下部可诊候冲阳（趺阳）脉，肾气盛衰则可诊候太溪脉。

分部诊络，是指诊察皮部血络的色泽，以辨痛、痹、寒、热等。近人又有从皮疹辨证，也属于诊络法。

压痛的检查对临床取穴尤为重要。《灵枢·背腧》说"按其处，应在中而痛解"，这既是"以痛为输"，也是经络诊法之一。

（二）分经辨证

全身外至皮肉筋骨，内至五脏六腑，都以经络为纲，按经络来分析病症，即称分经辨证。《素问·皮部论》说"皮有分部，脉有经纪，筋有结络，骨有度量，其所生病各异"，指出皮肤的分部，筋肉的有起有结，骨骼连属和长短，都是以经脉为纲纪，并以此来分析其所发生的不同病症。

十二经脉各有"是动则病"和"其所产病""是主某所生病"的记载，意指此经脉变动异常可出现有关病症和在此经循行部位所出现的病症，这就是经脉的主病。此外，络脉、经筋也各有主病；皮部之病实际是经络之病的综合反映，总分为六经病。奇经八脉与各经相交会，其所主病症又有其特殊性质。分经辨证，主要是分十二经（合为六经）和奇经八脉，一般以十二经为正经，主疾病之常；奇经为十二经的错综组合，主疾病之变。

通过分经辨证，对经气虚实、经气厥逆甚或经气终厥等证候的观察，可明确病位，了解疾病的性质、程度、发展和预后，对于疾病的诊断和治疗有重要意义。

（三）循经取穴

"经气"行于经络中，经气所表现出来的生命活动的功能特性又称作"神气"，经络所属的腧穴就是"神气"之"游行出入"(《灵枢·九针十二原》)之处。经络各有所属腧穴,腧穴除有分经之外还有不同的类别,腧穴以经络为纲,经络以腧穴为目,经络的分布既有纵向的分线(分行)关系,还有横向的分部(分段)关系,这种纵横关系结合有关腧穴其意义更为明显。因而按经络远道取穴是循经,按经络邻近取穴也是循经。

《内经》所说的"治主病者"是指取能主治该病症的经穴。"是动则病"和"其所产病""是主某所生病",是经脉病候,也是该经腧穴的主治病症,这主要以四肢部经穴为依据。作为特定类别的四肢经穴有井、荥、输、原、经、合、络、郄等。在头面、躯干部,则有处于分段关系的脏腑俞募穴及众多的交会穴。对脏腑五官说来,取用头面躯干部的经穴是近取法,取用四肢部的经穴是远取法。循经远取和远近配合,在临床治疗中具有特殊重要意义。《四总穴歌》所说的"肚腹三里留,腰背委中求,头项寻列缺,面口合谷收",是典型的循经取穴方法的具体应用。

(四)药物归经

药物按其主治性能归入某经和某几经,简称药物归经,此说是在分经辨证的基础上发展起来的。因病症可以分经,主治某些病症的药物也就成为某经和某几经之药。宋、金以来,如医家张元素(洁古)等发扬此说,为掌握药物主治性能提供了方便。清代徐灵胎《医学源流论》说:"如柴胡治寒热往来,能愈少阳之病;桂枝治畏寒发热,能愈太阳之病;葛根治肢体大热,能愈阳明之病。盖其止寒热、已畏寒、除大热,此乃柴胡、桂枝、葛根专长之事。因其能治何经之病,后人即指为何经之药。"近代药物书中多有归经的记载。

经络不仅在人体生理功能的调控上具有重要作用,而且是临床上说明人体病理变化,指导辨证归经和针灸治疗的重要理论依据,故《医学入门》说:"医而不明经络,犹人夜行无烛。业者不可不熟!"

复习思考题

1. 经络学是如何认识人体结构的?

2. 经络与血气、脉的关系如何?

3. 什么是经络?简述经络系统的组成。

4. 十二经脉在四肢部有何分布规律?

5. 十二经脉的走向有何规律,如何衔接?

6. 十二经别与十五络脉的分布与功能有何异同?

7. 何谓"一源三歧"?

8. 试述经络的作用?如何运用于临床?

9. 如何理解《医学入门》"医而不明经络,犹人夜行无烛"?

第二章
腧穴概述

腧穴是脏腑经络之气输注出入的特殊部位。腧，又作"俞"，通"输"，有输注、转输之意；穴，即孔隙的意思。腧穴在《内经》中又有"节""会""气穴""气府""骨空"等名称；《甲乙经》称"孔穴"，《太平圣惠方》称"穴道"，《铜人腧穴针灸图经》通称"腧穴"，《神灸经纶》则称为"穴位"。

腧穴与经络有密切关系。《素问·气府论》《黄帝明堂经》将腧穴解释为"脉气所发"。《灵枢·九针十二原》说："节之交，三百六十五会……所言节者，神气之所游行出入也，非皮肉筋骨也。"《灵枢·小针解》对此解释说："节之交，三百六十五会者，络脉之渗灌诸节者也。"腧穴归于经络，经络属于脏腑，故腧穴与脏腑脉气相通。《素问·调经论》指出"五藏之道，皆出于经隧，以行血气"；《灵枢·海论》认为"夫十二经脉者，内属于府藏，外络于支节"，明确阐述了脏腑—经络—腧穴之间的关系。《千金翼方·针灸下》进一步指出："凡孔穴者，是经络所行往来处，引气远入抽病也。"说明如果在体表的腧穴上施以针或灸，就能够"引气远入"而治疗病症。腧穴既是针灸治疗的刺激点，也是疾病的反应点。脏腑病变可从经络反应到相应的腧穴。《灵枢·九针十二原》说："五藏有疾也，应出十二原，而原各有所出，明知其原，睹其应，而知五藏之害矣。"

第一节　腧穴的分类和命名

一、腧穴的分类

腧穴的类别，一般将归属于经脉系统的称"经穴"，未归入经脉的补充穴称为"经外奇穴"，按压痛点取穴则称为"阿是穴"。

（一）经穴

经穴是指归属于经脉的腧穴，有具体的穴名和明确的位置。经穴是"脉气所发"及"络脉之渗灌"之处。故经穴可位于经脉线上，也可位于其络脉上而分布于经脉的侧旁，《灵枢·海论》称其为"支节"。位于经脉侧旁的经穴可借经脉的络脉分支输达脉气。《灵枢·本输》论列各经五输穴，《素问·气府论》论列各经"脉气所发"穴，《灵枢·经脉》论列各络穴，这是经络在四肢的基本穴，说明《内经》已为腧穴的分经奠定了基础。《内经》多处提到"三百六十五穴"之数，但实际载有穴名者160穴左右；经穴专书《甲乙经》载古代《明堂孔穴针灸治要》共349穴（与《千金翼方》所载数相同）；宋代《铜人腧穴针灸图经》（与《十四经发挥》所载数同）穴数有所增加，穴名数达354个；明代《针灸大成》载有359穴；至清代《针灸逢源》，经穴总数才达361个，目前国家标准

（GB/T 12346-2006）经穴总数为 362 个。腧穴有单穴和双穴之分，任、督脉位于正中，是一名一穴；十二经脉左右对称分布，是一名双穴。历代代表性针灸医籍所载经穴数见表 2-1-1。

表 2-1-1　历代医籍记载的十四经穴数一览表

年　代（公元）	作　者	书　名	穴　名　数		
			正中单穴	两侧双穴	穴名总数
战国（公元前 475—公元前 221 年）		《黄帝内经》	约 25	约 135	约 160
三国魏晋（256—260 年）	皇甫谧	《甲乙经》录《明堂》	49	300	349
唐（682 年）	孙思邈	《千金翼方》			
宋（1026 年）	王惟一	《铜人腧穴针灸图经》	51	303	354
元（1341 年）	滑伯仁	《十四经发挥》			
明（1601 年）	杨继洲	《针灸大成》	51	308	359
清（1742 年）	吴　谦	《医宗金鉴》	52	308	360
清（1817 年）	李学川	《针灸逢源》	52	309	361

（二）奇穴

凡未归入经穴范围，而有具体的位置和名称的腧穴，称"经外奇穴"，简称"奇穴"。奇穴是在"阿是穴"的基础上发展起来的，这类腧穴多为经验效穴，主治范围比较单一，多数对某些病症有特殊疗效，如百劳穴治瘰疬，四缝穴治小儿疳积等。

历代文献有关奇穴的记载很多，如《千金要方》载有奇穴 187 个之多，均散见于各类病症的治疗篇中。但这时没有"奇穴"的称法，只因其取穴法不同于经穴，近人都把它算成奇穴。明代《奇效良方》才专列"奇穴"，收集了 26 穴。《针灸大成》始列"经外奇穴"一门，载有 35 穴。《类经图翼》也专列"奇俞类集"篇，载有 84 穴。《针灸集成》汇集了 144 穴。可见，历代医家对奇穴颇为重视。奇穴的分布较为分散，有的在十四经循行路线上；有的虽不在十四经循行路线上，但却与经络系统有着密切联系。有的奇穴并不是指一个穴位，而是多个穴位的组合，如十宣、八邪、八风、华佗夹脊等；有些虽名为奇穴，但实际上就是经穴，如胞门、子户，实际就是水道穴，四花就是胆俞、膈俞四穴，灸瘰穴就是心俞二穴（据《针灸聚英》说）。

（三）阿是穴

阿是穴，又称天应穴、不定穴等，通常是指该处既不是经穴，又不是奇穴，只是按压痛点取穴。这类穴既无具体名称，又无固定位置，而是以压痛或其他反应点作为刺灸的部位。阿是穴多位于病变附近，也可在与其距离较远处。

"阿是"之名见于唐代，《千金要方·灸例》曰："有阿是之法，言人有病痛，即令捏（掐）其上，若里（果）当其处，不问孔穴，即得便快成（或）痛处，即云阿是，灸刺皆验，故曰阿是穴也。"因其没有固定的部位，故《扁鹊神应针灸玉龙经》称"不定穴"，《医学纲目》称"天应穴"。其名虽异，意义则同。这种取穴法，实即《内经》所说之"以痛为输"。《灵枢·五邪》说

"以手疾按之，快然乃刺之"；《素问·缪刺论》说"疾按之应手如痛，刺之"；《素问·骨空论》之说"切之坚痛如筋者，灸之"，说明或痛、或快、或特殊反应处，都有阿是之意。不过在临床取经穴或奇穴时也要注意压痛等反应。如《灵枢·背腧》"……皆挟脊相去三寸所，则欲得而验之，按其处，应在中而痛解，乃其腧也"；又如奇穴中的阑尾穴、胆囊穴等，初时也是以所在部位的压痛或特殊反应作为取穴根据的。

临床上对于压痛取穴，凡符合经穴或奇穴位置者，应以经穴或奇穴名称之，都不符合者才可称"阿是穴"，用此名以补充经穴、奇穴的不足。

二、腧穴的命名

腧穴各有一定的部位和命名。《素问·阴阳应象大论》说："气穴所发，各有处名。"腧穴的名称都有一定意义。故孙思邈《千金翼方》说："凡诸孔穴，名不徒设，皆有深意。"有关腧穴命名含义的解释在古代文献中早有记载。如《素问·骨空论》"谚语在背下侠脊旁三寸所，厌之令病者呼谚语，谚语应手"，故称谚语穴。隋唐时期杨上善《黄帝内经太素》对十五络穴的穴名也有较完整的释义，如通里，"里，居处也，此穴乃是手少阴脉气别通为络居处，故曰通里也。"内关，"手心主至此太阴少阴之内，起于别络内通心包，入于少阳，故曰内关也。"唐时期王冰《素问》注对鸠尾穴的释义："鸠尾，心前穴名也。其正当心蔽骨之端，言其垂下，如鸠鸟尾形，故以为名也。"穴名意义常反映腧穴的部位和功用。

古人对腧穴的命名，取义十分广泛，可谓上察天文，下观地理，中通人事，远取诸物，近取诸身，结合腧穴的分布特点、作用、主治等内容赋予一定的名称。清代程知（扶生）著《医经理解》对腧穴命名意义曾做以下概括："经曰：肉之大会为谷，小会为溪，谓经气会于孔穴，如水流之行而会于溪谷也。海，言其所归也。渊、泉，言其深也。狭者为沟、渎。浅者为池、渚也。市、府，言其所聚也。道，里，言其所由也。室、舍，言其所居也。门、户，言其所出入也。尊者为阙、堂。要会者为关、梁也。丘、陵，言其骨肉之高起者也。髎，言其骨之空阔者也。俞，言其气之传输也。天以言乎其上，地以言乎其下也……"现将腧穴命名归纳介绍如下。

（一）天象地理

1. 以日月星辰命名　如日月、上星、璇玑、华盖、太乙、太白、天枢等。

2. 以山、谷、丘、陵命名　如承山、合谷、大陵、梁丘、丘墟等。

3. 以大小水流命名　如后溪、支沟、四渎、少海、尺泽、曲池、曲泉、经渠、太渊等。

4. 以交通要冲命名　如气冲、水道、关冲、内关、风市等。

（二）人事物象类

1. 以动植物名称命名　如鱼际、鸠尾、伏兔、犊鼻、攒竹、禾髎等。

2. 以建筑居处命名　如天井、玉堂、巨阙、曲垣、库房、府舍、天窗、地仓、梁门、紫宫、内庭、气户等。

3. 以生活用具命名　如大杼、地机、阳辅、缺盆、天鼎、悬钟等。

4. 以人事活动命名　如人迎、百会、归来、三里等。

（三）形态功能类

1. 以解剖部位命名　如腕骨、完骨、大椎、曲骨、京骨、巨骨等。

2. 以脏腑功能命名　如脏腑背俞和神堂、魄户、魂门、意舍、志室等。

3. 以经络阴阳命名　如三阴交、三阳络、阴都（腹）、阳纲（背）、阴陵泉、阳陵泉等。

4. 以腧穴作用命名　如承浆、承泣、听会、迎香、廉泉、劳宫、气海、血海、光明、水分等。

第二节　腧穴的作用及主治规律

一、腧穴的作用

腧穴作为脏腑经络之气输注出入的特殊部位，其作用与脏腑、经络有着密切关系，主要体现在诊断和治疗两方面。

（一）诊断

腧穴有反映病症、协助诊断的作用。《灵枢·邪客》说："肺心有邪，其气留于两肘；肝有邪，其气留于两腋；脾有邪，其气留于两髀；肾有邪，其气留于两腘。"张介宾《类经》注："凡病邪久留不移者，必于四肢八溪之间有所结聚，故当于节之会处索而刺之。"可知，腧穴在病理状态下具有反映病候的作用，如胃肠疾患的人常在足三里、地机等穴出现压痛过敏，有时并可在第5至第8胸椎附近触到软性异物；患有肺脏疾患的人，常可以在肺俞、中府等穴有压痛、过敏及皮下结节。因此，临床上常用指压背俞穴、募穴、郄穴、原穴的方法，察其腧穴的压痛、过敏、肿胀、硬结、凉、热及局部肌肉的坚实虚软程度，并审其皮肤的色泽、瘀点、丘疹、脱屑、肌肉的隆起、凹陷等来协助诊断。这就是《灵枢·官能》"察其所痛，左右上下，知其寒温，何经所在"及《灵枢·刺节真邪》"用针者，必先察其经络之实虚，切而循之，按而弹之，视其应动者，乃后取之而下之"的具体应用。

近年来，应用声、光、电、磁、热等物理学方法对腧穴进行探查以协助诊断方面又有新的发展，如经络穴位测定仪、生命信息诊断仪等。通过仪器对腧穴的探测，可以在一定程度上反映经络、脏腑、组织器官的病变，为协助诊断增添了新的内容。

（二）治疗

腧穴是疾病的反应点，也是针灸等治法的刺激点。腧穴有接受刺激、防治疾病的作用。《素问·五藏生成》篇说："人有大谷十二分，小溪三百五十四名，少十二俞，此皆卫气之所留止，邪气之所客也，针石缘而去之。"这表明腧穴不仅是气血输注的部位，也是邪气所客之处所，又是针灸防治疾病的刺激点。通过针刺、艾灸等对腧穴的刺激以通其经脉，调其气血，使阴阳归于平衡，脏腑趋于和调，从而达到扶正祛邪的目的。腧穴的治疗作用有以下三个方面的特点。

1. 邻近作用　这是经穴、奇穴和阿是穴所共有的主治作用特点，即腧穴都能治疗其所在部位及邻近部位的病症，如眼区的睛明、承泣、四白、球后各穴，均能治眼病；耳区的听宫、听会、翳风、耳门诸穴，均能治疗耳病；胃部的中脘、建里、梁门等穴，均能治疗胃病。邻近作用还可包括较宽的范围，头和躯干部的分段选穴，都出于腧穴的邻近作用，如脏腑俞募穴的应用等。

2. 远道作用　这是经穴，尤其是十二经脉在四肢肘、膝关节以下的腧穴的主治作用特点。这些腧穴不仅能治局部病症，而且能治本经循行所到达的远隔部位的病症。这就是常说的"经络所过，主治所及"。如合谷穴，不仅能治上肢病症，而且能治颈部和头面部病症；足三里穴不但能治下肢病症，而且能治胃肠及更高部位的病症等。

3. 特殊作用　除了上述近治和远治作用外，有些腧穴还具有双向调节、整体调整和相对的特异治疗作用。有些腧穴具有双向调节作用，即在不同的病理状态下对某一腧穴采用不同的刺灸方法可起两种相反的良性调节作用。如泄泻时刺灸天枢穴能止泻，便秘时针刺则可通便。有些腧穴还能调治全身性的病症，这在手足阳明经穴和任督脉经穴中较为多见，如合谷、曲池、大椎可治外感发热；足三里、关元、膏肓俞作为强壮穴，具有提高人体防卫和免疫功能的作用。有些腧穴的治疗作用还具有相对的特异性，如至阴穴矫正胎位、内关穴调节心脏功能、阑尾穴治疗阑尾炎等。

二、腧穴的主治规律

每个腧穴都有较广泛的主治范围，这与其所属经络和所在部位的不同有直接关系。无论腧穴的局部治疗作用，还是远隔部位的治疗作用，都以经络理论为依据。腧穴的主治规律，可从腧穴的分经、分部两方面来归纳。

（一）分经主治规律

十二经脉在四肢部的五输、原、络、郄穴对于头身部及脏腑病症有特殊治疗作用，这是腧穴分经主治的基础，也是古人所总结的"四根三结"主治规律的由来。四肢是经脉的"根"和"本"部，对于头身的"结"和"标"部有远道主治作用。各经有其主要治症（主病），邻近的经又有类似作用，或两经相同，或三经相同，这是"三阴""三阳"在治疗作用上的共性（表 2-2-1 ~ 表 2-2-5）。

表 2-2-1　手三阴经穴主治规律表

经名	本经主治	二经相同主治	三经相同主治
手太阴经	肺、喉病		
手厥阴经	心、胃病	神志病	胸部病
手少阴经	心病		

表 2-2-2　手三阳经穴主治规律表

经名	本经主治	二经相同主治	三经相同主治
手阳明经	前头、鼻、口齿病		
手少阳经	侧头、胁肋病	耳病	眼病、咽喉病、热病
手太阳经	后头、肩胛、神志病		

表 2-2-3　足三阳经穴主治规律表

经名	本经主治	二经相同主治	三经相同主治
足阳明经	前头、口、齿、咽喉、胃肠病		
足少阳经	侧头、耳、项、胁肋、胆病	眼病	神志病、热病
足太阳经	后头、项、背腰、肛肠病		

表 2-2-4　足三阴经穴主治规律表

经名	本经主治	二经相同主治	三经相同主治
足太阴经	脾胃病		
足厥阴经	肝病	前阴病	腹部病
足少阴经	肾、肺、咽喉病		

表 2-2-5　任督二脉经穴主治规律表

经名	本经主治	二经相同主治
任脉	中风脱证、虚寒、下焦病	神志病、脏腑病
督脉	中风昏迷、热病、头部病	

（二）分部主治规律

颈项和肩胛区，主局部病症，颈项当头与背之间，还主咽喉、热病和上肢病症；侧胁部对于肝胆，侧腹对于脾胃，与中焦范围相类；腰骶部对下焦脏腑之外，主要用于下肢病症。各部经穴主治，分别列表如下（表 2-2-6 ~ 表 2-2-7）。

表 2-2-6　头面颈项部经穴主治规律表

分部	主治
前头、侧头区	眼、鼻病
后头区	神志、头部病
项区	神志、咽喉、眼、头项病
眼区	眼病
鼻区	鼻病
颈区	舌、咽喉、气管、颈部病

表 2-2-7　胸腹背腰部经穴主治规律表

前	后	主治
胸膺部	上背部	肺、心病（上焦病）
胁腹部	下背部	肝、胆、脾、胃病（中焦病）
少腹部	腰尻部	前后阴、肾、肠、膀胱病（下焦病）

第三节 特定穴

特定穴是指具有特殊治疗作用并按特定称号归类的经穴，包括在四肢肘、膝以下的五输穴、原穴、络穴、郄穴、八脉交会穴、下合穴，在胸腹、背腰部的募穴、背俞穴，在四肢躯干的八会穴，以及全身经脉的交会穴。这些腧穴在十四经中不仅在数量上占有相当的比例，而且在针灸学的基本理论和临床应用方面也有着极其重要的意义。

一、五输穴

十二经脉在肘膝关节以下各有称为井、荥、输、经、合的 5 个腧穴，合称"五输穴"。有关记载首见于《灵枢·九针十二原》："所出为井，所溜为荥，所注为输，所行为经，所入为合。"这是按经气由小到大、由浅而深所做的排列。《灵枢·本输》详细载述了各经井、荥、输、经、合各穴的名称和具体位置，唯独缺手少阴心经的五输穴，直到《甲乙经》才得以补充完备（表2-3-1、表2-3-2）。

表 2-3-1　六阴经五输穴与五行配属表

六阴经		井（木）	荥（火）	输（土）	经（金）	合（水）
手三阴	肺（金）	少商	鱼际	太渊	经渠	尺泽
	心包（相火）	中冲	劳宫	大陵	间使	曲泽
	心（火）	少冲	少府	神门	灵道	少海
足三阴	脾（土）	隐白	大都	太白	商丘	阴陵泉
	肝（木）	大敦	行间	太冲	中封	曲泉
	肾（水）	涌泉	然谷	太溪	复溜	阴谷

表 2-3-2　六阳经五输穴与五行配属表

六阳经		井（金）	荥（水）	输（木）	经（火）	合（土）
手三阳	大肠（金）	商阳	二间	三间	阳溪	曲池
	三焦（相火）	关冲	液门	中渚	支沟	天井
	小肠（火）	少泽	前谷	后溪	阳谷	小海
足三阳	胃（土）	厉兑	内庭	陷谷	解溪	足三里
	胆（木）	足窍阴	侠溪	足临泣	阳辅	阳陵泉
	膀胱（水）	至阴	足通谷	束骨	昆仑	委中

古人把经气运行过程用自然界的水流由小到大、由浅入深的变化来形容，把五输穴按井、荥、输、经、合的顺序，从四肢末端向肘、膝方向依次排列。"井"穴多位于手足之端，喻作水的源头，

是经气所出的部位，即"所出为井"。"荥"穴多位于掌指或跖趾关节之前，喻作水流尚微，萦迂未成大流，是经气流行的部位，即"所溜为荥"。"输"穴多位于掌指或跖趾关节之后，喻作水流由小而大，由浅注深，是经气渐盛由此注彼的部位，即"所注为输"。"经"穴多位于腕踝关节以上，喻作水流变大，畅通无阻，是经气正盛、运行经过的部位，即"所行为经"。"合"穴位于肘膝关节附近，喻作江河水流汇入湖海，是经气由此深入，进而会合于脏腑的部位，即"所入为合"。

五输穴又配属五行，《灵枢·本输》指出阴经井穴属木，阳经井穴属金。《难经·六十四难》补全了阴阳各经脉五输穴的五行属性，即"阴井木，阳井金；阴荥火，阳荥水；阴俞土，阳俞木；阴经金，阳经火；阴合水，阳合土"，均依五行相生的顺序。同时，又按阴阳相合，刚柔相济的关系，将阴井乙木与阳井庚金配合起来，成为子午流注针法按时取穴及合日互用开穴规律的理论基础。

五输穴是常用要穴，为古今医家所重视。临床上如井穴可用来治疗神志昏迷；荥穴可用来治疗热病；输穴可用来治疗关节痛；经穴可用来治疗喘咳；合穴可用来治疗六腑病症等。《灵枢·顺气一日分为四时》指出："病在藏者取之井；病变于色者取之荥；病时间时甚者取之输；病变于音者取之经；经满而血者，病在胃，及以饮食不节得病者，取之于合。"《难经·六十八难》将五输穴的主治特点概括为："井主心下满，荥主身热，俞主体重节痛，经主喘咳寒热，合主逆气而泄。"此外，还有根据季节因时而刺的记载，如《难经·七十四难》载："春刺井，夏刺荥，季夏刺俞，秋刺经，冬刺合。"也可根据《难经·六十九难》"虚者补其母，实者泻其子"的理论，按五输穴五行属性以生我者为母、我生者为子的原则进行选穴，虚证选用母穴，实证选用子穴。这就是临床上所称的补母泻子法，如肺属金，虚则取太渊（土），实则取尺泽（水）等。

二、原穴

十二经脉在腕、踝关节附近各有一个腧穴，是脏腑原气留止的部位，称为"原穴"，合称"十二原"。"原"即本原、原气之意。原穴名称，首载于《灵枢·九针十二原》，篇中提出了五脏原穴：肺原出于太渊，心原出于大陵，肝原出于太冲，脾原出于太白，肾原出于太溪。《灵枢·本输》补充了六腑原穴：大肠原过于合谷，胃原过于冲阳，小肠原过于腕骨，膀胱原过于京骨，三焦原过于阳池，胆原过于丘墟，并指出了各原穴的位置，但缺心经原穴，后由《甲乙经》补齐（表2-3-3）。

表 2-3-3　十二经原穴表

手足经	经　脉　穴位	经　脉　穴位	经　脉　穴位
手三阴经	肺　经—太渊	心　经—神门	心包经—大陵
手三阳经	大肠经—合谷	小肠经—腕骨	三焦经—阳池
足三阴经	脾　经—太白	肾　经—太溪	肝　经—太冲
足三阳经	胃　经—冲阳	膀胱经—京骨	胆　经—丘墟

阴经五脏之原穴，即是五输穴中的输穴，所谓"阴经之输并于原"（《类经图翼》），或说成"以输为原"。《难经·六十二难》指出："三焦行诸阳，故置一输名曰原。"意思是说，三焦散布原气运行于外部，阳经的脉气较阴经盛长，故于输穴之外立一原穴。这样就是阴经的输穴与原穴

合一，阳经则输穴与原穴分立。据《难经》所论，原气导源于肾间动气，是人体生命活动的原动力，通过三焦运行于脏腑，是十二经的根本。原穴是脏腑原气留止之处，因此脏腑发生病变时，就会相应地反应到原穴上来，正如《灵枢·九针十二原》所说："五脏有疾也，应出十二原，而原各有所出，明知其原，睹其应而知五脏之害矣。"

在治疗方面，《灵枢·九针十二原》说："五脏有疾也，当取之十二原。"针刺原穴能使三焦原气通达，从而发挥其维护正气，抗御病邪的作用，说明原穴有调整其脏腑经络虚实各证的功能。

三、络穴

络脉由经脉分出之处各有一个腧穴，称络穴。络穴名称首载于《灵枢·经脉》篇。十二经在肘膝关节以下各有一络穴，加上躯干前的任脉络穴、躯干后的督脉络穴和躯干侧的脾之大络，合称"十五络穴"（表2-3-4）。《素问·平人气象论》还载有"胃之大络"名虚里，故又有"十六络穴"之说。

表2-3-4　十五络穴表

手足经	经 脉 穴位	经 脉 穴位	经 脉 穴位
手三阴经	肺 经—列缺	心 经—通里	心包经—内关
手三阳经	大肠经—偏历	小肠经—支正	三焦经—外关
足三阴经	脾 经—公孙	肾 经—大钟	肝 经—蠡沟
足三阳经	胃 经—丰隆	膀胱经—飞扬	胆 经—光明
任、督、脾大络	任 脉—鸠尾	督 脉—长强	脾大络—大包

络穴各主治其络脉的病症，如手少阴络穴通里可治"实则支膈，虚则不能言"之络脉病症。十二络穴能沟通表里两经，故有"一络通两经"之说。因此，络穴不仅能治本经病，也能治其相表里之经的病症，如手太阴经的络穴列缺，既能治肺经的咳嗽、喘息，又能治手阳明大肠经的齿痛、头项强痛等疾患。

原穴和络穴在临床上既可单独使用，也可相互配合使用。原络合用称"原络配穴"。

四、郄穴

郄穴是各经脉在四肢部经气深聚的部位，郄与"隙"通，是空隙、间隙的意思，大多分布于四肢肘膝关节以下。十二经脉、阴阳跷脉和阴阳维脉各有一郄穴，合为十六郄穴（表2-3-5）。郄穴的名称和位置首载于《甲乙经》。临床上郄穴常用来治疗本经循行部位及所属脏腑的急性病症。阴经郄穴多治血证，如孔最治咳血，中都治崩漏等。阳经郄穴多治急性疼痛，如颈项痛取外丘，胃脘痛取梁丘等。此外，当脏腑发生病变时，可按压郄穴进行检查，以协助诊断。

表2-3-5　十六郄穴表

阴经	郄穴	阳经	郄穴
手太阴肺经	孔最	手阳明大肠经	温溜

续表

阴经	郄穴	阳经	郄穴
手厥阴心包经	郄门	手少阳三焦经	会宗
手少阴心经	阴郄	手太阳小肠经	养老
足太阴脾经	地机	足阳明胃经	梁丘
足厥阴肝经	中都	足少阳胆经	外丘
足少阴肾经	水泉	足太阳膀胱经	金门
阴维脉	筑宾	阳维脉	阳交
阴跷脉	交信	阳跷脉	跗阳

五、背俞穴

背俞穴，是脏腑之气输注于背腰部的腧穴。背俞穴位于背腰部足太阳膀胱经的第一侧线上，大体依脏腑位置上下排列。背俞穴首见于《灵枢·背腧》，篇中载有五脏背俞穴的名称和位置。《素问·气府论》有"六府之俞各六"的记载，但未列穴名。至《脉经》，才明确了肺俞、肾俞、肝俞、心俞、脾俞、大肠俞、膀胱俞、胆俞、小肠俞、胃俞等十个背俞穴的名称和位置。《甲乙经》中载有三焦俞等全部脏腑俞，《千金方》又补充了厥阴俞等，背俞穴的名称按上下位置列表如下（表2-3-6）。

表 2-3-6　脏腑背俞穴表

上部	背俞	下部	背俞
肺	肺俞	胃	胃俞
心包	厥阴俞	三焦	三焦俞
心	心俞	肾	肾俞
肝	肝俞	大肠	大肠俞
胆	胆俞	小肠	小肠俞
脾	脾俞	膀胱	膀胱俞

《素问·长刺节论》："迫藏刺背，背俞也。"《难经·六十七难》："阴病行阳……俞在阳。"《素问·阴阳应象大论》"阴病治阳"，这些均说明背俞穴可治疗五脏病症。背俞穴不但可以治疗与其相应的脏腑病症，也可以治疗与五脏相关的五官九窍、皮肉筋骨等病症。如肝俞既能治疗肝病，又能治疗与肝有关的目疾、筋急等病；肾俞既能治疗肾病，也可治疗与肾有关的耳鸣、耳聋、阳痿及骨病等。

六、募穴

脏腑之气结聚于胸腹部的腧穴，称募穴。五脏六腑各有一募穴。募穴部位都接近其脏腑所在，有在正中任脉（单穴），有在两旁各经（双穴）。分布于肺经的有肺募中府；分布于肝经的有肝募期门，脾募章门；分布于胆经的有胆募日月，肾募京门；分布于胃经的有大肠募天枢。以上均为双穴。其余都分布于任脉：心包募膻中，心募巨阙，胃募中脘，三焦募石门，小肠募关元，膀胱募中极，均为单穴。募穴，始见于《素问·奇病论》："胆虚气上溢而口为之苦，治之以胆募俞。"《难经·六十七难》"五藏募在阴而俞在阳"，指募穴分布于胸腹，而俞穴分布在背部。《脉经》具体记载了期门、日月、巨阙、关元、章门、太仓（中脘）、中府、天枢、京门、中极等十个募穴的名称和位置。《甲乙经》全载了三焦募石门等五脏六腑募穴，后人又补充了心包募膻中，募穴始臻完备（表2-3-7）。

表2-3-7　脏腑募穴表

两侧募穴	正中募穴
肺—中府	心包—膻中
肝—期门	心—巨阙
胆—日月	胃—中脘
脾—章门	三焦—石门
肾—京门	小肠—关元
大肠—天枢	膀胱—中极

《难经·六十七难》说"阳病行阴，故令募在阴"；《素问·阴阳应象大论》又说"阳病治阴"，说明治六腑病症多取募穴，如胃病取中脘，大肠病取天枢，膀胱病取中极等。滑伯仁《难经本义》说"阴阳经络，气相交贯，脏腑腹背，气相通应"，说明脏腑之气与俞募穴是相互贯通的。当脏腑发生病变时，常在其相应的俞募穴出现疼痛或过敏等病理反应。因此，临床上可通过观察、触扪俞募穴处的异常变化，以诊断相应脏腑疾病，又可刺灸俞募穴来治疗相应的脏腑疾病。募穴的主治性能与背俞穴有共同之处，募穴对于脏腑病症属于邻近取穴，临床上多与四肢远道穴配用，如脏病配用原穴，腑病配用合穴等，又可与背俞穴配合使用，俞募同用属"前后配穴"。

七、八会穴

八会穴，是指与脏、腑、气、血、筋、脉、骨、髓通会的8个腧穴。八会穴首载于《难经·四十五难》："腑会太仓（中脘），脏会季胁（章门），筋会阳陵泉，髓会绝骨，血会膈俞，骨会大杼，脉会太渊，气会三焦外一筋直两乳内（膻中）也。"（表2-3-8）。这是就原有一些重要腧穴，按其特殊治疗作用进行归纳，定出八会的名称。如章门原是脾之募，因为五脏皆秉气于脾，故称为脏会；中脘为胃之募穴，因六腑皆禀于胃，故为腑会；膻中为宗气之所聚，故为气会；膈俞位于心俞、肝俞穴之间，心主血，肝藏血，故为血会；大杼近于椎骨，是柱骨之根，故为骨会；阳陵泉位于膝下，膝为筋之府，故为筋会；太渊居于寸口，为脉之大会处，故为脉会；绝骨属于胆经，主骨所生病，骨生髓，故以此为髓会。临床上，凡与此八者有关的病症均可选用相关的八会穴来治疗。另外，《难经·四十五难》还说"热病在内者，取其会之气穴也"，说明八会穴还能治某些热病。

表2-3-8　八会穴表

八会	脏会	腑会	气会	血会	筋会	脉会	骨会	髓会
穴位	章门	中脘	膻中	膈俞	阳陵泉	太渊	大杼	绝骨

八、八脉交会穴

八脉交会穴，原称"交经八穴""流注八穴"和"八脉八穴"，是十二经四肢部脉气通向奇经八脉的 8 个腧穴。八穴均分布于肘膝以下，原属于五输穴和络穴，因称为"流注"；通过十二经脉以交（通）于奇经八脉，因称"交经"。后来又称为"八脉交会穴"，这里的交会与十四经交会穴的相互会合意义不同。

八穴的记载首见于窦汉卿《针经指南》，据说，是"少室隐者之所传"，得之于"山人宋子华"之手。因窦氏善用此法，故又称"窦氏八穴"（表 2-3-9）。

八穴与八脉的相会（通）关系是：公孙从足太阴脾经入腹，与冲脉相通；内关从手厥阴心包经，于胸中与阴维脉相通；外关从手少阳三焦经上肩，与阳维脉相通；临泣从足少阳胆经过季胁，与带脉相通；申脉从足太阳膀胱经，与阳跷脉相通；后溪从手太阳小肠经交肩会于大椎，与督脉相通；照海从足少阴肾经，与阴跷脉相通；列缺从手太阴肺经循喉咙，与任脉相通。由于八穴与八脉相会通，所以此八穴既能治本经病，还能治奇经病。如公孙通冲脉，能治足太阴脾经病，又能治冲脉病；内关通阴维脉，能治手厥阴心包经病，又能治阴维脉病，都属主治范围的扩展。

八脉交会穴，临床上可作为远道取穴单独选用，再配上头身部的邻近穴，成为远近配穴，又可上下配合应用，如公孙配内关，治疗胃、心、胸部病症；后溪配申脉，治内眼角、耳、项、肩胛部位病及发热恶寒等表证；外关配足临泣，治疗外眼角、耳、颊、颈、肩部病及寒热往来等病症；列缺配照海，治咽喉、胸膈、肺病和阴虚内热等症。

八脉交会穴在临床上应用甚为广泛，李梴《医学入门》说："八法者，奇经八穴为要，乃十二经之大会也。"又说："周身三百六十穴统于手足六十六穴，六十六穴又统于八穴。"强调了八脉交会穴的重要意义。

表 2-3-9 八脉交会穴表

经属	八穴	通八脉	会合部位
足太阴	公孙	冲脉	胃、心、胸
手厥阴	内关	阴维脉	
手少阳	外关	阳维脉	目外眦、颊、颈、耳后、肩
足少阳	足临泣	带脉	
手太阳	后溪	督脉	目内眦、项、耳、肩胛
足太阳	申脉	阳跷脉	
手太阴	列缺	任脉	胸、肺、膈、喉咙
足少阴	照海	阴跷脉	

九、下合穴

下合穴，即六腑下合穴，是六腑之气下合于足三阳经的 6 个腧穴。《灵枢·本输》指出"六府皆出足之三阳，上合于手者也"，说明六腑之气都通向下肢，在足三阳经上各有合穴，而手足三阳经又有上下相合的关系。《灵枢·邪气藏府病形》又提出了"合治内府"的理论，说明六腑病应取用其下合穴："胃合于三里，大肠合于巨虚上廉，小肠合入于巨虚下廉，三焦合入于委阳，膀胱合入于委中央，胆合入于阳陵泉"（表2-3-10）。胃、胆、膀胱三腑的下合穴，即本经五输穴中的合穴，而大肠、小肠、三焦三腑则另有合穴。《灵枢·本输》说"大肠、小肠皆属于胃"，三焦是"太阳之别""入络膀胱"。《甲乙经》也指出："委阳，三焦下辅俞也……此足太阳之别络也。"膀胱主藏津液，三焦主水液代谢，二者关系密切。因此，大肠、小肠下合于胃经，三焦下合于膀胱经。

《素问·咳论》说"治府者，治其合"，说明下合穴是治疗六腑病症的主要穴位。如足三里治胃脘痛，下巨虚治泄泻，上巨虚治肠痈、痢疾，阳陵泉治胆痛，委阳、委中治三焦气化失常而引起的癃闭、遗尿等。

表2-3-10 下合穴表

六腑	胃	大肠	小肠	三焦	膀胱	胆
下合穴	足三里	上巨虚	下巨虚	委阳	委中	阳陵泉

十、交会穴

交会穴是指两经或数经相交会合的腧穴。交会穴的记载始见于《甲乙经》。交会穴多分布于头面、躯干部。交会穴不但能治本经病，还能兼治所交经脉的病症。如关元、中极是任脉经穴，又与足三阴经相交会，故既可治任脉病症，又可治足三阴经的病症；大椎是督脉经穴，又与手足三阳相交会，既可治督脉的疾患，又可治诸阳经的全身性疾患。

第四节 腧穴定位法

腧穴定位法，又称取穴法，是指确定腧穴位置的基本方法。确定腧穴位置，要以体表标志为主要依据，在距离标志较远的部位，则于两标志之间折合一定的比例寸，称"骨度分寸"，用此"寸"表示上下左右的距离；取穴时，用手指比量这种距离，则有手指"同身寸"的应用。

一、体表标志法

体表标志，主要指分布于全身体表的骨性标志和肌性标志，可分为固定标志和活动标志两类，分述如下。

（一）固定标志

固定标志定位，是指利用五官、毛发、爪甲、乳头、脐窝和骨节凸起、凹陷及肌肉隆起等固定标志来取穴的方法。比较明显的标志，如鼻尖取素髎；两眉中间取印堂；两乳中间取膻中；脐旁2寸取天枢；腓骨小头前下缘取阳陵泉；俯首显示最高的第7颈椎棘突下取大椎等。在两骨分歧处，如锁骨肩峰端与肩胛冈分歧处取巨骨；胸骨下端与肋软骨分歧处取中庭等。此外，肩胛冈内侧端平第3胸椎棘突，肩胛骨下角平第7胸椎棘突，髂嵴最高点平第4腰椎棘突，这些可作为背腰部穴的取穴标志。

（二）活动标志

活动标志定位，是指利用关节、肌肉、皮肤随活动而出现的孔隙、凹陷、皱纹等活动标志来取穴的方法。如耳门、听宫、听会等应张口取；下关应闭口取。又如，曲池宜屈肘于横纹头处取之；外展上臂时肩峰前下方的凹陷中取肩髃；取阳溪穴时应将拇指翘起，当拇长、短伸肌腱之间的凹陷中取之；取养老穴时，应正坐屈肘，掌心向胸，当尺骨小头桡侧骨缝中取之。

人体全身各部主要体表标志：

第2肋：平胸骨角水平，锁骨下可触及的肋骨即第2肋。

第4肋间隙：男性乳头平第4肋间隙。

第3胸椎棘突：直立，两手下垂时，两肩胛冈内侧端连线与后正中线的交点。

第7胸椎棘突：直立，两手下垂时，两肩胛骨下角水平线与后正中线的交点。

第4腰椎棘突：两髂嵴最高点连线与后正中线的交点。

第2骶椎：两髂后上棘连线与后正中线的交点。

内踝尖：内踝最凸起处。

外踝尖：外踝最凸起处。

二、骨度分寸法

骨度分寸法，古称"骨度法"，即以骨节为主要标志测量周身各部的大小、长短，并依其尺寸按比例折算作为定穴的标准。杨上善说："以此为定分，立经脉，并取空穴。"分部折寸以患者本人的身材为依据。此法的记载，最早见于《灵枢·骨度》篇，其所测量的人体高度为七尺五寸，其横度（两臂外展，两手平伸，以中指端为准）也是七尺五寸。取用时，将设定的骨节两端之间的长度折成为一定的等分，每一等分为一寸。不论男女老幼，肥瘦高矮，一概以此标准折量作为量取腧穴的依据。现将全身各部骨度折量寸列表、图示如下（表2-4-1，图2-4-1）。

表 2-4-1　常用骨度表

部位	起止点	折量寸	度量法	说明
头面部	前发际正中→后发际正中	12	直寸	用于确定头部腧穴的纵向距离
	眉间（印堂）→前发际正中	3	直寸	用于确定前或后发际及其头部腧穴的纵向距离
	两额角发际（头维）之间	9	横寸	用于确定头前部腧穴的横向距离
	耳后两乳突（完骨）之间	9	横寸	用于确定头后部腧穴的横向距离
胸腹胁部	胸骨上窝（天突）→剑胸结合中点（歧骨）	9	直寸	用于确定胸部任脉穴的纵向距离
	剑胸结合中点（歧骨）→脐中	8	直寸	用于确定上腹部腧穴的纵向距离
	脐中→耻骨联合上缘（曲骨）	5	直寸	用于确定下腹部腧穴的纵向距离
	两肩胛骨喙突内侧缘之间	12	横寸	用于确定胸部腧穴的横向距离
	两乳头之间	8	横寸	用于确定胸腹部腧穴的横向距离

续表

部位	起止点	折量寸	度量法	说明
背腰部	肩胛骨内侧缘→后正中线	3	横寸	用于确定背腰部腧穴的横向距离
上肢部	腋前、后纹头→肘横纹（平尺骨鹰嘴）	9	直寸	用于确定上臂部腧穴的纵向距离
	肘横纹（平尺骨鹰嘴）→腕掌（背）侧远端横纹	12	直寸	用于确定前臂部腧穴的纵向距离
下肢部	耻骨联合上缘→髌底	18	直寸	用于确定大腿部腧穴的纵向距离
	髌底→髌尖	2		
	髌尖（膝中）→内踝尖	15	直寸	用于确定小腿内侧部腧穴的纵向距离
	胫骨内侧髁下方阴陵泉→内踝尖	13		
	股骨大转子→腘横纹（平髌尖）	19	直寸	用于确定大腿部外侧部腧穴的纵向距离
	臀沟→腘横纹	14	直寸	用于确定大腿后部腧穴的纵向距离
	腘横纹（平髌尖）→外踝尖	16	直寸	用于确定小腿外侧部腧穴的纵向距离
	内踝尖→足底	3	直寸	用于确定足内侧部腧穴的纵向距离

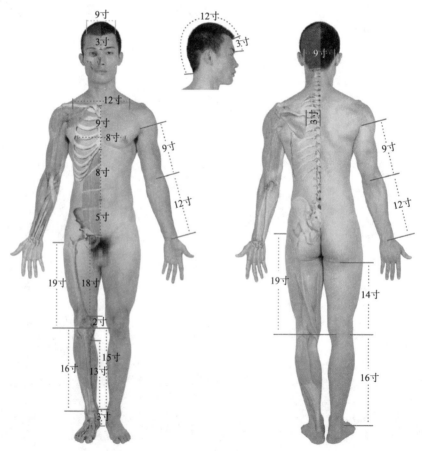

图 2-4-1 常用骨度分寸示意图

附：手指同身寸

手指同身寸，原是指以患者本人的手指为标准来度量取穴的方法。唐宋时有中指同身寸、拇指同身寸和横指寸的应用。手指寸只是对骨度分寸的一种比拟，不能以此为准而取代骨度规定。

（一）中指同身寸

以患者中指屈曲时中节内侧两端纹头之间的距离为1寸，称"中指同身寸"（图2-4-2）。早期，《千金要方》和《外台秘要》是以中指末节的长度作为1寸；后来，宋代《太平圣惠方》开始提出"手中指第二节内度两横纹相去为一寸"，《针灸大全》做了更具体地描述："大指与中指相屈如环，取中指中节横纹上下相去长短为一寸。"

（二）拇指同身寸

以患者拇指指间关节之宽度为1寸，称"拇指同身寸"（图2-4-3）。临床取穴有"一横指""两横指""四横指"的应用，即用横指比拟骨度分寸。一横大拇指作1寸，两横指（次指和中指）作1寸半，四横指（次指至小指）作3寸。《千金要方》指出："手中指上第一节为一寸，亦有长短不定者，即取手大拇指第一节横度为一寸。"

（三）横指同身寸

以患者第2～5指并拢时，中指近侧指间关节横纹水平的4指宽度为3寸，称"横指同身寸"，又称"一夫法"（图2-4-4）。古时以一横指为1寸，四横指为一扶，合3寸。夫，通"扶"，《礼记·投壶》注："铺四指曰扶。"医书中"扶"作"夫"，义通。《千金要方》："凡量一夫之法，覆手并舒四指，对度四指上中节上横过为一夫。"

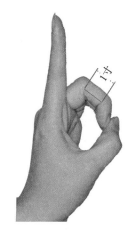 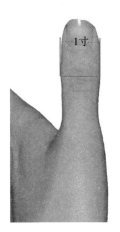 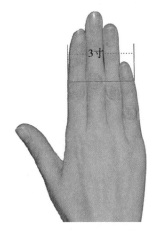

图2-4-2　中指同身寸　　　　图2-4-3　拇指同身寸　　　　图2-4-4　横指同身寸

手指同身寸只能在骨度法的基础上运用，不能以指寸悉量全身各部，否则长短失度。故明代张介宾《类经图翼》说："同身寸者，谓同于人身之尺寸也。人之长短肥瘦各自不同，而穴之横直尺寸亦不能一。如今以中指同身寸法一概混用，则人瘦而指长，人肥而指短，岂不谬误？故必因其形而取之，方得其当。"

以上说明，体表标志和骨度分寸是确定腧穴位置的基本方法，手指同身寸，只能说是应用上法时的一种配合方法。

此外，临床上还有一些被称作"简便取穴"的方法，常用的有：两手伸开，于虎口交叉，当食指端处取列缺；半握拳，当中指端所指处取劳宫；两手自然下垂，于中指端处取风市；垂肩屈肘于平肘尖处取章门；两耳角直上连线中点取百会等。这些取穴方法只是作为取穴法的参考，同样要以骨度标志为准。

复习思考题

1. 如何理解《灵枢·海论》中"夫十二经脉者，内属于府藏，外络于支节"？
2. 腧穴的治疗作用有哪些特点？并简单举例说明。
3. 简述腧穴的分类及各类腧穴的特点。
4. 简述下合穴的分布特点及其作用。
5. 特定穴在临床应用中有哪些特点？
6. 腧穴的定位方法有哪几类？常用的骨度分寸有哪些？

下篇

经络腧穴各论

扫一扫，查阅本章数字资源，含PPT、音视频、图片等

本章包括手太阴经络和手太阴腧穴两部分。第一部分为手太阴经络，包括手太阴经脉、手太阴络脉、手太阴经别和手太阴经筋。第二部分为手太阴腧穴，首穴是中府，末穴是少商，左右各11穴。

第一节　手太阴经络

一、手太阴经脉

（一）经脉循行

《灵枢·经脉》：

肺手太阴之脉，起于中焦，下络[1]大肠，还循[2]胃口，上膈属[3]肺。从肺系[4]，横出腋下，下循臑[5]内，行少阴、心主[6]之前，下肘中，循臂内上骨下廉[7]，入寸口[8]，上鱼[9]，循鱼际，出大指之端。

其支者[10]，从腕后，直出次指内廉，出其端。（图3-1-1、图3-1-2）

【注释】

[1]络：联络、网络、散络的意思。用如动词，义为网络样分布。

[2]还循：还，回来；循，顺、沿，义为顺着走。

[3]属：隶属、统属。

[4]肺系：指气管、喉咙。系，系带、悬系的意思。

[5]臑：音闹，指上臂部。

[6]少阴、心主：指手少阴、手厥阴二经。

[7]臂内上骨下廉：臂内上骨，指桡骨。廉，指侧边，棱角部。上边称"上廉"，下边称"下廉"。

[8]寸口：桡动脉搏动处。

[9]鱼：指大鱼际部，又称"手鱼"。

[10]支者：指支脉，仍属经脉部分。

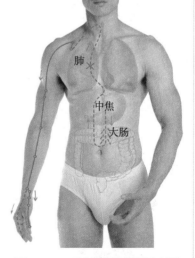

图3-1-1　手太阴经脉循行示意图

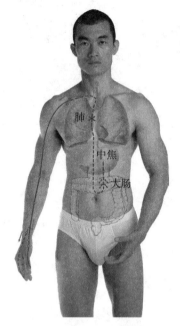

图 3-1-2　手太阴经脉图

注：各"脉图"说明见"编写说明"

手太阴肺经，起始于中焦，向下联络大肠，回过来沿贲门穿过膈肌，属于肺脏。从肺系（气管、喉咙）横出腋下，下循上臂内侧，行于手少阴、手厥阴经之前，下过肘中，沿前臂内侧桡骨下缘，进入寸口（桡动脉搏动处），上行至大鱼际部，沿其边际，出大指的末端。

其支脉，从腕后走向食指内（桡）侧，出其末端。

（二）经脉病候

《灵枢·经脉》：

是动则病[1]，肺胀满，膨膨而喘咳，缺盆中[2]痛，甚则交两手而瞀[3]，此为臂厥[4]。

是主肺所生病[5]者，咳，上气，喘喝[6]，烦心，胸满，臑臂内前廉痛厥，掌中热。

气盛有余，则肩背痛，风寒汗出中风，小便数而欠[7]；气虚，则肩背痛、寒，少气不足以息，溺色变[8]。

【注释】

［1］是动则病：主要指此经脉异常变动而即出现的先发病症。各经仿此。

［2］缺盆中：缺盆指锁骨上窝部。缺盆中，指两侧缺盆之间，当天突穴部，深部为喉咙。

［3］瞀：音茂，指心胸闷乱，视力模糊。

［4］臂厥：前臂经脉所过处发生气血阻逆的见症。

［5］是主肺所生病：马王堆帛书《阴阳十一脉灸经》、张家山汉简《脉书》均作"其所产病"，主要指"是动则病"后所产生的病症。各经仿此。

［6］喘喝：气喘声粗。喝，原作渴，据《甲乙经》《脉经》改。

［7］欠：原指呵欠。后人有作小便量少解，不合古义。此处属实证，当指张口出气。

［8］溺色变：小便颜色异常。

二、手太阴络脉

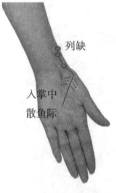

图 3-1-3　手太阴络脉循行示意图

《灵枢·经脉》：

手太阴之别[1]，名曰列缺。起于腕上分间[2]，并[3]太阴之经，直入掌中，散入于鱼际。（图 3-1-3）

其病：实则手锐[4]掌热，虚则欠㰦[5]，小便遗数[6]。取之去腕一寸半[7]，别走阳明也。

【注释】

［1］别：分支，此即指络脉。从本经分出的络脉，由此走向相表里的经脉。

［2］分间：分，分肉。分间，即分肉之间。

［3］并：指与经脉并列而行。

［4］手锐：手的锐骨，此指手舟骨。

[5] 欠㰦: 欠, 呵欠; 㰦, 同呿, 音去, 张口貌。欠㰦, 指张口出气, 肺气不足所致。

[6] 遗数: 遗, 小便失禁; 数, 小便频数。此属虚证, 经脉 "小便数而欠" 属实证。

[7] 一寸半: 原作 "半寸", 据《太素》《脉经》等改。

三、手太阴经别

《灵枢·经别》:

手太阴之正[1], 别入渊腋[2] 少阴之前, 入走肺, 散之大肠, 上入缺盆, 循喉咙, 复合阳明[3]。(图3-1-4)

【注释】

[1] 正: 十二经别又称为别行之正经, 意指从十二经脉分出。

[2] 别入渊腋: 指分支进入腋窝。"渊腋" 不宜作穴名解。

[3] 复合阳明: 又合于手阳明经, 约当扶突穴部。经别无所属穴, 为说明其出入所在, 结合穴位表示。

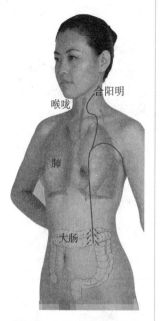

图3-1-4　手太阴经别循行示意图

四、手太阴经筋

《灵枢·经筋》:

手太阴之筋, 起于大指之上, 循指上行, 结于鱼后[1]; 行寸口外侧, 上循臂, 结肘中; 上臑内廉, 入腋下, 出缺盆, 结肩前髃[2]; 上结缺盆, 下结胸里, 散贯贲[3], 合贲下, 抵季胁[4]。(图3-1-5)

其病: 所过者支转筋痛[5], 其成息贲[6]者, 胁急、吐血。

【注释】

[1] 鱼后: 鱼际的后边。

[2] 肩前髃: 即肩髃部, 肩峰前方。

[3] 贲: 膈肌。

[4] 季胁: 又称 "季肋", 指11、12肋部。季: 最下, 最末。11肋位置最低, 故一般多指11肋为季肋, 其下有章门穴。

[5] 支转筋痛: 支, 支撑、牵拉不适; 转筋, 肌肉拘紧痉挛。

[6] 息贲: 贲, 音奔。息贲, 古病名, 为五积之一, 属肺之积。主要症状为胁下有积块而气逆上奔。

第二节　手太阴腧穴

本经腧穴一侧11穴, 2穴分布于胸前外上部, 9穴分布于上肢掌面桡侧(图3-2-1)。

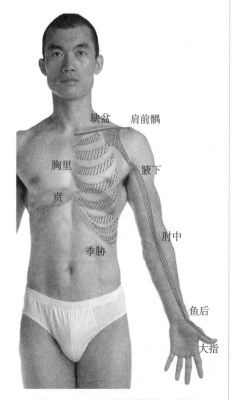

图3-1-5　手太阴经筋循行示意图

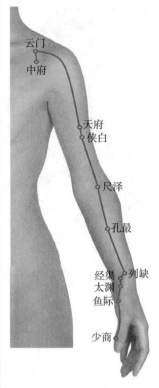

图 3-2-1   手太阴肺经穴
Points of Lung Meridian of Hand-Taiyin

1. 中府 *   Zhōngfǔ（LU 1）   肺募穴，手太阴经、足太阴经交会穴

【定位】横平第1肋间隙，锁骨下窝外侧，前正中线旁开6寸（图3-2-2）。

取法：先确定云门，中府即在云门下1寸。

【解剖】皮肤→皮下组织→胸大肌→胸小肌→胸腔。浅层布有锁骨上中间神经、第1肋间神经外侧皮支，头静脉等。深层有胸肩峰动、静脉和胸内、外侧神经。

【主治】（1）咳嗽，气喘，胸痛，胸满，胸中热。

（2）肩背痛。

【操作】向外斜刺或平刺0.5~0.8寸，不可向内深刺，以免伤及脏器。

【古文献摘录】

《甲乙经》："手足太阴之会。"

《千金要方》："中府、阳交，主喉痹，胸满塞，寒热。"

《素问·刺禁论》："刺膺中陷中肺，为喘逆仰息。"

2. 云门   Yúnmén（LU 2）

【定位】锁骨下窝凹陷中，肩胛骨喙突内缘，前正中线旁开6寸（图3-2-2）。

【解剖】皮肤→皮下组织→三角肌→锁胸筋膜→喙锁韧带。浅层布有锁骨上中间神经、头静脉。深层有胸肩峰动、静脉支和胸内、外侧神经的分支。

【主治】（1）咳嗽，气喘，心痛，胸满。

（2）肩背痛。

【操作】向外斜刺0.5~0.8寸，不可向内侧深刺，以免伤及肺脏。

3. 天府   Tiānfǔ（LU 3）

【定位】腋前纹头下3寸，肱二头肌桡侧缘处（图3-2-2）。

【解剖】皮肤→皮下组织→肱肌。浅层布有臂外侧皮神经，头静脉等。深层有肱动、静脉的肌支和肌皮神经的分支。

【主治】（1）鼻衄，咳嗽，气喘。

（2）瘿气。

（3）臂痛。

【操作】直刺0.5~1寸。

4. 侠白   Xiábái（LU 4）

【定位】腋前纹头下4寸，肱二头肌桡侧缘处（图3-2-2）。

【解剖】皮肤→皮下组织→肱肌。浅层布有臂外侧皮神经，头静脉等。深层有肱动、静脉的肌支和肌皮神经的分支。

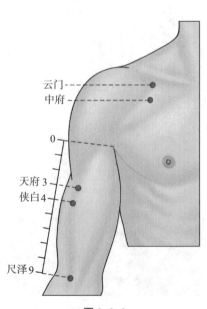

图 3-2-2

【主治】（1）心痛，咳嗽，气喘，烦满。

　　　　（2）干呕。

　　　　（3）臂痛。

【操作】直刺 0.5 ~ 1 寸。

5. 尺泽 *　Chǐzé（LU 5）　合穴

【定位】肘横纹上，肱二头肌腱桡侧缘凹陷中（图 3-2-2、图 3-2-3）。

【解剖】皮肤→皮下组织→肱桡肌→桡神经→肱肌。浅层布有前臂外侧皮神经，头静脉等。深层有桡神经，桡侧副动、静脉前支，桡侧返动、静脉等。

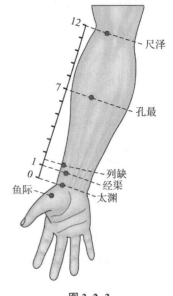

图 3-2-3

【主治】（1）咳嗽，气喘，咯血，咽喉肿痛，胸满。

　　　　（2）干呕，泄泻。

　　　　（3）小儿惊风。

　　　　（4）肘臂痛。

【操作】直刺 0.8 ~ 1.2 寸，或点刺出血。

【古文献摘录】

《肘后歌》："鹤膝肿劳难移步，尺泽能舒筋骨疼。"

《玉龙歌》："筋急不开手难伸，尺泽从来要认真。"

《灵光赋》："吐血定喘补尺泽。"

6. 孔最 *　Kǒngzuì（LU 6）　郄穴

【定位】腕掌侧远端横纹上 7 寸，尺泽与太渊连线上（图 3-2-3）。

【解剖】皮肤→皮下组织→肱桡肌→桡侧腕屈肌→指浅层肌与旋前圆肌之间→拇长屈肌。浅层布有前臂外侧皮神经，头静脉等。深层有桡动、静脉，桡神经浅支等结构。

【主治】（1）咳嗽，气喘，咯血，咽喉肿痛。

　　　　（2）热病无汗。

　　　　（3）肘臂疼痛。

【操作】直刺 0.5 ~ 1 寸。

【古文献摘录】

《甲乙经》："（臂）厥头痛。"

《千金要方》："孔最，主臂厥热痛汗不出，皆灸刺之，此穴可以出汗。"

7. 列缺 *　Lièquē（LU 7）　络穴，八脉交会穴（通任脉）

【定位】腕掌侧远端横纹上 1.5 寸，拇短伸肌腱与拇长展肌腱之间，拇长展肌腱沟的凹陷中（图 3-2-3）。

【解剖】皮肤→皮下组织→拇长展肌腱→拇短伸肌腱→旋前方肌。浅层布有头静脉，前臂外侧皮神经和桡神经浅支。深层有桡动、静脉的分支。

【主治】（1）咳嗽，气喘。

　　　　（2）齿痛，咽喉肿痛，口眼㖞斜。

　　　　（3）头痛，颈项强痛。

　　　　（4）半身不遂，手腕疼痛无力。

【操作】向上斜刺 0.3 ~ 0.5 寸。

【古文献摘录】

《甲乙经》："主汗出，四肢暴肿。"

《千金要方》："男子阴中疼痛，溺血精出，灸列缺五十壮。"

《四总穴歌》："头项寻列缺。"

8. 经渠　Jīngqú（LU 8）　经穴

【定位】腕掌侧远端横纹上 1 寸，桡骨茎突与桡动脉之间（图 3-2-3）。

【解剖】皮肤→皮下组织→肱桡肌腱尺侧缘→旋前方肌。浅层布有前臂外侧皮神经和桡神经浅支。深层有桡动、静脉。

【主治】（1）咳嗽，气喘，胸痛，咽喉肿痛。

（2）手腕疼痛无力。

【操作】避开桡动脉，直刺 0.3 ~ 0.5 寸。

9. 太渊 *　Tàiyuān（LU 9）　输穴，原穴，八会穴（脉会）

【定位】桡骨茎突与舟状骨之间，拇长展肌腱尺侧凹陷中（图 3-2-3）。

取法：在腕掌侧远端横纹桡侧，桡动脉搏动处。

【解剖】皮肤→皮下组织→桡侧腕屈肌腱与拇长展肌腱之间。浅层布有前臂外侧皮神经，桡神经浅支和桡动脉掌浅支。深层有桡动、静脉等。

【主治】（1）咳嗽，气喘，咯血，咽喉肿痛。

（2）无脉症。

（3）手腕疼痛无力。

【操作】避开桡动脉，直刺 0.3 ~ 0.5 寸。

【古文献摘录】

《甲乙经》："唾血振寒嗌干，太渊主之。"

《玉龙赋》："咳嗽风痰，太渊、列缺宜刺。"

《医宗金鉴》："主治牙齿疼痛，手腕无力疼痛及咳嗽风痰，偏正头疼等症。"

10. 鱼际 *　Yújì（LU 10）　荥穴

【定位】第 1 掌骨桡侧中点赤白肉际处（图 3-2-3）。

【解剖】皮肤→皮下组织→拇短展肌→拇对掌肌→拇短屈肌。浅层有正中神经掌皮支及桡神经浅支。深层有正中神经肌支和尺神经肌支等结构。

【主治】（1）咳嗽，咯血，咽干，咽喉肿痛。

（2）身热，掌中热，头痛。

（3）小儿疳积。

【操作】直刺 0.5 ~ 0.8 寸，治疗小儿疳积可用割治法。

【古文献摘录】

《甲乙经》："唾血，时寒时热，泻鱼际，补尺泽。"

《医宗金鉴》："主治牙齿痛，疟疾初起先觉发寒，伤寒汗不出等证。"

11. 少商 *　Shàoshāng（LU 11）　井穴

【定位】拇指末节桡侧，指甲根角侧上方 0.1 寸（指寸）（图 3-2-4）。

取法：拇指桡侧指甲根角侧上方（即沿角平分线方向）0.1 寸。

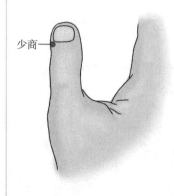

少商

图 3-2-4

相当于沿爪甲桡侧画一直线与爪甲基底缘水平线交点处取穴。各指、趾甲根角部井穴仿此。

【解剖】皮肤→皮下组织→指甲根。有正中神经的指掌侧固有神经之指背支和拇主要动、静脉与第 1 掌背动、静脉分支所形成的动、静脉网。

【主治】（1）咽喉肿痛，鼻衄，咳嗽，气喘。

（2）高热神昏，小儿惊风，癫狂。

（3）手指挛痛。

【操作】浅刺 0.1 寸，或点刺出血。

【古文献摘录】

《千金要方》："少商、大陵主咳逆喘。"

《针灸大成》："咽喉肿痛，少商、天突、合谷。"

《类经图翼》："泄诸脏之热。""项肿。""雀目不明。""中风。"

复习思考题

1. 从尺泽的定位和穴位属性试述其主治特点。

2. 如何理解"头项寻列缺"？

3. 鱼际穴为何可治"小儿疳积"？

本章包括手阳明经络和手阳明腧穴两部分。第一部分为手阳明经络，包括手阳明经脉、手阳明络脉、手阳明经别和手阳明经筋。第二部分为手阳明腧穴，首穴是商阳，末穴是迎香，左右各20穴。

第一节　手阳明经络

一、手阳明经脉

（一）经脉循行

《灵枢·经脉》：

大肠手阳明之脉，起于大指次指[1]之端，循指上廉[2]，出合谷两骨[3]之间，上入两筋[4]

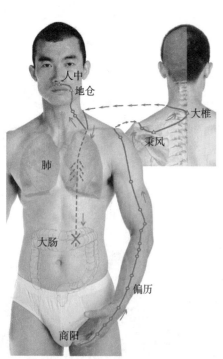

图 4-1-1　手阳明经脉循行示意图

之中，循臂上廉[5]，入肘外廉[6]，上臑外前廉，上肩，出髃骨[7]之前廉，上出于柱骨之会[8]上，下入缺盆[9]，络肺，下膈，属大肠。

其支者，从缺盆上颈，贯颊，入下齿中，还出挟口，交人中，左之右，右之左，上挟鼻孔[10]。（图 4-1-1、图 4-1-2）

【注释】

[1]大指次指：大指侧的次指，即食指。

[2]指上廉：食指的桡侧边。此按曲肘立拳位描述，故称上廉。

[3]合谷两骨：指第1、2掌骨，因其分歧，合称歧骨。中间为合谷穴，即以其开合凹陷如谷而得名。

[4]两筋：指拇长伸肌腱与拇短伸肌腱。

[5]臂上廉：前臂桡侧，此按曲肘立拳体位，故称上廉，即阳溪至曲池穴之间。

[6]肘外廉：肘横纹外侧，约曲池穴部。

[7]髃骨：肩胛骨肩峰部。

［8］柱骨之会：柱骨，指颈椎，或指锁骨；会，此指大椎穴。

［9］缺盆：锁骨上窝部；缺盆骨即锁骨，其上有缺盆穴。

［10］上挟鼻孔：帛书《阴阳十一脉灸经》作"夹鼻"。帛书《脉书·十一脉》和汉简《脉书》"挟"均作"夹"。挟，与"夹"通，音义同"夹"。

手阳明大肠经，从食指末端起始，沿食指桡侧缘，出第1、2掌骨间，进入两筋（指拇长伸肌腱与拇短伸肌腱）之间，沿前臂桡侧，进入肘外侧，经上臂外侧前边，上肩，出肩峰部前边，向上交会颈部（会大椎），下入缺盆部（锁骨上窝），络于肺，通过横膈，属于大肠。

其支脉，从缺盆部上行颈旁，通过面颊，进入下齿，出来夹口旁，交会人中，左侧的走到右侧，右侧的走到左侧，上夹鼻孔旁。

（二）经脉病候

《灵枢·经脉》：

是动则病，齿痛，颈肿。

是主津[1]所生病者，目黄[2]，口干，鼽衄[3]，喉痹[4]，肩前臑痛，大指次指痛不用。

气有余，则当脉所过者[5]热肿；虚，则寒栗不复[6]。

【注释】

［1］津：此后原有"液"字，《太素》《脉经》等无，据改。

［2］目黄：指眼睛昏黄，不同于黄疸。

［3］鼽衄：鼽，音求，为鼻流清涕；衄，指鼻出血。

［4］喉痹：指咽喉肿痛，壅闭不通。

［5］脉所过者：指本经脉外行所过之处。

［6］寒栗不复：发冷颤抖，难以回温。

二、手阳明络脉

《灵枢·经脉》：

手阳明之别，名曰偏历，去腕三寸，别走太阴；其别者，上循臂，乘肩髃，上曲颊偏齿[1]；其别者，入耳，合于宗脉[2]。（图4-1-3）

其病：实则龋[3]、聋，虚则齿寒、痹膈[4]，取之所别也。

【注释】

［1］曲颊偏齿：指下颌角呈弯曲处，络脉上行到下颌

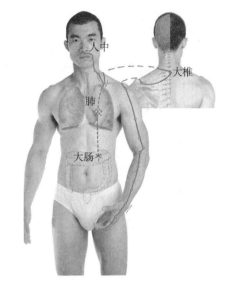

图4-1-2 手阳明经脉图

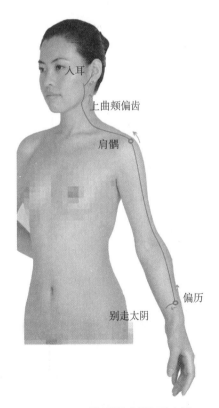

图4-1-3 手阳明络脉循行示意图

角，偏络于下齿龈。

[2]宗脉：义指总脉、大脉。耳中为手少阳、足少阳、手太阳脉所总会。

[3]龋：龋齿。

[4]痹膈：指胸膈痹阻。

三、手阳明经别

《灵枢·经别》：

手阳明之正，从手循膺乳[1]，别于肩髃，入柱骨[2]，下走大肠，属于肺，上循喉咙，出缺盆。合于阳明也。（图4-1-4）

【注释】

[1]膺乳：膺，胸旁；乳，乳部。

[2]柱骨：指锁骨。

四、手阳明经筋

《灵枢·经筋》：

手阳明之筋，起于大指次指之端，结于腕；上循臂，上结于肘外；上臑，结于肩髃。其支者，绕肩胛，挟脊；其直者从肩髃上颈。其支者上颊，结于頄[1]；直者上出于手太阳之前，上左角[2]，络头，下右颔[3]。（图4-1-5）

其病：当所过者支痛及转筋，肩不举，颈不可左右视。

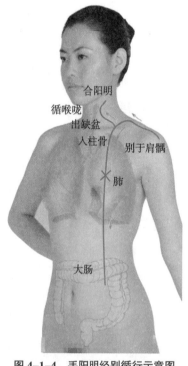

图4-1-4 手阳明经别循行示意图

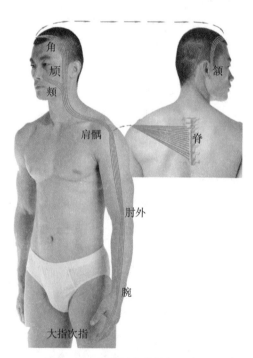

图4-1-5 手阳明经筋循行示意图

【注释】

[1]頄：音求，颧部。《甲乙经》《太素》作"鼽"，杨注："鼻形谓之鼽也。"鼽，原指鼻流清涕，此处为部位名，解释为鼻旁。

[2]角：额角，额骨结节部。

[3]颌：指颞颌关节部。

第二节 手阳明腧穴

本经腧穴一侧 20 穴，14 穴分布于上肢背面桡侧，6 穴在肩、颈和面部（图 4-2-1）。

1. 商阳 * Shāngyáng（**LI 1**） 井穴

【定位】食指末节桡侧，指甲根角侧上方 0.1 寸（指寸）（图 4-2-2）。

【解剖】皮肤→皮下组织→指甲根。有正中神经的指掌侧固有神经之指背支和食指桡侧动、静脉与第 1 掌背动、静脉分支所形成的动、静脉网。

【主治】（1）咽喉肿痛，齿痛，颊肿，耳鸣，耳聋，青盲。

（2）热病无汗，神昏。

（3）手指麻木、肿痛。

【操作】浅刺 0.1 寸，或点刺出血。

【古文献摘录】

《铜人腧穴针灸图经》："喘咳支肿。"

《杂病穴法歌》："两井两商二三间，手上诸风得其所。"

《医宗金鉴》："商阳主刺卒中风，暴仆昏沉痰塞壅"

《素问·缪刺论》："邪客于手阳明之络，令人耳聋，时不闻音，刺手大指次指爪甲上，去端如韭叶各一痏，立闻……左刺右，右刺左。"

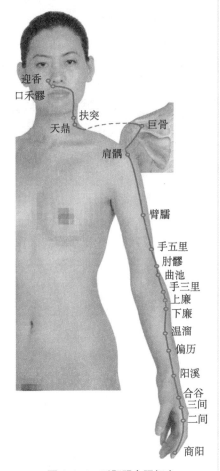

图 4-2-1 手阳明大肠经穴
Points of Large Intestine Meridian of Hand-Yangming

2. 二间 Èrjiān（**LI 2**） 荥穴

【定位】第 2 掌指关节桡侧远端赤白肉际处（图 4-2-2）。

【解剖】皮肤→皮下组织→第 1 蚓状肌腱→食指近节指骨基底部。浅层神经由桡神经的指背神经与正中神经的指掌侧固有神经双重分布。血管有第 1 掌背动、静脉的分支和食指桡侧动、静脉的分支。深层有正中神经的肌支。

【主治】（1）咽喉肿痛，齿痛，视物不明，鼻衄，口眼㖞斜。

（2）热病。

【操作】直刺 0.2 ~ 0.3 寸。

3. 三间 * Sānjiān（**LI 3**） 输穴

【定位】第 2 掌指关节桡侧近端凹陷中（图 4-2-2）。

【解剖】皮肤→皮下组织→第 1 骨间背侧肌→第 1 蚓状肌与第 2 掌骨之间→食指的指浅、深屈肌腱与第 1 骨间掌侧肌之间。浅层神经由桡神经的指背神经与正中神经的指掌侧固有神经双重分布。血管有手背静脉网，第 1 掌背动、静脉和食指桡侧动、静脉的分支。深层有尺神经深支

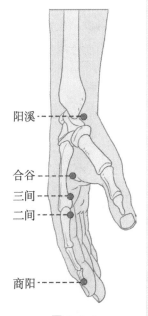

阳溪

合谷

三间

二间

商阳

图 4-2-2

和正中神经的肌支。

【主治】（1）目痛，齿痛，咽喉肿痛。

（2）胸满，身热而喘。

（3）肠鸣。

（4）手背、手指肿痛。

【操作】直刺 0.3 ~ 0.5 寸。

【古文献摘录】

《甲乙经》："多卧善唾，胸满肠鸣，三间主之。"

《医宗金鉴》："三里、三间、二间三穴主治牙齿疼痛，食物艰难，及偏风眼目诸疾。"

4. 合谷 *　Hégǔ（LI 4）　原穴

【定位】第 2 掌骨桡侧的中点处（图 4-2-2）。

【解剖】皮肤→皮下组织→第 1 骨间背侧肌→拇收肌。浅层布有桡神经浅支、有手背静脉网桡侧部和第 1 掌背动、静脉的分支或属支。深层分布有尺神经深支的分支等。

【主治】（1）头痛，齿痛，目赤肿痛，咽喉肿痛，鼻衄，耳聋，口眼㖞斜，口噤。

（2）恶寒发热，无汗，多汗。

（3）滞产，经闭，痛经。

（4）中风失语，上肢不遂。

【操作】直刺 0.5 ~ 1 寸。孕妇慎用。

【古文献摘录】

《千金翼方》："产后脉绝不还，针合谷入三分，急补之。"

《太平圣惠方》："目不明，生白翳，皮肤痂疥，遍身风疹。"

《铜人腧穴针灸图经》："妇人妊娠不可刺之，损胎气。"

《标幽赋》："寒热痹痛，开四关而已之。"

5. 阳溪 *　Yángxī（LI 5）　经穴

【定位】腕背侧远端横纹桡侧，桡骨茎突远端，解剖学"鼻咽窝"凹陷中（图 4-2-2、图 4-2-3）。

取法：手拇指充分外展和后伸时，手背外侧部拇指长伸肌腱与拇指短伸肌腱之间形成一明显的凹陷——解剖学"鼻咽窝"，其最凹陷处即本穴。

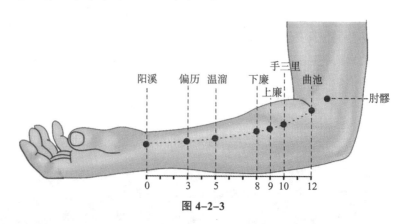

图 4-2-3

【解剖】皮肤→皮下组织→拇长伸肌腱与拇短伸肌腱之间→桡侧腕长伸肌腱的前方。浅层布有头静脉和桡神经浅支。深层分布桡动、静脉的分支或属支。

【主治】（1）目赤肿痛，齿痛，咽喉肿痛，头痛。

　　　　（2）手腕肿痛、无力。

【操作】直刺 0.5 ~ 0.8 寸。

【古文献摘录】

《千金要方》："主臂腕外侧痛不举。"

《百症赋》："肩髃、阳溪，消瘾风之热极。"

《医宗金鉴》："主治热病烦心，瘾疹痂疥，厥逆头痛，牙疼，咽喉肿痛及狂妄，惊恐见鬼等证。"

6. 偏历 *　Piānlì（LI 6）　络穴

【定位】腕背侧远端横纹上 3 寸，阳溪与曲池连线上（图 4-2-3）。

【解剖】皮肤→皮下组织→拇短伸肌→桡侧腕长伸肌腱→拇长展肌腱。浅层布有头静脉的属支、前臂外侧皮神经和桡神经浅支。深层有桡神经的骨间后神经分支。

【主治】（1）齿痛，鼻衄，咽喉肿痛，耳鸣，耳聋。

　　　　（2）水肿，小便不利。

　　　　（3）手臂酸痛无力。

【操作】直刺或斜刺 0.5 ~ 0.8 寸。

【古文献摘录】

《甲乙经》："风疟汗不出，偏历主之。""口僻，偏历主之。"

《针灸大成》："刺偏历利小便。"

7. 温溜　Wēnliū（LI 7）　郄穴

【定位】腕背侧远端横纹上 5 寸，阳溪与曲池连线上（图 4-2-3）。

【解剖】皮肤→皮下组织→桡侧腕长伸肌腱→桡侧腕短伸肌。浅层布有头静脉、前臂外侧皮神经和前臂后皮神经。深层在桡侧腕长伸肌和桡侧腕短伸肌腱之前有桡神经浅支。

【主治】（1）头痛，面肿，咽喉肿痛。

　　　　（2）腹痛，肠鸣。

　　　　（3）热病。

　　　　（4）肩背酸痛，疔疮。

【操作】直刺 0.5 ~ 1 寸。

8. 下廉　Xiàlián（LI 8）

【定位】肘横纹下 4 寸，阳溪与曲池连线上（图 4-2-3）。

【解剖】皮肤→皮下组织→肱桡肌→桡侧腕短伸肌→旋后肌。浅层布有前臂外侧皮神经和前臂后皮神经。深层有桡神经深支的分支。

【主治】（1）眩晕，目痛。

　　　　（2）肘臂肿痛、挛急。

【操作】直刺 0.5 ~ 1 寸。

9. 上廉　Shànglián（LI 9）

【定位】肘横纹下 3 寸，阳溪与曲池连线上（图 4-2-3）。

【解剖】皮肤→皮下组织→桡侧腕长伸肌腱后方→桡侧腕短伸肌→旋后肌→拇长展肌。浅层布有前臂外侧皮神经、前臂后皮神经和浅静脉。深层有桡神经深支穿旋后肌。

【主治】（1）头痛。

　　（2）腹痛，肠鸣。

　　（3）肩臂酸痛、麻木。

【操作】直刺0.5~1寸。

10. 手三里 *　Shǒusānlǐ（LI 10）

【定位】肘横纹下2寸，阳溪与曲池连线上（图4-2-3）。

【解剖】皮肤→皮下组织→桡侧腕长伸肌→桡侧腕短伸肌→指伸肌的前方→旋后肌。浅层布有前臂外侧皮神经、前臂后皮神经。深层有桡侧返动、静脉的分支或属支及桡神经深支。

【主治】（1）齿痛，颊肿。

　　　　（2）肘臂疼痛、不遂，肩背痛，腰痛。

【操作】直刺0.8~1.2寸。

【古文献摘录】

《甲乙经》："肠腹时寒，腰痛不得卧，手三里主之。"

《铜人腧穴针灸图经》："治手臂不仁，肘挛不伸。"

《通玄指要赋》："肩背患，责肘前之三里。"

11. 曲池 *　Qūchí（LI 11）　合穴

【定位】在肘横纹外侧端，尺泽与肱骨外上髁连线的中点处（图4-2-3、图4-2-4）。

【解剖】皮肤→皮下组织→桡侧腕长伸肌和桡侧腕短伸肌→肱桡肌。浅层布有头静脉的属支和前臂后皮神经。深层有桡神经，桡侧返动、静脉和桡侧副动、静脉间的吻合支。

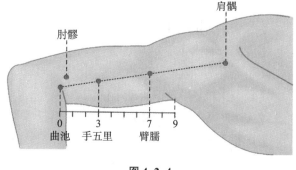

图4-2-4

【主治】（1）咽喉肿痛，齿痛，目疾。

　　　　（2）瘾疹，湿疹，瘰疬。

　　　　（3）热病，惊痫。

　　　　（4）手臂肿痛，上肢不遂。

【操作】直刺1~1.5寸。

【古文献摘录】

《甲乙经》："伤寒余热不尽。""胸中满，耳前痛，齿痛，目赤痛，颈肿，寒热，渴饮辄汗出，不饮则皮干热。""目不明，腕急，身热，惊狂，躄痿痹重，瘛疭。""癫疾吐舌。"

《千金要方》："瘾疹，灸曲池二穴，随年壮。"

《治病十一证歌》："肘膝疼时刺曲池，进针一寸是便宜，左病针右右针左，依此三分泻气奇。"

《医宗金鉴》："主治中风，手挛筋急，痹风疟疾，先寒后热等证。"

12. 肘髎　Zhǒuliáo（LI 12）

【定位】屈肘，曲池外上方1寸，当肱骨边缘处。（图4-2-4）。

【解剖】皮肤→皮下组织→肱桡肌→肱肌。浅层布有前臂后皮神经等结构。深层有桡侧副动、静脉的分支或属支。

【主治】肘臂酸痛、麻木、挛急。

【操作】直刺0.5~1寸。

13. 手五里　Shǒuwǔlǐ（LI 13）

【定位】肘横纹上 3 寸，曲池与肩髃连线上（图 4-2-4）。

【解剖】皮肤→皮下组织→肱肌。浅层布有臂外侧下皮神经和前臂后皮神经。深层有桡侧副动、静脉和桡神经。

【主治】（1）瘰疬。

　　　　（2）肘臂挛急。

【操作】避开动脉，直刺 0.5~1 寸。

14. 臂臑 *　Bì'nào（LI 14）

【定位】曲池上 7 寸，三角肌前缘处（图 4-2-4）。

【解剖】皮肤→皮下组织→三角肌。浅层布有臂外侧上、下皮神经。深层有肱动脉的肌支。

【主治】（1）瘰疬。

　　　　（2）目疾。

　　　　（3）肩臂疼痛、不举。

【操作】直刺或向上斜刺 0.8~1.5 寸。

15. 肩髃 *　Jiānyú（LI 15）　手阳明经、阳跷脉交会穴

【定位】肩峰外侧缘前端与肱骨大结节两骨间凹陷中（图 4-2-4）。

取法：屈臂外展，肩峰外侧缘前后端呈现两个凹陷，前一较深凹陷即本穴，后一凹陷为肩髎。

【解剖】皮肤→皮下组织→三角肌→三角肌下囊→冈上肌腱。

【主治】（1）风疹。

　　　　（2）上肢不遂，肩臂疼痛。

【操作】直刺或向下斜刺，0.8~1.5 寸。

【古文献摘录】

《铜人腧穴针灸图经》："若灸偏风不遂，七七壮止，不宜多灸，恐手臂细，若风病筋骨无力久不差，当灸不畏细也。"

《铜人腧穴针灸图经》："唐库狄嵌，若患风痹，手臂不得伸引，诸医莫能愈，甄权针肩髃二穴，令将弓箭向垛射之如故。"

《胜玉歌》："两手酸痛难执物，曲池、合谷共肩髃。"

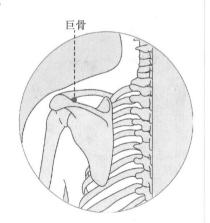

图 4-2-5

16. 巨骨　Jùgǔ（LI 16）　手阳明经、阳跷脉交会穴

【定位】锁骨肩峰端与肩胛冈之间凹陷中（图 4-2-5）。

【解剖】皮肤→皮下组织→肩锁韧带→冈上肌。浅层布有锁骨上外侧神经。深层布有肩胛上神经的分支和肩胛上动、静脉的分支或属支。

【主治】肩痛不举。

【操作】直刺，微斜向外下方，进针 0.5~1 寸。

17. 天鼎　Tiāndǐng（LI 17）

【定位】横平环状软骨，胸锁乳突肌后缘（图 4-2-6）。

取法：扶突直下，横平水突。

【解剖】皮肤→皮下组织→胸锁乳突肌后缘→斜角肌

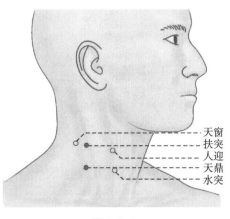

图 4-2-6

间隙。浅层内有颈横神经、颈外静脉和颈阔肌。深层布有颈升动、静脉分支或属支，在斜角肌间隙内分布着臂丛神经等结构。

【主治】（1）咽喉肿痛，暴喑，呃逆。

　　　　（2）瘰疬，瘿气。

【操作】直刺 0.5 ~ 0.8 寸。

18. 扶突　Fútū（LI 18）

【定位】横平喉结，胸锁乳突肌前、后缘中间（图 4-2-6）。

【解剖】皮肤→皮下组织→胸锁乳突肌的胸骨头与锁骨头之间→颈血管鞘的后缘。浅层内有颈横神经、颈阔肌。深层有颈血管鞘。

【主治】（1）咽喉肿痛，暴喑，呃逆。

　　　　（2）咳嗽，气喘。

　　　　（3）瘿气。

【操作】直刺 0.5 ~ 0.8 寸。

19. 口禾髎　Kǒuhéliáo（LI 19）

【定位】横平人中沟上 1/3 与下 2/3 交点，鼻孔外缘直下（图 4-2-7）。

【解剖】皮肤→皮下组织→口轮匝肌。浅层有上颌神经的眶下神经分支等结构。深层有上唇动、静脉和面神经颊支等分布。

【主治】（1）鼻塞，鼽衄。

　　　　（2）口眼㖞斜，口噤。

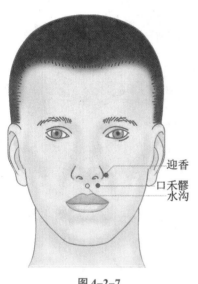

图 4-2-7

【操作】平刺或斜刺 0.3 ~ 1 寸。

20. 迎香 *　Yíngxiāng（LI 20）　手阳明经、足阳明经交会穴

【定位】鼻翼外缘中点旁，鼻唇沟中（图 4-2-7）。

【解剖】皮肤→皮下组织→提上唇肌。浅层有上颌神经的眶下神经分支。深层有面动、静脉的分支或属支，面神经颊支。

【主治】鼻渊，鼻衄，口眼㖞斜，面痒，面肿。

【操作】斜刺或平刺，0.3 ~ 0.5 寸。

【古文献摘录】

《甲乙经》:"鼻鼽不利，窒洞气塞，㖞僻多洟，鼽衄有痈，迎香主之。"

《百症赋》:"面上虫行有验，迎香可取。"

复习思考题

1. 手阳明大肠经为何被称为"齿脉"？

2. 如何理解手阳明大肠经"主津所生病"？

3. 试述合谷穴的主治特点及其现代针刺研究。

4. 从偏历的定位和穴位属性试述其主治特点。

扫一扫，查阅本章数字资源，含PPT、音视频、图片等

本章包括足阳明经络和足阳明腧穴两部分。第一部分为足阳明经络，包括足阳明经脉、足阳明络脉、足阳明经别和足阳明经筋。第二部分为足阳明腧穴，首穴是承泣，末穴是厉兑，左右各45穴。

第一节　足阳明经络

一、足阳明经脉

（一）经脉循行

《灵枢·经脉》：

胃足阳明之脉，起于鼻，交頞[1]中，旁约[2]太阳之脉，下循鼻外，入上齿中，还出挟口，环唇，下交承浆，却循颐后[3]下廉，出大迎，循颊车，上耳前，过客主人[4]，循发际，至额颅[5]。

其支者，从大迎前，下人迎，循喉咙，入缺盆，下膈，属胃，络脾。

其直者，从缺盆下乳内廉，下挟脐，入气街[6]中。

其支者，起于胃口，下循腹里[7]，下至气街中而合。以下髀关，抵伏兔，下膝膑中，下循胫外廉，下足跗[8]，入中指内间[9]。

其支者，下膝[10]三寸而别，下入中指外间。

其支者，别跗上，入大指间[11]，出其端。（图5-1-1、图5-1-2）

【注释】

［1］交頞中：頞，音遏，指鼻根凹陷处。"交"前原衍"之"字，据《太素》《甲乙经》等删去。

［2］约：原作"纳"，据《甲乙经》《脉经》等改。此指与足太阳经交会于眼睛。

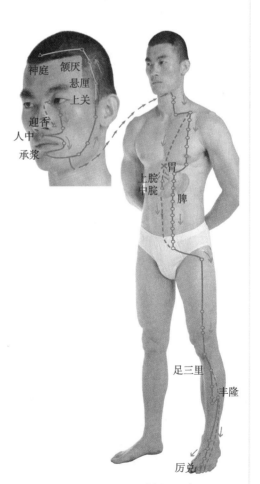

图 5-1-1　足阳明经脉循行示意图

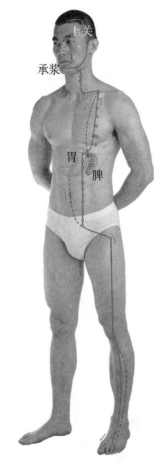

图 5-1-2　足阳明经脉图

[3]却循颐后：却，退却；颐，下颌部。

[4]客主人：即上关穴。

[5]额颅：即前额。

[6]气街：腹股沟动脉搏动处，此为气冲穴处。

[7]起于胃口，下循腹里：《脉经》《千金要方》等作"起于胃下口，循腹里"。

[8]足跗：即足背。

[9]中指内间：指中趾与次趾间。"指"通"趾"。

[10]膝：原作"廉"，据《太素》《脉经》《甲乙经》改。

[11]大指间：指大趾与次趾之间。

足阳明胃经，起于鼻，交鼻根部，与旁边足太阳经交会，向下沿鼻外侧，进入上齿中，回出来夹口旁，环绕口唇，向下交承浆穴；退回来沿下颌出面动脉部（大迎），再沿下颌角（颊车），上耳前，经颧弓上（上关），沿发际，至前额。

其支脉，从大迎前向下，经颈动脉部（人迎），沿着喉咙，进入缺盆，向下通过横膈，属于胃，络于脾。

其主干，从缺盆向下，经乳内缘，向下夹脐旁，进入气街。

其支脉，从胃口（幽门）向下，沿腹里，至气街与前外行主干会合。由此下行，经髀关穴，到伏兔穴，下入膝髌中，沿胫骨前外缘下至足背，进入中趾内侧。

其支脉，从膝下三寸处分出，向下进入中趾外侧。

其支脉，从足背部分出，进入大趾次趾间，出大趾末端。

（二）经脉病候

《灵枢·经脉》：

是动则病，洒洒振寒，善伸，数欠，颜黑，病至则恶人与火，闻木声则惕然而惊，心欲动，独闭户塞牖[1]而处；甚则欲上高而歌，弃衣而走；贲响[2]腹胀，是为骭厥[3]。

是主血所生病者，狂，疟，温淫[4]，汗出，鼽衄，口㖞，唇胗[5]，颈肿，喉痹，大腹水肿，膝髌肿痛；循膺、乳、气街、股、伏兔、骭外廉、足跗上皆痛，中指不用。

气盛，则身以前皆热，其有余于胃，则消谷善饥，溺色黄；气不足，则身以前皆寒栗，胃中寒则胀满。

【注释】

[1]牖：音友，指窗口。

[2]贲响：当指胸膈肠胃部作响，肠鸣之症均属此。

[3]骭厥：指足胫部气血阻逆。

[4]温淫：指热性病症。

[5]胗：通"疹"。

二、足阳明络脉

《灵枢·经脉》：

足阳明之别，名曰丰隆，去踝八寸，别走太阴；其别者，循胫骨外廉，上络头项，合诸经之气，下络喉嗌。（图5-1-3）

其病：气逆则喉痹卒喑[1]。实则狂癫，虚则足不收，胫枯[2]，取之所别也。

【注释】

[1]卒喑：卒，通"猝"，突然；喑，失音，音哑。

[2]足不收，胫枯：指下肢弛缓、松软无力，胫部肌肉萎缩，气血亏虚的见症。

三、足阳明经别

《灵枢·经别》：

足阳明之正，上至髀，入于腹里，属胃，散之脾，上通于心，上循咽，出于口，上頞頔[1]，还系目系[2]，合于阳明也。（图5-1-4）

【注释】

[1]頔：眼眶下部。

[2]目系：眼后内连于脑的组织。

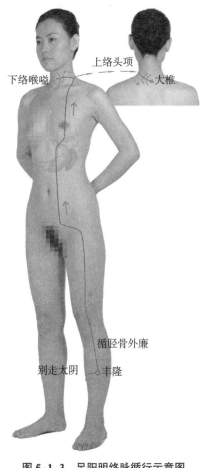

图5-1-3 足阳明络脉循行示意图

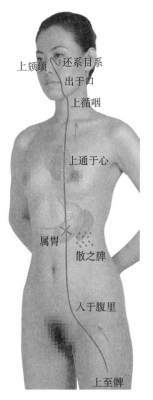

图5-1-4 足阳明经别循行示意图

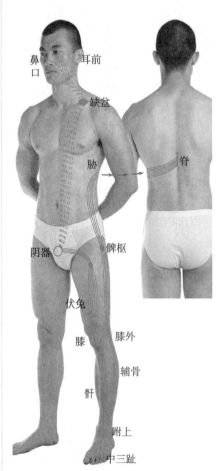

图 5-1-5　足阳明经筋分布示意图

四、足阳明经筋

《灵枢·经筋》：

足阳明之筋，起于中三指[1]，结于跗上；邪[2]外加于辅骨，上结于膝外廉；直上结于髀枢；上循胁，属脊。其直者，上循骭，结于膝。其支者，结于外辅骨，合少阳。其直者，上循伏兔，上结于髀，聚于阴器，上腹而布，至缺盆而结。上颈，上挟口，合于頄，下结于鼻，上合于太阳。太阳为目上纲[3]，阳明为目下纲。其支者，从颊结于耳前。（图 5-1-5）

其病：足中指支，胫转筋，脚跳坚[4]，伏兔转筋，髀前肿，㿉疝[5]，腹筋急，引缺盆及颊。卒口僻[6]，急者目不合；热则筋纵、目不开。颊筋有寒则急，引颊移口；有热则筋弛纵，缓不胜收，故僻。

【注释】

[1] 中三指：中间三趾之意，即足二、三、四趾。

[2] 邪：通"斜"。

[3] 纲：原作"网"，据《太素》《甲乙经》改。

[4] 脚跳坚：下肢跳动，感觉僵硬不舒适。

[5] 㿉疝：㿉，音颓。又作"𡑭"。因疝气下颓，故名。

[6] 口僻：指口角歪斜。

第二节　足阳明腧穴

本经腧穴一侧 45 穴，12 穴分布于头面颈部，18 穴在胸腹部，15 穴在下肢的前外侧面和足部（图 5-2-1）。

1. 承泣 *　Chéngqì（**ST 1**）　足阳明经、阳跷脉、任脉交会穴

【定位】眼球与眶下缘之间，瞳孔直下（图 5-2-2）。

【解剖】皮肤→皮下组织→眼轮匝肌→眶脂体→下斜肌。浅层布有眶下神经的分支，面神经的颧支。深层有动眼神经的分支，眼动、静脉的分支或属支。

【主治】（1）目赤肿痛，迎风流泪，夜盲，近视，眼睑眩动。

　　　　（2）口眼㖞斜。

【操作】嘱患者闭目，医者押手轻轻固定眼球，刺手持针，于眶下缘和眼球之间缓慢直刺 0.5～1 寸，不宜提插捻转，以防刺破血管引起血肿；出针后以棉签按压针孔片刻。慎灸。

【古文献摘录】

《甲乙经》："目不明，泪出，目眩瞀，瞳子痒，远视晾晾，昏夜无见，目眴动，与项口参相引，㖞僻口不能言，刺承泣。"

《外台秘要》："禁不宜灸，无问多少，三日以后眼下大如拳，息肉长桃许大，至三十日即定，百日都不见物，或如升大。"

《铜人腧穴针灸图经》："禁不宜针，针之令人目乌色，可灸三壮，炷如大麦，忌如常法。"

2. 四白* Sìbái（ST 2）

【定位】眶下孔处（图5-2-2）。

【解剖】皮肤→皮下组织→眼轮匝肌、提上唇肌→眶下孔或上颌骨。浅层布有眶下神经的分支，面神经的颧支。深层在眶下孔内有眶下动、静脉和神经穿出。

【主治】（1）目赤肿痛，目翳，迎风流泪，眼睑𥆧动，面痛，面肌抽搐，口眼㖞斜。

（2）头痛，眩晕。

【操作】直刺0.3～0.5寸；或沿皮透刺睛明；或向外上方斜刺0.5寸入眶下孔。

【古文献摘录】

《铜人腧穴针灸图经》："凡用针稳审方得下针，若针深即令人目乌色。"

《甲乙经》："目痛，口僻，戾（一作'泪'）目不明，四白主之。"

《针灸大成》："主头痛，目眩，目赤痛，僻泪不明，目痒，目肤翳，口㖞僻不能言。"

3. 巨髎 Jùliáo（ST 3） 足阳明经、阳跷脉交会穴

【定位】横平鼻翼下缘，瞳孔直下（图5-2-2）。

【解剖】皮肤→皮下组织→提上唇肌→提口角肌。布有上颌神经的眶下神经，面神经的颊支，面动、静脉和眶下动、静脉分支或属支的吻合支。

【主治】青盲，目视不明，目翳，眼睑𥆧动，口眼㖞斜，唇颊颊肿。

【操作】直刺0.5～0.8寸。

4. 地仓* Dìcāng（ST 4） 足阳明经、阳跷脉交会穴

【定位】口角旁开0.4寸（指寸）（图5-2-2）。

取法：口角旁，在鼻唇沟或鼻唇沟延长线上。

【解剖】皮肤→皮下组织→口轮匝肌→降口角肌。布有三叉神经的颊支和眶下支，面动、静脉的分支或属支。

【主治】口眼㖞斜，语言謇涩，流涎。

【操作】斜刺或平刺0.5～0.8寸，或向迎香、颊车方向透刺1～2寸。

【古文献摘录】

《甲乙经》："口缓不收，不能言语，手足痿躄不能引，地仓主之。"

《针灸大成》："主偏风口㖞，目不得闭，脚肿，失音不语，饮水不收，水浆漏落，眼𥆧动不止，瞳子痒，远视𥇀𥇀，昏夜无见。病左治右，病右治左，宜频针灸，以取尽风气。口眼㖞

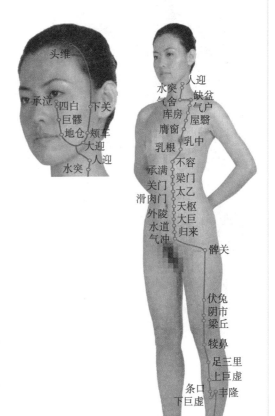

图5-2-1 足阳明胃经穴
Points of Stomach Meridian of Foot-Yangming

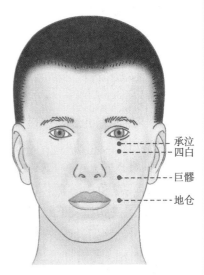

承泣
四白
巨髎
地仓

图5-2-3

斜者，以正为度。"

5. 大迎 Dàyíng（ST 5）

【定位】下颌角前方，咬肌附着部的前缘凹陷中，面动脉搏动处（图5-2-3）。

【解剖】皮肤→皮下组织→降口角肌与颈阔肌→咬肌前缘。浅层布有三叉神经第3支下颌神经的颊神经，面神经的下颌缘支。深层有面动、静脉。

【主治】口眼㖞斜，面肌抽搐，口噤，颊肿，齿痛。

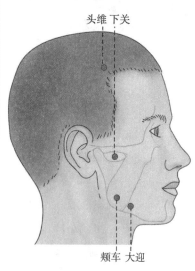

头维 下关

颊车 大迎

图5-2-3

【操作】避开动脉直刺0.3～0.5寸，或斜向地仓方向刺。

6. 颊车 * Jiáchē（ST 6）

【定位】下颌角前上方一横指（中指）（图5-2-3）。

取法：沿下颌角角平分线上一横指，闭口咬紧牙时咬肌隆起，放松时按之有凹陷处。

【解剖】皮肤→皮下组织→咬肌。布有耳大神经的分支，面神经下颌缘支的分支。

【主治】口眼㖞斜，齿痛，颊肿，口噤。

【操作】直刺0.3～0.5寸，或向地仓方向透刺1.5～2寸。

【古文献摘录】

《甲乙经》："颊肿，口急，颊车骨痛，齿不可以嚼，颊车主之。"

《针灸大成》："中风口噤不开：颊车、人中、百会、承浆、合谷。"

《类经图翼》："主口眼㖞斜：颊车、地仓、水沟、承浆、听会、合谷。"

7. 下关 * Xiàguān（ST 7） 足阳明经、足少阳经交会穴

【定位】颧弓下缘中央与下颌切迹之间凹陷中（图5-2-3）。

取法：闭口，上关直下，颧弓下缘凹陷中。

【解剖】皮肤→皮下组织→腮腺→咬肌与颞骨颧突之间→翼外肌。浅层布有耳颞神经的分支，面神经的颧支，面横动、静脉等。深层有上颌动、静脉，舌神经，下牙槽神经，脑膜中动脉和翼丛等。

【主治】（1）齿痛，颊肿，口眼㖞斜，下颌关节脱位。

（2）耳聋，耳鸣。

【操作】直刺或斜刺0.5～1寸。

【古文献摘录】

《甲乙经》："失欠，下齿龋，下牙痛，颌肿，下关主之。"

《铜人腧穴针灸图经》："偏风，口目㖞，牙车脱臼。"

《类经图翼》："耳鸣耳聋，痛痒出脓。"

8. 头维 * Tóuwéi（ST 8） 足阳明经、足少阳经、阳维脉交会穴

【定位】额角发际直上0.5寸，头正中线旁开4.5寸（图5-2-3）。

【解剖】皮肤→皮下组织→颞肌上缘的帽状腱膜→腱膜下疏松结缔组织→颅骨外膜。布有耳颞神经的分支，面神经的颞支，颞浅动、静脉的额支等。

【主治】头痛，目痛，流泪，目视不明，眼睑瞤动。

【操作】向后平刺0.5～0.8寸，或横刺透率谷。

《甲乙经》:"寒热,头痛如破,目痛如脱,喘逆烦满,呕吐,流汗难言,头维主之。"

《玉龙歌》:"眉间疼痛苦难当,攒竹沿皮刺不妨,若是眼昏皆可治,更针头维即安康。"

《医宗金鉴》:"头维、攒竹二穴,主治头风疼痛如破,目痛如脱,泪出不明。"

9. 人迎*　Rényíng（ST 9）　足阳明经、足少阳经交会穴

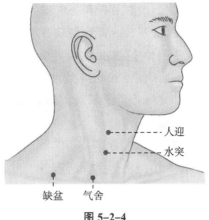

图 5-2-4

【定位】横平喉结,胸锁乳突肌前缘,颈总动脉搏动处(图 5-2-4)。

【解剖】皮肤→皮下组织和颈阔肌→颈固有筋膜浅层及胸锁乳突肌前缘→颈固有筋膜深层和肩胛舌骨肌后缘→咽缩肌。浅层布有颈横神经,面神经颈支。深层有甲状腺上动、静脉的分支或属支,舌下神经袢的分支等。

【主治】(1)头痛,眩晕。

(2)气喘。

(3)咽喉肿痛,瘰疬,瘿气。

【操作】避开动脉直刺 0.3~0.8 寸。慎灸。

【古文献摘录】

《灵枢·寒热病》:"阳迎头痛,胸满不得息,取之人迎。"

《千金要方》:"凡霍乱,头痛,胸满呼吸喘鸣,穷窘不得息,人迎主之。"

10. 水突　Shuǐtū（ST 10）

【定位】胸锁乳突肌前缘,当人迎与气舍连线的中点(图 5-2-4)。

【解剖】皮肤→皮下组织和颈阔肌→颈固有筋膜浅层及胸锁乳突肌→颈固有筋膜深层及肩胛舌骨肌、胸骨甲状肌。浅层布有颈横神经。深层有甲状腺。

【主治】(1)咳嗽,气喘。

(2)咽喉肿痛,瘰疬,瘿气。

【操作】直刺 0.3~0.5 寸。

11. 气舍　Qìshè（ST 11）

【定位】锁骨上小窝,锁骨胸骨端上缘,胸锁乳突肌胸骨头与锁骨头中间的凹陷中(图 5-2-4)。

【解剖】皮肤→皮下组织和颈阔肌→胸锁乳突肌的胸骨头与锁骨头之间。浅层布有锁骨上内侧神经,颈横神经的分支和面神经颈支。深层有联络两侧颈前静脉的颈前静脉弓和头臂静脉。

【主治】(1)咳嗽,气喘。

(2)咽喉肿痛,瘰疬,瘿气,颈项强痛。

【操作】直刺 0.3~0.5 寸。

12. 缺盆　Quēpén（ST 12）

【定位】锁骨上大窝,锁骨上缘凹陷中,前正中线旁开 4 寸(图 5-2-4、图 5-2-5)。

【解剖】皮肤→皮下组织和颈阔肌→锁骨与斜方肌之间→肩胛舌骨肌(下腹)与锁骨下肌之间→臂丛。浅层布有锁骨上中间神经。深层有颈横动、静脉,臂丛的锁骨上部等重要结构。

【主治】（1）咳嗽，气喘。

　　　　（2）咽喉肿痛，瘰疬，缺盆中痛。

【操作】直刺或向后背横刺 0.3 ~ 0.5 寸，不可深刺以防刺伤胸膜引起气胸。

13. 气户　Qìhù（ST 13）

【定位】锁骨下缘，前正中线旁开 4 寸（图 5-2-5）。

【解剖】皮肤→皮下组织→胸大肌。浅层布有锁骨上中间神经。深层有腋动脉和它的分支胸肩峰动脉。

【主治】（1）咳嗽，气喘。

　　　　（2）胸痛，胸胁胀满。

【操作】斜刺或平刺 0.5 ~ 0.8 寸。

14. 库房　Kùfáng（ST 14）

【定位】第 1 肋间隙，前正中线旁开 4 寸（图 5-2-5）。

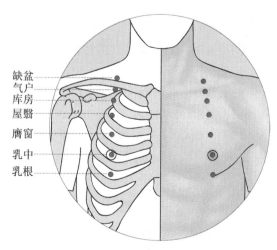

图 5-2-5

【解剖】皮肤→皮下组织→胸大肌→胸小肌。浅层布有锁骨上神经、肋间神经的皮支。深层有胸肩峰动、静脉的分支和属支，胸内、外侧神经的分支。

【主治】（1）咳嗽，气喘，咳唾脓血。

　　　　（2）胸胁胀痛。

【操作】斜刺或平刺 0.5 ~ 0.8 寸。

15. 屋翳　Wūyì（ST 15）

【定位】第 2 肋间隙，前正中线旁开 4 寸（图 5-2-5）。

【解剖】皮肤→皮下组织→胸大肌→胸小肌。浅层布有第 2 肋间神经外侧皮支。深层有胸肩峰动、静脉的分支或属支，胸内、外侧神经的分支。

【主治】（1）咳嗽，气喘。

　　　　（2）胸满，乳痈。

【操作】斜刺或平刺 0.5 ~ 0.8 寸。

16. 膺窗　Yīngchuāng（ST 16）

【定位】第 3 肋间隙，前正中线旁开 4 寸（图 5-2-5）。

【解剖】皮肤→浅筋膜→胸大肌→肋间肌。浅层布有肋间神经的外侧皮支、胸腹壁静脉的属支。深层有胸内、外侧神经，胸肩峰动、静脉的分支或属支，第 3 肋间神经和第 3 肋间后动、静脉。

【主治】胸满，气喘，乳痈。

【操作】斜刺或平刺 0.5 ~ 0.8 寸。

17. 乳中　Rǔzhōng（ST 17）

【定位】乳头中央（图 5-2-5）。

【解剖】乳头皮肤→皮下组织→胸大肌。浅层有第 4 肋间神经外侧皮支，皮下组织内男性主要由结缔组织构成，只有腺组织的迹象，而无腺组织的实质。深层有胸内、外侧神经的分支，胸外侧动、静脉的分支或属支。

【主治】（1）癫狂痫。

　　　　（2）滞产。

　　　　（3）乳痈。

【操作】多用作胸腹部穴位的定位标志，一般不做刺灸。

18. 乳根　Rǔgēn（ST 18）

【定位】第5肋间隙，前正中线旁开4寸（图5-2-5）。

【解剖】皮肤→皮下组织→胸大肌。浅层有第5肋间神经外侧皮支、胸腹壁静脉的属支。深层有胸外侧动、静脉的分支或属支，胸内、外侧神经的分支，第5肋间神经，第5肋间后动、静脉。

【主治】（1）咳嗽，气喘，胸满，胸痛。

　　　　（2）乳痈，乳癖，乳汁少。

【操作】斜刺或平刺0.5~0.8寸。

19. 不容　Bùróng（ST 19）

【定位】脐中上6寸，前正中线旁开2寸（图5-2-6）。

说明：对于某些肋弓角较狭小的人，此穴下可能正当肋骨，可采用斜刺的方法。

【解剖】皮肤→皮下组织→腹直肌鞘前壁→腹直肌。浅层布有第6、7、8胸神经前支的外侧皮支和前皮支及腹壁浅静脉。深层有腹壁上动、静脉的分支或属支，第6、7胸神经前支的肌支。

【主治】（1）腹满，呕吐，食欲不振。

　　　　（2）腹痛引背。

【操作】直刺0.5~1寸。

20. 承满　Chéngmǎn（ST 20）

【定位】脐中上5寸，前正中线旁开2寸（图5-2-6）。

【解剖】皮肤→皮下组织→腹直肌鞘前壁→腹直肌。浅层布有第6、7、8胸神经前支的外侧皮支和前皮支及腹壁浅静脉。深层有腹壁上动、静脉的分支或属支，第6、7、8胸神经前支的肌支。

【主治】肠鸣，腹痛，腹胀，噎膈，吐血。

【操作】直刺0.5~1寸。

21. 梁门 *　Liángmén（ST 21）

【定位】脐中上4寸，前正中线旁开2寸（图5-2-6）。

【解剖】皮肤→皮下组织→腹直肌鞘前壁→腹直肌。浅层布有第7、8、9胸神经前支的外侧皮支和前皮支及腹壁浅静脉。深层有腹壁上动、静脉的分支或属支，第7、8、9胸神经前支的肌支。

【主治】脘腹痞胀，腹痛，泄泻，食欲

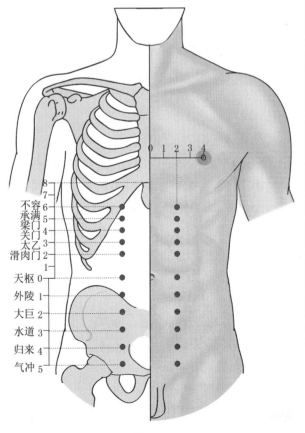

图 5-2-6

不振。

【操作】直刺 0.5 ~ 1 寸。

【古文献摘录】

《甲乙经》："胁下积气结痛，梁门主之。"

《针灸大成》："主胁下积气，食饮不思，大肠滑泄，完谷不化。"

22. 关门　Guānmén（ST 22）

【定位】脐中上 3 寸，前正中线旁开 2 寸（图 5-2-6）。

【解剖】皮肤→皮下组织→腹直肌鞘前壁→腹直肌。浅层布有第 7、8、9 胸神经前支的外侧皮支和前皮支及腹壁浅静脉。深层有腹壁上动、静脉的分支或属支，第 7、8、9 胸神经前支的肌支。

【主治】（1）腹痛，腹胀，肠鸣，泄泻。

　　　　（2）水肿，遗尿。

【操作】直刺 0.5 ~ 1 寸。

23. 太乙　Tàiyǐ（ST 23）

【定位】脐中上 2 寸，前正中线旁开 2 寸（图 5-2-6）。

【解剖】皮肤→皮下组织→腹直肌鞘前壁→腹直肌。浅层布有第 8、9、10 胸神经前支的外侧皮支和前皮支及腹壁浅静脉。深层有腹壁上动、静脉的分支或属支，第 8、9、10 胸神经前支的肌支。

【主治】（1）癫痫，吐舌。

　　　　（2）腹痛，腹胀，呕吐。

【操作】直刺 0.8 ~ 1.2 寸。

24. 滑肉门　Huáròumén（ST 24）

【定位】脐中上 1 寸，前正中线旁开 2 寸（图 5-2-6）。

【解剖】皮肤→皮下组织→腹直肌鞘前壁→腹直肌。浅层布有第 8、9、10 胸神经前支的外侧皮支和前皮支及脐周静脉网。深层有腹壁上动、静脉的分支或属支，第 8、9、10 胸神经前支的肌支。

【主治】（1）癫痫，吐舌。

　　　　（2）腹痛，腹胀，呕吐。

【操作】直刺 0.8 ~ 1.2 寸。

25. 天枢 *　Tiānshū（ST 25）　大肠募穴

【定位】横平脐中，前正中线旁开 2 寸（图 5-2-6）。

【解剖】皮肤→皮下组织→腹直肌鞘前壁→腹直肌。浅层布有第 9、10、11 胸神经前支的外侧皮支和前皮支及脐周静脉网。深层有腹壁上、下动、静脉的吻合支，第 9、10、11 胸神经前支的肌支。

【主治】（1）腹痛，腹胀，肠鸣，泄泻，便秘。

　　　　（2）月经不调，痛经。

【操作】直刺 1 ~ 1.5 寸。

【古文献摘录】

《甲乙经》："腹胀肠鸣，气上冲胸，不能久立，腹中（切）痛（而鸣）濯濯。冬月重感于寒则泄，当脐而痛，肠胃间游气切痛，食不化，不嗜食，身肿，侠脐急，天枢主之。"

《针灸大成》："妇人女子癥瘕，血结成块，漏下赤白，月事不时。"

26. 外陵　Wàilíng（ST 26）

【定位】脐中下 1 寸，前正中线旁开 2 寸（图 5-2-6）。

【解剖】皮肤→皮下组织→腹直肌鞘前壁→腹直肌。浅层布有第 10、11、12 胸神经前支的外侧皮支和前皮支及腹壁浅静脉。深层有腹壁下动、静脉的分支或属支。第 10、11、12 胸神经前支的肌支。

【主治】腹痛，腹胀。

【操作】直刺 1 ~ 1.5 寸。

27. 大巨　Dàjù（ST 27）

【定位】脐中下 2 寸，前正中线旁开 2 寸（图 5-2-6）。

【解剖】皮肤→皮下组织→腹直肌鞘前壁→腹直肌。浅层布有第 10、11、12 胸神经前支的外侧皮支和前皮支，腹壁浅动脉及腹壁浅静脉。深层有腹壁下动、静脉的分支或属支，第 10、11、12 胸神经前支的肌支。

【主治】（1）腹胀，腹痛。

　　　　（2）小便不利，疝气，遗精。

【操作】直刺 1 ~ 1.5 寸。

28. 水道　Shuǐdào（ST 28）

【定位】脐中下 3 寸，前正中线旁开 2 寸（图 5-2-6）。

【解剖】皮肤→皮下组织→腹直肌鞘前壁外侧缘→腹直肌外侧缘。浅层布有第 11、12 胸神经前支和第 1 腰神经前支的前皮支及外侧皮支，腹壁浅动、静脉。深层有第 11、12 胸神经前支的肌支。

【主治】（1）小便不利，小腹胀满，阴中痛，疝气。

　　　　（2）痛经，不孕。

【操作】直刺 1 ~ 1.5 寸。

29. 归来 *　Guīlái（ST 29）

【定位】脐中下 4 寸，前正中线旁开 2 寸（图 5-2-6）。

【解剖】皮肤→皮下组织→腹直肌鞘前壁外侧缘→腹直肌外侧缘。浅层布有第 11、12 胸神经前支和第 1 腰神经前支的外侧皮支及前皮支，腹壁浅动、静脉的分支或属支。深层有腹壁下动、静脉的分支或属支和第 11、12 胸神经前支的肌支。

【主治】（1）少腹疼痛，疝气。

　　　　（2）妇人阴冷、肿痛，月经不调。

【操作】直刺 1 ~ 1.5 寸。

【古文献摘录】

《甲乙经》："奔豚，卵上入，痛引茎，归来主之。"

《针灸大成》："主小腹奔豚，卵上入腹，引茎中痛，七疝，妇人血脏积冷。"

30. 气冲 *　Qìchōng（ST 30）　足阳明经、冲脉交会穴

【定位】耻骨联合上缘，前正中线旁开 2 寸，动脉搏动处（图 5-2-6）。

【解剖】皮肤→皮下组织→腹外斜肌腱膜→腹内斜肌→腹横肌。浅层布有腹壁浅动、静脉，第 12 胸神经前支和第 1 腰神经前支的外侧皮支及前皮支。深层：下外侧在腹股沟管内有精索（或子宫圆韧带）、髂腹股沟神经和生殖股神经生殖支。

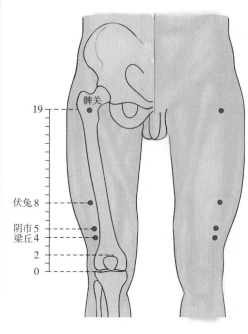

伏兔8
阴市5
梁丘4

19 髀关

图 5-2-7

【主治】　疝气，月经不调，不孕。

【操作】　避开动脉直刺 0.5～1 寸。不宜灸。

【古文献摘录】

《针灸资生经》："（铜）气冲、（见上气）章门，治不得卧。"

《百症赋》："带下产崩，冲门、气冲宜审。"

31. 髀关　Bìguān（ST 31）

【定位】　当髂前上棘与髌底外侧端的连线上，屈股时，平会阴，居缝匠肌外侧凹陷处。（图 5-2-7）

【解剖】　皮肤→皮下组织→阔筋膜张肌与缝匠肌之间→股直肌→股外侧肌。浅层布有股外侧皮神经。深层有旋股外侧动、静脉的升支，股神经的肌支。

【主治】　下肢痿痹、屈伸不利。

【操作】直刺 1～2 寸，局部酸胀，或酸胀感向膝部传导。

32. 伏兔 *　Fútù（ST 32）

【定位】当髂前上棘与髌底外侧端的连线上，髌底上 6 寸（图 5-2-7）。

【解剖】皮肤→皮下组织→股直肌→股中间肌。浅层布有股外侧静脉，股神经前皮支及股外侧皮神经。深层有旋股外侧动、静脉的降支，股神经的肌支。

【主治】下肢痿痹，膝冷，脚气。

【操作】直刺 1～2 寸。

【古文献摘录】

《千金要方》："狂邪鬼语，灸伏兔百壮。"

《铜人腧穴针灸图经》："治风劳气逆，膝冷不得温。"

《医宗金鉴》："伏兔主刺腿膝冷，兼刺脚气痛痹风。"

33. 阴市　Yīnshì（ST 33）

【定位】当髂前上棘与髌底外侧端的连线上，髌底上 3 寸（图 5-2-7）。

【解剖】皮肤→皮下组织→股直肌腱与股外侧肌之间→股中间肌。浅层布有股神经前皮支和股外侧皮神经。深层有旋股外侧动、静脉的降支和股神经肌支。

【主治】寒疝痛引膝，下肢痿痹、屈伸不利。

【操作】直刺 1～1.5 寸。

34. 梁丘 *　Liángqiū（ST 34）　郄穴

【定位】当髂前上棘与髌底外侧端的连线上，髌底上 2 寸（图 5-2-7）。

【解剖】皮肤→皮下组织→股直肌腱与股外侧肌之间→股中间肌腱的外侧。浅层布有股神经的前皮支和股外侧皮神经。深层有旋股外侧动、静脉的降支和股神经的肌支。

【主治】（1）胃痛。

（2）乳痈，乳痛。

（3）膝肿痛，下肢不遂。

【操作】直刺 1～1.5 寸。

【古文献摘录】

《甲乙经》："大惊，乳痛，梁丘主之。"

《针灸大成》："主膝脚腰痛，冷痹不仁，跪难屈伸，足寒，大惊，乳肿痛。"

35. 犊鼻 *　Dúbí（ST 35）

【定位】髌韧带外侧凹陷中（图 5-2-8）。

取法：屈膝，髌骨外下方的凹陷中。

【解剖】皮肤→皮下组织→髌韧带与髌外侧支持带之间→膝关节囊、翼状皱襞。浅层布有腓肠外侧皮神经，股神经前皮支，隐神经的髌下支和膝关节动、静脉网。深层有膝关节腔。

【主治】膝肿痛、屈伸不利，脚气。

【操作】屈膝，向后内斜刺 1～1.5 寸。

【古文献摘录】

《灵光赋》："犊鼻治疗风邪疼。"

《针灸大成》："主膝中痛不仁，难跪起，脚气，膝膑肿，溃者不可治，不溃者可治。"

36. 足三里 *　Zúsānlǐ（ST 36）　合穴，胃下合穴

【定位】犊鼻下 3 寸，距胫骨前缘一横指（中指）（图 5-2-8）。

【解剖】皮肤→皮下组织→胫骨前肌→小腿骨间膜→胫骨后肌。浅层布有腓肠外侧皮神经。深层有胫前动、静脉的分支或属支。

【主治】（1）胃痛，呕吐，呃逆，腹胀，腹痛，肠鸣，泄泻，便秘。

（2）热病，癫狂。

（3）乳痈。

（4）虚劳羸瘦。

（5）膝足肿痛。

【操作】直刺 1～2 寸。

【古文献摘录】

《灵枢·五邪》："邪在脾胃，则病肌肉痛，阳气有余，阴气不足，则热中善饥；阳气不足，阴气有余，则寒中肠鸣腹痛；阴阳俱有余，若俱不足，则有寒有热，皆调于三里。"

《外台秘要》："凡人年三十以上，若不灸三里，令气上眼暗，所以三里下气也。"

《四总穴歌》："肚腹三里留。"

《通玄指要赋》："三里却五劳之羸瘦。""冷痹肾败，取足阳明之上。"

37. 上巨虚 *　Shàngjùxū（ST 37）　大肠下合穴

【定位】犊鼻下 6 寸，距胫骨前缘一横指（中指）（图 5-2-8）。

【解剖】皮肤→皮下组织→胫骨前肌→小腿骨间膜→胫骨后肌。浅层布有腓肠外侧皮神经。深层有胫前动、静脉和腓深神经。如深刺可能刺中胫后动、静脉和胫神经。

【主治】（1）腹痛，泄泻，便秘，肠鸣，肠痈。

（2）半身不遂，下肢痿痹，脚气。

【操作】直刺 1～1.5 寸。

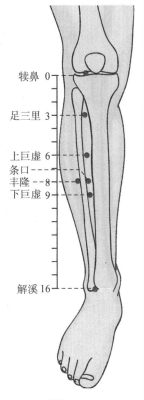

犊鼻 0
足三里 3
上巨虚 6
条口
丰隆 8
下巨虚 9
解溪 16

图 5-2-8

【古文献摘录】

《甲乙经》："大肠有热，肠鸣腹满，侠脐痛，食不化，喘，不能久立，巨虚上廉主之。"

《千金要方》："骨髓冷疼痛，灸上廉七十壮。"

《针灸大成》："主脏气不足，偏风脚气，腰腿手足不仁，脚胫酸痛屈伸难，不久立，风水膝肿，骨髓冷疼，大肠冷，食不化，飧泄，劳瘵，夹脐腹两胁痛，肠中切痛雷鸣，气上冲胸，喘息不能行，不能久立，伤寒胃中热。"

38. 条口 * Tiáokǒu（ST 38）

【定位】犊鼻下8寸，距胫骨前缘一横指（中指）（图5-2-8）。

【解剖】皮肤→皮下组织→胫骨前肌→小腿骨间膜→胫骨后肌。浅层布有腓肠外侧皮神经。深层有胫前动、静脉和腓深神经。如深刺可能刺中腓动、静脉。

【主治】下肢痿痹。

【操作】直刺1~1.5寸。

【古文献摘录】

《甲乙经》："胫痛，足缓失履，湿痹，足下热不能久立，条口主之。"

《天星秘诀歌》："足缓难行先绝骨，次寻条口及冲阳。"

39. 下巨虚 * Xiàjùxū（ST 39） 小肠下合穴

【定位】犊鼻下9寸，距胫骨前缘一横指（中指）（图5-2-8）。

【解剖】皮肤→皮下组织→胫骨前肌→小腿骨间膜→胫骨后肌。浅层布有腓肠外侧皮神经。深层有胫前动、静脉和腓深神经。

【主治】（1）小腹疼痛，泄泻，腰脊痛引睾丸。

（2）乳痈。

（3）半身不遂，下肢痿痹。

【操作】直刺1~1.5寸。

【古文献摘录】

《灵枢·邪气藏府病形》："小肠病者，小腹痛，腰脊控睾而痛，时窘之后，当耳前热，若寒甚，若独肩上热甚，及手小指次指之间热，若脉陷者，此其候也，手太阳病也，取之巨虚下廉。"

《甲乙经》："乳痈惊痹，胫重，足跗不收，跟痛，巨虚下廉主之。"

40. 丰隆 * Fēnglóng（ST 40） 络穴

【定位】外踝尖上8寸，条口外，距胫骨前缘二横指（中指）（图5-2-8）。

【解剖】皮肤→皮下组织→趾长伸肌→长伸肌→小腿骨间膜→胫骨后肌。浅层布有腓肠外侧皮神经。深层有胫前动、静脉的分支或属支和腓深神经的分支。

【主治】（1）腹痛，腹胀，便秘。

（2）咳嗽，哮喘，痰多，咽喉肿痛，胸痛。

（3）头痛，眩晕，癫狂。

（4）下肢不遂、痿痹。

【操作】直刺1~1.5寸。

【古文献摘录】

《甲乙经》："厥头痛，面浮肿，烦心，狂见鬼，善笑不休，发于外有所大喜，喉痹不能言，丰隆主之。"

《千金要方》："丰隆、丘墟主胸痛如刺。"

《玉龙歌》："痰多宜向丰隆泻。"

41. 解溪 * Jiěxī（ST 41）经穴

【定位】踝关节前面中央凹陷中，跨长伸肌腱与趾长伸肌腱之间（图 5-2-8）。

取法：令足趾上跷，显现足背部两肌腱，穴在两腱之间，相当于内、外踝尖连线的中点处。

【解剖】皮肤→皮下组织→跨长伸肌腱与趾长伸肌腱之间→距骨。浅层布有足背内侧皮神经及足背皮下静脉。深层有腓深神经和胫前动、静脉。

【主治】（1）头痛，眩晕，癫狂。

（2）腹胀，便秘。

（3）下肢痿痹，足踝无力。

【操作】直刺 0.5 ~ 1 寸。

【古文献摘录】

《甲乙经》："热病汗不出，善噫，腹胀满，胃热谵语，解溪主之。"

《千金要方》："解溪、阳跷主癫疾。"

《百症赋》："惊悸怔忡，取阳交、解溪勿误。"

42. 冲阳 * Chōngyáng（ST 42）原穴

【定位】在足背最高处，足背动脉搏动处，当跨长伸肌腱与趾长伸肌腱之间（图 5-2-9）。

【解剖】皮肤→皮下组织→跨长伸肌腱与趾长伸肌腱之间→跨短伸肌→中间楔骨。浅层布有足背内侧皮神经，足背静脉网。深层有足背动、静脉和腓深神经。

【主治】（1）胃痛，腹胀。

（2）口眼㖞斜，齿痛，面肿。

（3）癫狂。

（4）足痿无力、肿痛。

【操作】避开动脉，直刺 0.3 ~ 0.5 寸。

【古文献摘录】

《针灸大成》："主偏风口眼㖞，胕肿，齿龋，发寒热，腹坚大，不嗜食，伤寒病振寒而欠，久狂，登高而歌，弃衣而走，足缓履不收，身前痛。"

《千金要方》："冲阳、三里、仆参、飞扬、复溜、完骨主足痿失履不收。"

43. 陷谷 Xiàngǔ（ST 43）输穴

【定位】第 2、3 跖骨间，第 2 跖趾关节近端凹陷中（图 5-2-9）。

【解剖】皮肤→皮下组织→趾长伸肌腱→趾短伸肌腱内侧→第 2 骨间背侧肌→跨收肌斜头。浅层布有足背内侧皮神经和足背静脉网。深层有第 2 跖背动、静脉。

【主治】（1）腹痛，肠鸣。

（2）面肿，水肿。

（3）足背肿痛。

【操作】直刺 0.3 ~ 0.5 寸。

44. 内庭 * Nèitíng（ST 44）荥穴

【定位】第 2、3 趾间，趾蹼缘后方赤白肉际处（图 5-2-9）。

【解剖】皮肤→皮下组织→在第 2 与第 3 趾的趾长、短伸肌腱之

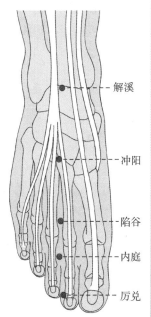

图 5-2-9

间→第 2、3 跖骨头之间。浅层布有足背内侧皮神经的趾背神经和足背静脉网。深层有趾背动、静脉。

【主治】（1）齿痛，咽喉肿痛，鼻衄，口眼㖞斜。

（2）腹胀，泄泻，食欲不振。

（3）热病。

（4）足背肿痛。

【操作】直刺或向上斜刺 0.5 ~ 1 寸。

【古文献摘录】

《甲乙经》："四厥，手足闷者，使人久持之，逆冷胫痛，腹胀皮痛，善伸数欠，恶人与木音，振寒，嗌中引外痛，热病汗不出，下齿痛，恶寒目急，喘满寒栗，龈口噤僻，不嗜食，内庭主之。"

《玉龙歌》："小腹胀满气攻心，内庭二穴要先针。"

45. 厉兑 * Lìduì（ST 45）　井穴

【定位】第 2 趾末节外侧，趾甲根角侧后方 0.1 寸（指寸）（图 5-2-9）。

【解剖】皮肤→皮下组织→甲根。布有足背内侧皮神经的趾背神经和趾背动、静脉网。

【主治】（1）鼻衄，齿痛，面肿，口眼㖞斜，咽喉肿痛。

（2）热病，癫狂，多梦，善惊，神昏。

【操作】浅刺 0.1 寸，或用三棱针点刺出血。

【古文献摘录】

《千金要方》："厉兑、条口、三阴交，主胫寒不得卧。"

《百症赋》："梦魇不宁，厉兑相谐于隐白。"

复习思考题

1. 如何理解足阳明胃经"主血所生病"？

2. 试述承泣穴的操作手法与注意事项。

3. 试述足三里穴的主治特点及其在现代临床中的应用。

4. 与"齿"有联系的经脉有哪些？请写出相关的经脉原文。

第六章

足太阴经络与腧穴

本章包括足太阴经络和足太阴腧穴两部分。第一部分为足太阴经络，包括足太阴经脉、足太阴络脉、足太阴经别和足太阴经筋。第二部分为足太阴腧穴，首穴是隐白，末穴是大包，左右各21穴。

第一节　足太阴经络

一、足太阴经脉

（一）经脉循行

《灵枢·经脉》：

脾足太阴之脉，起于大指之端，循指内侧白肉际[1]，过核骨[2]后，上内踝前廉，上腨[3]内，循胫骨后，交出厥阴[4]之前，上膝股内前廉，入腹，属脾，络胃，上膈，挟咽[5]，连舌本[6]，散舌下。

其支者，复从胃，别上膈，注心中。（图6-1-1、图6-1-2）

【注释】

[1]白肉际：又称赤白肉际，指足底或手掌面的边界。

[2]核骨：指第1跖趾关节内侧的圆形突起。

[3]腨：原作"端"，据《太素》《脉经》《甲乙经》改。腨，音专。《说文解字》："腨，腓肠也。从肉，耑声。"马王堆帛书《阴阳十一脉灸经》、张家山汉简《脉书》均作腨；马王堆帛书《足臂十一脉灸经》作膊（胑）。

[4]厥阴：指足厥阴肝经。

[5]咽：指食道。

[6]舌本：指舌根部。

足太阴脾经，从大趾末端开始，沿大趾内侧赤白肉际，经核骨（第1跖趾关节内侧）后，上过内踝前缘，再上小腿腓肠肌内，沿胫骨后，交出足厥阴肝经之前，上膝股内侧前缘，进入腹部，属于脾，络于胃，上过膈肌，夹食管旁，连舌根，散布舌下。

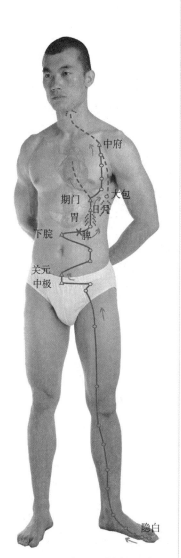

图6-1-1　足太阴经脉循行示意图

其支脉,从胃部分出,向上通过膈肌,注入心中。

(二)经脉病候

《灵枢·经脉》:

是动则病,舌本强,食则呕,胃脘痛,腹胀善噫,得后与气[1],则快然如衰[2],身体皆重。

是主脾所生病者,舌本痛,体重不能动摇,食不下,烦心,心下急痛,溏瘕泄[3],水闭[4],黄疸,不能卧,强立[5],股膝内肿、厥,足大指不用。

【注释】

[1]得后与气:后,指大便;气,指矢气。

[2]快然如衰:感到病情松解。

[3]溏瘕泄:溏,指大便溏薄;瘕,指腹部忽聚忽散的痞块;泄,指水泻。

[4]水闭:指小便不通等症。

[5]强立:《太素》作"强欠"。是指想打呵欠而气出不畅。

二、足太阴络脉

《灵枢·经脉》:

足太阴之别,名曰公孙。去本节后一寸,别走阳明;其别者入络肠胃。(图 6-1-3)

其病:厥气上逆则霍乱。实则肠[1]中切痛,虚则鼓胀。取之所别也。

《灵枢·经脉》:

脾之大络,名曰大包,出渊腋下三寸,布胸胁。(图 6-1-3)

实则身尽痛,虚则百节尽[2]皆纵,此脉若罗络之血者,皆取之脾之大络脉也。

【注释】

[1]肠:《脉经》《太素》作"腹"。

[2]尽:误衍,应据《太素》删。

三、足太阴经别

《灵枢·经别》:

足太阴之正,上至髀[1],合于阳明。与别俱行[2],上结于咽,贯舌本[3]。(图 6-1-4)

【注释】

[1]髀:为下肢膝上部分的通称。此指股前,约当冲门、气冲部会合入腹。

[2]与别俱行:指阴经经别与阳经经别同行。

[3]舌本:原作"舌中",此据《甲乙经》《太素》改。

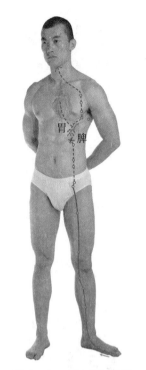

胃 脾

图 6-1-2 足太阴经脉图

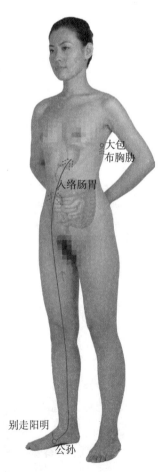

大包
布胸胁

入络肠胃

别走阳明

公孙

图 6-1-3 足太阴络脉循行示意图

四、足太阴经筋

《灵枢·经筋》：

足太阴之筋，起于大指之端内侧，上结于内踝。其直者，结于膝内辅骨；上循阴股[1]，结于髀，聚于阴器。上腹，结于脐；循腹里，结于肋，散于胸中；其内者着于脊。（图6-1-5）

其病：足大指支，内踝痛，转筋痛，膝内辅骨痛，阴股引髀而痛，阴器纽痛，上[2]引脐与[3]两胁痛，引膺中，脊内痛。

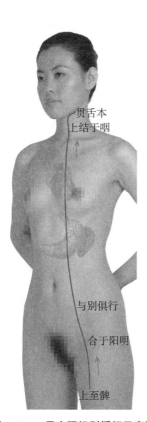

图6-1-4 足太阴经别循行示意图

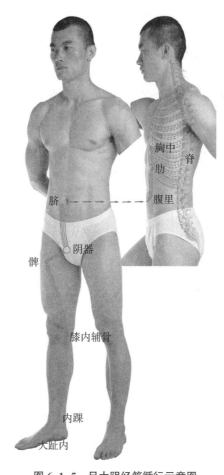

图6-1-5 足太阴经筋循行示意图

【注释】

[1]阴股：指大腿的内侧面。

[2]上：原作"下"，据《太素》改。

[3]与：原缺，据《甲乙经》《太素》补。

第二节 足太阴腧穴

本经一侧21穴，11穴分布在下肢内侧面，10穴分布在侧胸腹部（图6-2-1）。

1. 隐白 * Yǐnbái（SP1）井穴

【定位】大趾末节内侧，趾甲根角侧后方0.1寸（指寸）（图6-2-2）。

【解剖】皮肤→皮下组织→甲根。布有足背内侧皮神经的分支，趾背神经和趾背动、静脉。

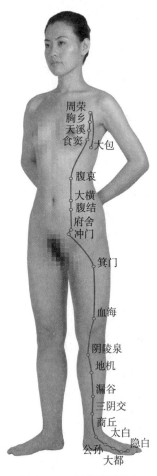

图 6-2-1　足太阴脾经穴
Points of Spleen Meridian of
Foot-Taiyin

【主治】（1）腹胀，泄泻，呕吐。

　　　　（2）月经过多。

　　　　（3）便血，尿血，鼻衄。

　　　　（4）昏厥。

【操作】浅刺 0.1 寸，或点刺出血。

【古文献摘录】

《灵枢·热病》："气满胸中喘息，取足太阴大指之端，去爪甲如韭叶，寒则留之，热则疾之，气下乃止。"

《甲乙经》："气喘，热病，衄不止，烦心善悲，腹胀，逆息热气，足胫中寒，不得卧，气满胸中热，暴泄，仰息，足下寒，膈中闷，呕吐，不欲食饮，隐白主之。腹中有寒气，隐白主之。饮渴，身伏多睡，隐白主之。"

《杂病穴法歌》："尸厥百会一穴美，更针隐白效昭昭。"

《医宗金鉴》："隐白主治心脾疼痛。"

2. 大都　Dàdū（SP 2）荥穴

【定位】第 1 跖趾关节远端赤白肉际凹陷中（图 6-2-2）。

【解剖】皮肤→皮下组织→第 1 趾骨基底部。布有足底内侧神经的趾足底固有神经，浅静脉网，足底内侧动、静脉的分支或属支。

【主治】（1）腹胀，胃痛，呕吐，泄泻，便秘。

　　　　（2）发热。

【操作】直刺 0.3 ~ 0.5 寸。

3. 太白 *　Tàibái（SP 3）输穴，原穴

【定位】第 1 跖趾关节近端赤白肉际凹陷中（图 6-2-2）。

【解剖】皮肤→皮下组织→展肌→短屈肌。浅层布有隐神经、浅静脉网等。深层有足底内侧动、静脉的分支或属支，足底内侧神经的分支。

【主治】（1）胃痛，腹胀，肠鸣，泄泻，便秘。

　　　　（2）身重节痛。

【操作】直刺 0.5 ~ 1 寸。

【古文献摘录】

《针灸大成》："主身热烦满，腹胀食不化，呕吐，泄泻脓血，腰痛，大便难，气逆霍乱，腹中切痛，肠鸣，膝股胻酸转筋，身重骨痛，胃心痛，腹胀胸满，心痛脉缓。"

《甲乙经》："身重骨痿不相知，太白主之。"

《医宗金鉴》：太白、丰隆"二穴应刺之症，即身重，倦怠，面黄，舌强而疼，腹满时时作痛，或吐或泻，善饥而不欲食，皆脾胃经病也。"

4. 公孙 *　Gōngsūn（SP 4）络穴，八脉交会穴（通冲脉）

【定位】第 1 跖骨底的前下缘赤白肉际处（图 6-2-2）。

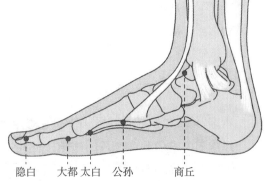

隐白　大都 太白　公孙　　　商丘

图 6-2-2

【解剖】皮肤→皮下组织→展肌→短屈肌→长屈肌腱。浅层布有隐神经的足内缘支和足背静脉弓的属支。深层有足底内侧动、静脉的分支或属支，足底内侧神经的分支。

【主治】（1）胃痛，呕吐，腹痛，腹胀，泄泻。

　　　　（2）心烦。

【操作】直刺 0.5 ~ 1 寸。

【古文献摘录】

《甲乙经》："凡好太息，不嗜食，多寒热，汗出，病至则善呕，呕已乃衰，即取公孙及井俞。"

《医宗金鉴》："公孙穴，主治痰壅胸膈，肠风下血，积块及妇人气蛊等证。"

《席弘赋》："肚疼须是公孙妙，内关相应必然瘳。"

《标幽赋》："脾冷（一作'痛'）胃疼，泻公孙而立愈。"

5. 商丘　Shāngqiū（SP 5）　经穴

【定位】内踝前下方，舟骨粗隆与内踝尖连线中点凹陷中（图 6-2-2）。

取法：内踝前缘直下与内踝下缘横线的交点处。

【解剖】皮肤→皮下组织→内侧（三角）韧带→胫骨内踝。浅层布有隐神经和大隐静脉。深层有内踝前动、静脉的分支或属支。

【主治】（1）腹胀，泄泻，便秘，痔疾。

　　　　（2）足踝痛，疝气痛引膝股。

【操作】直刺 0.3 ~ 0.5 寸。

6. 三阴交 *　Sānyīnjiāo（SP 6）　足太阴经、足少阴经、足厥阴经交会穴

【定位】内踝尖上 3 寸，胫骨内侧缘后际（图 6-2-3）。

【解剖】皮肤→皮下组织→趾长屈肌→胫骨后肌→长屈肌。浅层布有隐神经的小腿内侧皮支和大隐静脉的属支。深层有胫神经和胫后动、静脉。

【主治】（1）月经不调，崩漏，带下，阴挺，不孕，滞产。

　　　　（2）遗精，阳痿，遗尿，小便不利，疝气。

　　　　（3）腹胀，肠鸣，泄泻。

　　　　（4）下肢痿痹。

【操作】直刺 1 ~ 1.5 寸。孕妇慎用。

【古文献摘录】

《甲乙经》："足下热，胫痛不能久立，湿痹不能行，三阴交主之。"

《千金要方》："女人漏下赤白及血，灸足太阴五十壮，穴在内踝上三寸，足太阴经内踝上三寸名三阴交。""劳淋，灸足太阴百壮，在内踝上三寸，三报之。"

《铜人腧穴针灸图经》："昔有宋太子性善医术，出苑逢一怀娠妇人，太子诊曰：是一女也。令徐文伯亦诊之，此一男一女也。太子性急欲剖视之，臣请针之，泻足三阴交，补手阳明合谷，应针而落。果如文伯之言，故妊娠不可刺也。"

《百症赋》："针三阴与气海，专司白浊久遗精。"

《针灸资生经》："足踝以上病，宜灸三阴交，绝骨，昆仑。"

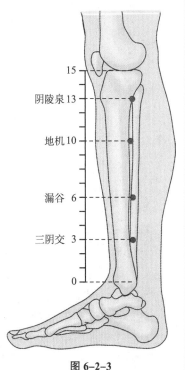

15

阴陵泉 13

地机 10

漏谷 6

三阴交 3

0

图 6-2-3

7. 漏谷 Lòugǔ（SP 7）

【定位】内踝尖上 6 寸，胫骨内侧缘后际（图 6–2–3）。

【解剖】皮肤→皮下组织→小腿三头肌→趾长屈肌→胫骨后肌。浅层布有隐神经的小腿内侧皮支和大隐静脉。深层有胫神经和胫后动、静脉。

【主治】（1）腹胀，肠鸣。

（2）小便不利，遗精，疝气。

（3）下肢痿痹。

【操作】直刺 1～1.5 寸。

8. 地机 * Dìjī（SP 8） 郄穴

【定位】阴陵泉下 3 寸，胫骨内侧缘后际（图 6–2–3）。

【解剖】皮肤→皮下组织→腓肠肌→比目鱼肌。浅层布有隐神经的小腿内侧皮支和大隐静脉。深层有胫神经和胫后动、静脉。

【主治】（1）腹痛，泄泻。

（2）月经不调，疝气。

【操作】直刺 1～1.5 寸。

【古文献摘录】

《甲乙经》："溏瘕，腹中痛，脏痹，地机主之。"

《铜人腧穴针灸图经》："治女子血瘕，按之如汤沃股内至膝，丈夫溏泄，腹胁气胀，水肿，腹坚，不嗜食，小便不利。"

《针灸大成》："主腰痛不可俯仰，溏泄，腹胁胀，水肿腹坚，不嗜食，小便不利，精不足，女子癥瘕，按之如汤沃股内至膝。"

《百症赋》："妇人经事改常，自有地机、血海。"

9. 阴陵泉 * Yīnlíngquán（SP 9） 合穴

【定位】胫骨内侧髁下缘与胫骨内侧缘之间的凹陷中（图 6–2–3）。

取法：用手指沿胫骨内缘由下往上推，至手指抵膝关节下方时，胫骨向内上弯曲的凹陷中即是本穴。

【解剖】皮肤→皮下组织→半腱肌腱→腓肠肌内侧头。浅层布有隐神经的小腿内侧皮支、大隐静脉和膝降动脉分支。深层有膝下内侧动、静脉。

【主治】（1）腹痛，腹胀，泄泻。

（2）妇人阴中痛，痛经，小便不利，遗尿，遗精。

（3）水肿。

（4）腰膝肿痛。

【操作】直刺 1～2 寸。

【古文献摘录】

《灵枢·热病》："热病挟脐急痛，胸胁满，取之涌泉与阴陵泉。"

《甲乙经》："腹中气盛，腹胀逆，不得卧，阴陵泉主之。""肾腰痛不可俯仰，阴陵泉主之。""溏，不化食，寒热不节，阴陵泉主之。""妇人阴中痛，少腹坚急痛，阴陵泉主之。"

《千金翼方》："水肿不得卧，灸阴陵泉百壮。"

《百症赋》："阴陵水分去水肿之脐盈。"

《杂病穴法歌》："心胸痞满阴陵泉。""小便不通阴陵泉。"

10. 血海* Xuèhǎi（SP 10）

【定位】髌底内侧端上2寸，股内侧肌隆起处（图6-2-4）。

【解剖】皮肤→皮下组织→股内侧肌。浅层布有股神经前皮支和大隐静脉的属支。深层有股动、静脉的肌支和股神经的肌支。

【主治】（1）月经不调，经闭，崩漏。

（2）湿疹，风疹。

【操作】直刺1~1.5寸。

【古文献摘录】

《甲乙经》："妇人漏下，若血闭不通，逆气胀，血海主之。"

《医学入门》："此穴极治妇人血崩，血闭不通。"

《类经图翼》："主治女子崩中漏下，月事不调，带下，逆气腹胀，先补后泻，又主肾藏风，两腿疮痒湿不可当。"

《医宗金鉴》："血海穴，主治女子崩中漏下，月信不调，带下，及男子肾藏风，两腿疮痒湿痛等证。"

《胜玉歌》："热疮臁内年年发，血海寻来可治之。"

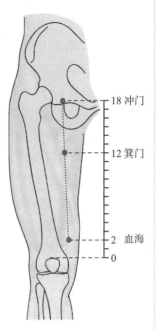

图 6-2-4

11. 箕门 Jīmén（SP 11）

【定位】髌底内侧端与冲门的连线上1/3与下2/3交点，长收肌和缝匠肌交角的动脉搏动处（图6-2-4）。

【解剖】皮肤→皮下组织→股内侧肌。

【主治】（1）小便不通，遗尿。

（2）鼠蹊肿痛。

【操作】避开动脉，直刺0.5~1寸。

12. 冲门 Chōngmén（SP 12）**足太阴经、足厥阴经、阴维脉交会穴**

【定位】腹股沟斜纹中，髂外动脉搏动处的外侧（图6-2-4、图6-2-5）。

取法：横平曲骨，府舍稍内下方取穴。

【解剖】皮肤→皮下组织→腹外斜肌腱膜→腹内斜肌→腹横肌→髂腰肌。浅层布有股神经前皮支和大隐静脉的属支。深层有股动、静脉，隐神经和股神经肌支。

【主治】（1）腹满，积聚疼痛。

（2）疝气，癃闭。

（3）滞产。

【操作】避开动脉，直刺0.5~1寸。

13. 府舍 Fǔshè（SP 13）**足太阴经、足厥阴经、阴维脉交会穴**

【定位】脐中下4.3寸，前正中线旁开4寸（图6-2-5）。

【解剖】皮肤→皮下组织→腹外斜肌腱

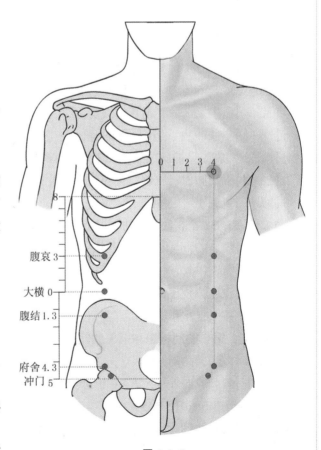

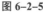

图 6-2-5

膜→腹内斜肌→腹横肌。浅层有旋髂浅动、静脉的分支或属支，第11、12胸神经前支和第1腰神经前支的外侧皮支。深层有股神经，第11、12胸神经前支和第1腰神经前支的肌支，旋髂深动、静脉。

【主治】（1）妇人疝气。

（2）腹痛，腹满，积聚，呕吐，泄泻。

【操作】直刺1~1.5寸。

14. 腹结 Fùjié（SP 14）

【定位】脐中下1.3寸，前正中线旁开4寸（图6-2-5）。

【解剖】皮肤→皮下组织→腹外斜肌→腹内斜肌→腹横肌。浅层布有第10、11、12胸神经前支的外侧皮支，胸腹壁静脉的属支。深层有第10、11、12胸神经前支的肌支及伴行的动、静脉。

【主治】绕脐腹痛，泄泻。

【操作】直刺1~1.5寸。

15. 大横 * Dàhéng（SP 15） 足太阴经、阴维脉交会穴

【定位】脐中旁开4寸（图6-2-5）。

【解剖】皮肤→皮下组织→腹外斜肌→腹内斜肌→腹横肌。浅层布有第9、10、11胸神经前支的外侧皮支和胸腹壁静脉的属支。深层有第9、10、11胸神经前支的肌支及伴行的动、静脉。

【主治】腹痛，泄泻，便秘。

【操作】直刺1~1.5寸。

【古文献摘录】

《甲乙经》："足太阴、阴维之会。""大风逆气，多寒善悲，大横主之。"

《千金要方》："治四肢不可举动，多汗洞痢方，右灸大横随年壮，穴在侠脐两边各二寸五分。"

《针灸资生经》："惊怖，心忪，少力，灸大横五十壮。"

16. 腹哀 Fùāi（SP 16） 足太阴经、阴维脉交会穴

【定位】脐中上3寸，前正中线旁开4寸（图6-2-5）。

【解剖】皮肤→皮下组织→腹外斜肌→腹内斜肌→腹横肌。浅层布有第7、8、9胸神经前支的外侧皮支和胸腹壁静脉的属支。深层有第7、8、9胸神经前支的肌支及伴行的动、静脉。

【主治】下痢脓血，腹痛，便秘，食不化。

【操作】直刺1~1.5寸。

17. 食窦 Shídòu（SP 17）

【定位】第5肋间隙，前正中线旁开6寸（图6-2-6）。

【解剖】皮肤→皮下组织→前锯肌→肋间外肌。浅层布有第5肋间神经外侧皮支和胸腹壁静脉。深层有胸长神经的分支，第5肋间神经和第5肋间后动、静脉。

【主治】胸满，胁痛。

【操作】斜刺或向外平刺0.5~0.8寸。

18. 天溪 Tiānxī（SP 18）

【定位】第4肋间隙，前正中线旁开6寸（图6-2-6）。

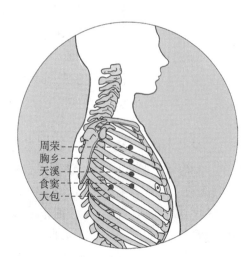

周荣
胸乡
天溪
食窦
大包

图 6-2-6

【解剖】皮肤→皮下组织→胸大肌→胸小肌。浅层布有第 4 肋间神经外侧皮支和胸腹壁静脉的属支，深层有胸内、外侧神经的分支，胸肩峰动、静脉的胸肌支和胸外侧动、静脉的分支或属支。

【主治】（1）胸痛，咳嗽，气喘。

（2）乳痈。

【操作】斜刺或平刺 0.5~0.8 寸。

19. 胸乡 Xiōngxiāng（SP 19）

【定位】第 3 肋间隙，前正中线旁开 6 寸（图 6-2-6）。

【解剖】皮肤→皮下组织→胸大肌→胸小肌。浅层布有第 3 肋间神经外侧皮支和胸腹壁静脉的属支。深层有胸内、外侧神经的分支，胸肩峰动、静脉的胸肌支和胸外侧的动、静脉的分支或属支。

【主治】胸胁胀痛引背。

【操作】斜刺或平刺 0.5~0.8 寸。

20. 周荣 Zhōuróng（SP 20）

【定位】第 2 肋间隙，前正中线旁开 6 寸（图 6-2-6）。

【解剖】皮肤→皮下组织→胸大肌→胸小肌。浅层布有第 2 肋间神经的外侧皮支和浅静脉。深层有胸内、外侧神经和胸肩峰动、静脉的胸肌支。

【主治】胸胁胀满，气喘，咳唾脓血。

【操作】斜刺或平刺 0.5~0.8 寸。

21. 大包 * Dàbāo（SP 21） 脾之大络

【定位】第 6 肋间隙，当腋中线上（图 6-2-6）。

【解剖】皮肤→皮下组织→前锯肌。浅层布有第 6 肋间神经外侧皮支和胸腹壁静脉的属支。深层有胸长神经的分支和胸背动、静脉的分支或属支。

【主治】胁痛，全身疼痛，四肢倦怠。

【操作】斜刺或平刺 0.5~0.8 寸。

【古文献摘录】

《灵枢·经脉》："实则身尽痛，虚则百节尽皆纵。"

《甲乙经》："大气不得息，息即胸胁中痛，实则其身尽寒，虚则百节尽纵，大包主之。"

复习思考题

1. 依据经络腧穴理论简述三阴交应用特点及适应证。

2. 试述足太阴络脉与脾之大络的区别。

扫一扫，查阅本章数字资源，含PPT、音视频、图片等

本章包括手少阴经络和手少阴腧穴两部分。第一部分为手少阴经络，包括手少阴经脉、手少阴络脉、手少阴经别和手少阴经筋。第二部分为手少阴腧穴，首穴是极泉，末穴是少冲，左右各9穴。

第一节　手少阴经络

一、手少阴经脉

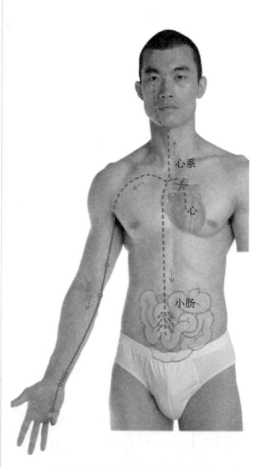

图 7-1-1　手少阴经脉循行示意图

（一）经脉循行

《灵枢·经脉》：

心手少阴之脉，起于心中，出属心系[1]，下膈，络小肠。

其支者，从心系，上挟咽[2]，系目系[3]。

其直者，复从心系，却上肺，下出腋下，下循臑内后廉，行太阴、心主[4]之后，下肘内，循臂内后廉，抵掌后锐骨[5]之端，入掌内后廉[6]，循小指之内，出其端。（图7-1-1、图7-1-2）

【注释】

［1］心系：指心的系带，此即与心相连的血管等组织。

［2］咽：指食管。

［3］目系：参见足阳明经别注。

［4］太阴、心主：指手太阴肺经和手厥阴心包经。

［5］掌后锐骨：指豌豆骨。

［6］掌内后廉：指掌心的后边（尺侧）。

手少阴心经，起于心中，从心出来属于心系，向下通过膈肌，络于小肠。

其支脉，从心系上夹食道上行，系目系。

其主干，再从心系，上行至肺，横行出于腋下，沿上臂内侧后缘，行于手太阴、手厥阴经之后，下过肘内，沿前臂内侧后缘，到掌后腕豆骨部，进入掌内后缘，沿小指的桡侧出其末端。

（二）经脉病候

《灵枢·经脉》：

是动则病：嗌[1]干，心痛，渴而欲饮，是为臂厥[2]。

是主心所生病者：目黄，胁痛，臑臂内后廉痛、厥，掌中热。

【注释】

[1]嗌：音益。《说文解字》："咽也。"嗌，多指咽头部，而咽则统指食管。

[2]臂厥：参见手太阴经脉病候注。

二、手少阴络脉

《灵枢·经脉》：

手少阴之别，名曰通里。去腕一寸[1]，别而上行，循经入于心中，系舌本，属目系。取之去腕[2]后一寸。别走太阳也。（图7-1-3）

其实则支膈[3]，虚则不能言。

【注释】

[1]一寸：原作"一寸半"，据《太素》改。

[2]腕：原作"掌"，据《太素》《甲乙经》改。

[3]支膈：胸膈间胀满、支撑不适。

三、手少阴经别

《灵枢·经别》：

手少阴之正，别入于渊腋[1]两筋之间，属于心[2]，上走喉咙，出于面[3]，合目内眦。（图7-1-4）

【注释】

[1]渊腋：指腋窝部，非胆经穴名，此处约当极泉部。

[2]属于心：此经未记与小肠的联系，应补。

[3]出于面：约经天容穴部与手太阳经会合后上行。

四、手少阴经筋

《灵枢·经筋》：

手少阴之筋，起于小指之内侧，结于锐骨，上结肘后廉；上入腋，交太阴，伏[1]乳里，结于胸中，循贲[2]，下

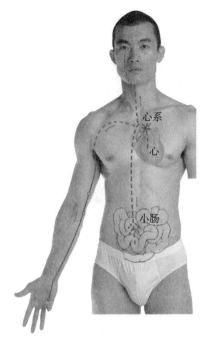

图7-1-2 手少阴经脉图

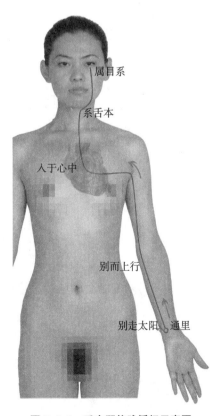

图7-1-3 手少阴络脉循行示意图

系于脐。（图 7-1-5）

其病：内急，心承伏梁[3]，下为肘网[4]，其病当所过者支转筋、筋痛。

【注释】

[1]伏：原作"挟"。据《太素》及杨注改。

[2]贲：原作"臂"。据《太素》《甲乙经》改。

[3]伏梁：古病名。五积之一，为心之积。主要症状为积块见于脐上、心下，伏而不动，有如横梁，故名。

[4]网:《太素》《甲乙经》作"纲"，应据改。

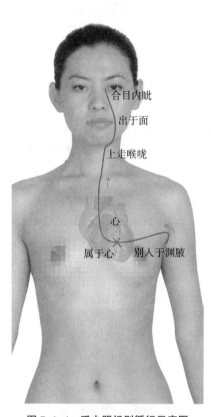

图 7-1-4　手少阴经别循行示意图

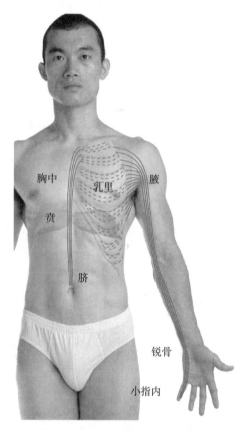

图 7-1-5　手少阴经筋循行示意图

第二节　手少阴腧穴

本经一侧 9 穴，1 穴分布于腋窝下，8 穴分布于上肢掌面尺侧（图 7-2-1）。

1. 极泉 *　Jíquán（HT 1）

【定位】腋窝中央，腋动脉搏动处（图 7-2-2）。

【解剖】皮肤→皮下组织→臂丛、腋动脉、腋静脉→背阔肌腱→大圆肌。浅层有肋间臂神经分布。深层有桡神经、尺神经、正中神经、前臂内侧皮神经、臂内侧皮神经，腋动、腋静脉等结构。

【主治】（1）心痛。

（2）干呕，咽干。

（3）瘰疬。

（4）胁痛，肩臂痛。

【操作】上臂外展，避开腋动脉，直刺或斜刺 0.5 ~ 0.8 寸。

【古文献摘录】

《铜人腧穴针灸图经》："治心痛干呕，四肢不收。"

《针灸大成》："主臂肘厥寒，四肢不收，心痛干呕，烦渴目黄，胁满痛，悲愁不乐。"

2. 青灵　Qīnglíng（HT 2）

【定位】肘横纹上 3 寸，肱二头肌的内侧沟中（图 7-2-2）。

取法：屈肘举臂，在极泉与少海连线的上 2/3 与下 1/3 交点处。

【解剖】皮肤→皮下组织→臂内侧肌间隔与肱肌。浅层布有臂内侧皮神经、前臂内侧皮神经和贵要静脉。深层有肱动、静脉，正中神经，尺神经，尺侧上副动、静脉和肱三头肌。

【主治】（1）瘰气。

（2）腋痛，肩臂疼痛。

【操作】直刺 0.5 ~ 1 寸。

3. 少海 *　Shàohǎi（HT 3）　合穴

【定位】横平肘横纹，肱骨内上髁前缘（图 7-2-2、图 7-2-3）。

取法：屈肘成直角，在肘横纹内侧端与肱骨内上髁连线的中点处。

【解剖】皮肤→皮下组织→旋前圆肌→肱肌。浅层布有前臂内侧皮神经，贵要静脉。深层有正中神经，尺侧返动、静脉和尺侧下副动、静脉的吻合支。

【主治】（1）心痛，呕吐。

（2）瘰疬。

（3）胁痛，腋痛，肘臂挛痛。

【操作】直刺 0.5 ~ 1 寸。

【古文献摘录】

《甲乙经》："风眩头痛，少海主之。"

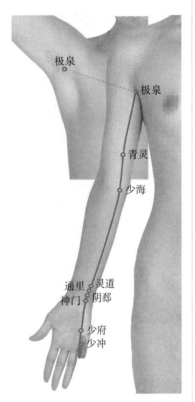

图 7-2-1　手少阴心经穴
Points of Heart Meridian of Hand–Shaoyin

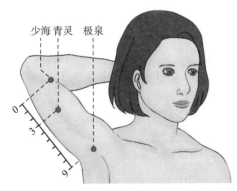

图 7-2-2

《百症赋》："且如两臂顽麻，少海就傍于三里。"

《针灸大成》："肘挛腋胁下痛，四肢不得举。"

《外台秘要》："瘰疬少海、天井边。"

4. 灵道　Língdào（HT 4）　经穴

【定位】　腕掌侧远端横纹上 1.5 寸，尺侧腕屈肌腱的桡侧缘（图 7-2-3）。

【解剖】皮肤→皮下组织→尺侧腕屈肌与指浅屈肌之间→指深屈肌→旋前方肌。浅层布有前臂内侧皮神经，贵要静脉属支。深层有尺动、静脉和尺神经等。

【主治】（1）心痛，悲恐善笑。

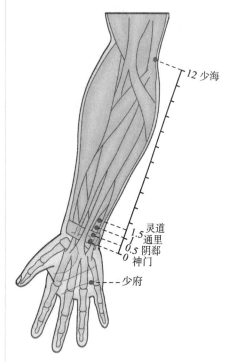

图 7-2-3

《针灸大成》："暴喑不言，目痛心悸。"

《医宗金鉴》："主治温病，面热无汗，懊憹，心悸惊恐。"

6. 阴郄 *　Yīnxì（HT 6）　郄穴

【定位】腕掌侧远端横纹上 0.5 寸，尺侧腕屈肌腱的桡侧缘（图 7-2-3）。

【解剖】皮肤→皮下组织→尺侧腕屈肌腱桡侧缘→尺神经。浅层有前臂内侧皮神经、贵要静脉属支等分布。深层有尺动、静脉。

【主治】（1）心痛，心悸。

（2）咯血，骨蒸盗汗。

（3）鼻衄。

【操作】避开尺动、静脉，直刺 0.3～0.5 寸。不宜深刺，以免伤及血管和神经。

【古文献摘录】

《甲乙经》："惊，心痛，手（少）阴郄主之。"

《铜人腧穴针灸图经》："治失喑不能言，洒淅振寒，厥逆心痛，霍乱胸中满，衄血，惊恐。"

《针灸大成》："主鼻衄吐血。"

7. 神门 *　Shénmén（HT 7）　输穴，原穴

【定位】腕掌侧远端横纹尺侧端，尺侧腕屈肌腱的桡侧缘（图 7-2-3）。

取法：于豌豆骨上缘桡侧凹陷中，在腕掌侧远端横纹上取穴。

【解剖】皮肤→皮下组织→尺侧腕屈肌腱桡侧缘。浅层有前臂内侧皮神经，贵要静脉属支和尺神经掌支。深层有尺动、静脉和尺神经。

【主治】心痛，心烦，惊悸，痴呆，健忘，失眠，癫狂，惊痫。

【操作】直刺 0.3～0.5 寸。

【古文献摘录】

《甲乙经》："遗溺，关门及神门、委中主之。"

（2）暴喑。

（3）肘臂挛急。

【操作】直刺 0.3～0.5 寸。不宜深刺，以免伤及血管和神经。

5. 通里 *　Tōnglǐ（HT 5）　络穴

【定位】腕掌侧远端横纹上 1 寸，尺侧腕屈肌腱的桡侧缘（图 7-2-3）。

【解剖】皮肤→皮下组织→尺侧腕屈肌与指浅屈肌之间→指深屈肌→旋前方肌。浅层有前臂内侧皮神经，贵要静脉属支。深层分布有尺动、静脉和尺神经。

【主治】（1）心悸，心痛。

（2）咽喉肿痛，暴喑。

（3）肘臂挛痛。

【操作】直刺 0.3～0.5 寸。不宜深刺，以免伤及血管和神经。

【古文献摘录】

《铜人腧穴针灸图经》："治悲恐，目眩，头痛。"

《铜人腧穴针灸图经》："疟，心烦。"

《针灸大成》："心性痴呆，健忘。"

《玉龙歌》："痴呆之症不堪亲，不识尊卑枉骂人，神门独治痴呆病，转手骨开得穴真。"

8. 少府　Shàofǔ（HT 8）　荥穴

【定位】横平第 5 掌指关节近端，第 4、5 掌骨之间（图 7-2-3）。

取法：握拳，小指尖所指处取穴，横平劳宫。

【解剖】皮肤→皮下组织→掌腱膜→无名指的浅、深屈肌腱与小指的浅、深屈肌腱之间→第 4 蚓状肌→第 4 骨间背侧肌。浅层有尺神经掌支分布。深层布有指掌侧总动、静脉，指掌侧固有神经（尺神经分支）。

【主治】（1）心悸，烦满，胸痛。

　　　　（2）肘臂痛，掌中热，手指拘挛。

【操作】直刺 0.3 ~ 0.5 寸。

9. 少冲 *　Shàochōng（HT 9）　井穴

【定位】小指末节桡侧，指甲根角侧上方 0.1 寸（图 7-2-4）。

【解剖】皮肤→皮下组织→指甲根。布有尺神经的指掌侧固有神经指背支和指掌侧固有动、静脉指背支形成的动、静脉网。

【主治】（1）心痛，心悸，心烦，神昏。

　　　　（2）胁痛。

【操作】浅刺 0.1 寸；或三棱针点刺出血。

【古文献摘录】

《百症赋》："发热仗少冲、曲池之津。"

《针灸大成》："主热病烦满，上气嗌干渴，目黄。"

《类经图翼》："主心火炎上，眼赤。"

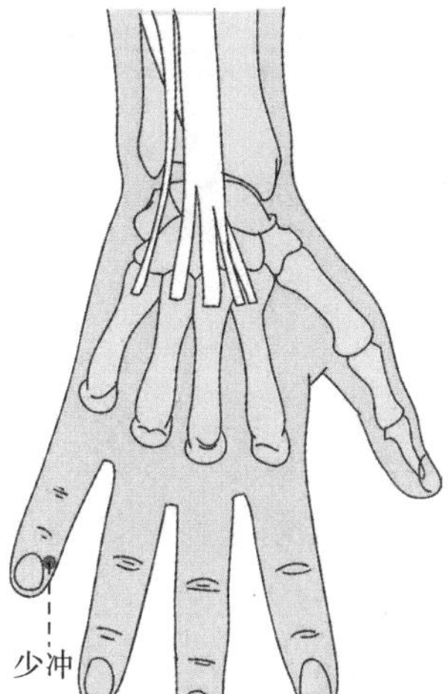

少冲

图 7-2-4

复习思考题

1.《灵枢·经脉》"是主心所生病"中为何没有心病？

2.《灵枢·经脉》手少阴心经循行未经过胁部，为何病候中有"胁痛"？

3. 阴郄穴为何可治"骨蒸盗汗"？

本章包括手太阳经络和手太阳腧穴两部分。第一部分为手太阳经络，包括手太阳经脉、手太阳络脉、手太阳经别和手太阳经筋。第二部分为手太阳腧穴，首穴是少泽，末穴是听宫，左右各19穴。

第一节　手太阳经络

一、手太阳经脉

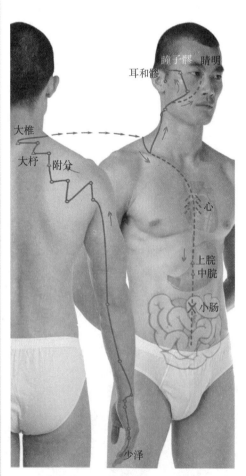

图 8-1-1　手太阳经脉循行示意图

（一）经脉循行

《灵枢·经脉》：

小肠手太阳之脉，起于小指之端，循手外侧上腕，出踝[1]中，直上循臂骨[2]下廉，出肘内侧两骨之间[3]，上循臑外后廉，出肩解[4]，绕肩胛，交肩上，入缺盆，络心，循咽，下膈，抵胃，属小肠。

其支者，从缺盆循颈上颊，至目锐眦[5]，却入耳中。

其支者，别颊，上䪼，抵鼻，至目内眦（斜络于颧[6]）。（图 8-1-1、图 8-1-2）

【注释】

[1]踝：此处指手腕后方的尺骨小头隆起处。

[2]臂骨：尺骨。

[3]两骨之间：尺骨鹰嘴与肱骨内上髁之间。骨，原误作"筋"，据《脉经》《甲乙经》《千金要方》《太素》《铜人腧穴针灸图经》等改。

[4]肩解：指肩关节部。

[5]目锐眦：目外眦，指外眼角。

[6]斜络于颧：《太素》无此四字。

手太阳小肠经起于小指末端，沿手尺侧上达腕部，出于尺骨小头部，直上沿尺骨下缘，出于肘内侧尺骨鹰嘴与肱骨内上髁之间，上沿臂外后侧，出肩关节，绕肩胛骨，交于肩上，进入缺盆，络于心，沿食管穿过膈肌，到胃部，属于小肠。

其支脉，从缺盆沿颈部上至面颊，到达外眼角，向后进入耳中。

其支脉，从面颊部分出，经过鼻部到达内眼角。

（二）经脉病候

《灵枢·经脉》：

是动则病：嗌痛，颔[1]肿，不可以顾，肩似拔、臑似折。

是主液所生病者：耳聋，目黄，颊肿，颈、颔、肩、臑、肘、臂外后廉痛。

【注释】

[1]颔：音汗。指颏下结喉上两侧肉之软处。

二、手太阳络脉

《灵枢·经脉》：

手太阳之别，名曰支正，上腕五寸，内注少阴；其别者，上走肘，络肩髃。（图8-1-3）

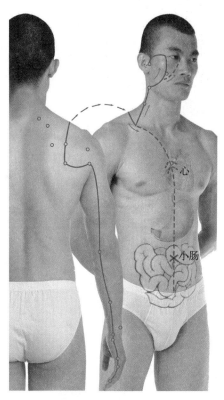

图 8-1-2　手太阳经脉图

实则节弛肘废[1]，虚则生肬[2]，小者如指痂疥[3]。取之所别也。

【注释】

[1]节弛肘废：指肩肘关节松弛、痿废不用。

[2]肬：通"疣"，指赘生在皮肤上的小瘤。

[3]小者如指痂疥：痂，疥也。此谓肬之多生，如手指间痂疥之状。

三、手太阳经别

《灵枢·经别》：

手太阳之正，指地[1]，别于肩解，入腋，走心，系小肠也。（图8-1-4）

【注释】

[1]指地：由上而下的意思。杨上善："手之六经，唯此一经下行，余并上行向头。"

四、手太阳经筋

《灵枢·经筋》：

手太阳之筋，起于小指之上，结于腕，上循臂内廉，结于肘内锐骨[1]之后，弹之应小指之上，入结于腋下。其支

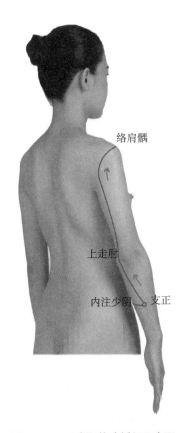

络肩髃

上走肘

内注少阴　支正

图 8-1-3　手太阳络脉循行示意图

者，后走腋后廉，上绕肩胛，循颈，出足太阳之筋前[2]，结于耳后完骨。其支者，入耳中；直者出耳上，下结于颔，上属目外眦。（图 8-1-5）

其病：小指支，肘内锐骨后廉痛，循臂阴，入腋下，腋下痛，腋后廉痛，绕肩胛引颈而痛，应耳中鸣，痛引颔，目瞑良久乃得视。颈筋急则为筋瘘[3]，颈肿。

【注释】

[1]肘内锐骨：此指肘内的高骨，即肱骨内上髁。

[2]足太阳之筋前：足原误作"走"，据《甲乙经》《太素》改。"筋"字原脱，据《太素》补。

[3]筋瘘：当指鼠瘘，颈部淋巴结核症。

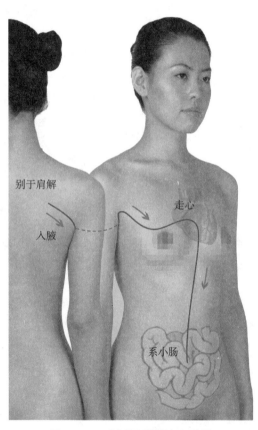

图 8-1-4　手太阳经别循行示意图

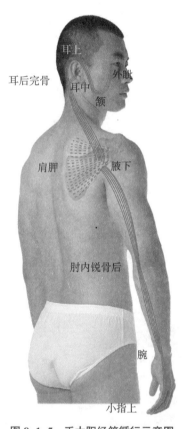

图 8-1-5　手太阳经筋循行示意图

第二节　手太阳腧穴

本经一侧 19 穴，起于小指末端，从手走头，行于上肢外侧后缘至目内眦，交足太阳膀胱经（图 8-2-1）。

1. 少泽 *　Shàozé（SI 1）井穴

【定位】小指末节尺侧，指甲根角侧上方 0.1 寸（图 8-2-2）。

【解剖】皮肤→皮下组织→指甲根。分布有尺神经指掌侧固有神经的指背支和小指尺掌侧动、静脉指背支形成的动、静脉网。

【主治】（1）乳痈，乳汁少。

　　　　（2）目翳，咽喉肿痛。

（3）热病，昏迷。

（4）头痛，颈项强痛。

【操作】浅刺 0.1 寸；或三棱针点刺出血。

【古文献摘录】

《百症赋》："攀睛攻少泽、肝俞之所。"

《医宗金鉴》："鼻衄不止，妇人乳肿。"

《玉龙赋》："妇人吹乳痛难消，吐血风痰稠似胶，少泽穴内明补泻，应时神效气能调。"

2. 前谷　Qiángǔ（SI 2）荥穴

【定位】第 5 掌指关节尺侧远端赤白肉际凹陷中（图 8-2-2）。

【解剖】皮肤→皮下组织→小指近节指骨基底部。分布有尺神经的指背神经和指掌侧固有神经，小指尺掌侧动、静脉。

【主治】（1）目痛，耳鸣，咽喉肿痛。

（2）乳痈，乳少。

（3）热病，癫狂。

（4）头痛，颈项强痛。

（5）手指肿痛。

【操作】直刺 0.2 ~ 0.3 寸。

3. 后溪 *　Hòuxī（SI 3）输穴，八脉交会穴（通督脉）

【定位】第 5 掌指关节尺侧近端赤白肉际凹陷中（图 8-2-2）。

取法：半握拳，掌远侧横纹头（尺侧）赤白肉际处。

【解剖】皮肤→皮下组织→小指展肌→小指短屈肌。浅层分布有尺神经手背支、掌支和皮下浅静脉等。深层有小指尺掌侧固有动、静脉和指掌侧固有神经。

【主治】（1）耳聋，目赤，鼻衄。

（2）癫狂痫，疟疾。

（3）头痛，颈项强痛，肘臂痛。

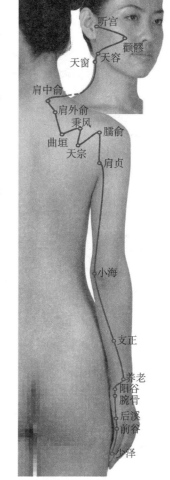

图 8-2-1　手太阳小肠经穴
Points of Small Intestine Meridian of Hand–Taiyang

【操作】直刺 0.5 ~ 1 寸，或向合谷方向透刺。

【古文献摘录】

《甲乙经》："寒热颈颔肿，后溪主之。""狂互引癫疾数发，后溪主之。"

《肘后歌》："胁肋腿痛后溪妙。"

《玉龙歌》："时行疟疾最难禁，穴法由来未审明，若把后溪穴寻得，多加艾火即时轻。"

《通玄指要赋》："痫发癫狂兮，凭后溪而疗理。头项痛，拟后溪以安然。"

《拦江赋》："后溪专治督脉病，癫狂此穴治还轻。"

4. 腕骨 *　Wàngǔ（SI 4）原穴

【定位】第 5 掌骨底与三角骨之间的赤白肉际凹陷中（图 8-2-2）。

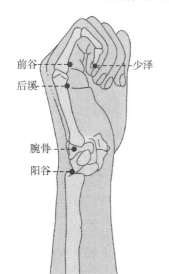

图 8-2-2

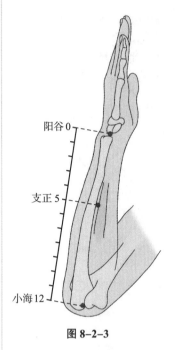

图 8-2-3

取法：由后溪向上沿掌骨直推至一突起骨，于两骨之间凹陷中取穴。

【解剖】皮肤→皮下组织→小指展肌→豆掌韧带。浅层布有前臂内侧皮神经，尺神经掌支、手背支和浅静脉等。深层有尺动、静脉的分支或属支。

【主治】（1）耳鸣，目翳。

（2）黄疸，热病，惊风，抽搐，疟疾。

（3）头痛，颈项强痛，肩臂腕指痛。

【操作】直刺 0.3～0.5 寸。

【古文献摘录】

《甲乙经》："痉，互引，腕骨主之。""消渴，腕骨主之。"

《铜人腧穴针灸图经》："目冷泪，生翳。""头痛烦闷，惊风，瘈疭。"

《玉龙歌》："腕中无力痛艰难，握物难移体不安，腕骨一针虽见效，莫将补泻等闲看。"

5. 阳谷　Yánggǔ（SI 5）　经穴

【定位】尺骨茎突与三角骨之间的凹陷中（图 8-2-2、图 8-2-3）。

【解剖】皮肤→皮下组织→尺侧腕伸肌腱的前方。浅层有尺神经手背支、贵要静脉等分布。深层有尺动脉的腕背支。

【主治】（1）头痛，眩晕，耳鸣，耳聋。

（2）热病，癫狂痫。

（3）颈肿，颊肿，腕臂疼痛。

【操作】直刺 0.3～0.4 寸。

6. 养老 *　Yǎnglǎo（SI 6）　郄穴

【定位】腕背横纹上 1 寸，尺骨头桡侧凹陷中（图 8-2-4）。

取法：掌心向下，用一手指按在尺骨头的最高点上，然后手掌旋后，当手指滑入的骨缝中。

【解剖】皮肤→皮下组织→尺侧腕伸肌腱。浅层布有前臂内侧皮神经、前臂后皮神经、尺神经手背支和贵要静脉属支。深层有腕背动、静脉网。

【主治】（1）目视不明。

（2）肩臂疼痛不举。

【操作】以掌心向胸姿势，直刺或斜刺 0.5～0.8 寸。

【古文献摘录】

《甲乙经》："肩痛欲折，臑如拔，手不能自上下，养老主之。"

《铜人腧穴针灸图经》："目视不明。"

《玉龙经》："肩背强急，眼痛。"

《类经图翼》："张仲文传灸治仙法，疗腰重痛，不可转侧，起坐艰难，及筋挛，脚痹不可屈伸，养老穴也。"

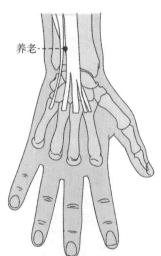

图 8-2-4

7. 支正 *　Zhīzhèng（SI 7）　络穴

【定位】腕背侧远端横纹上 5 寸，尺骨尺侧与尺侧腕屈肌之间（图 8-2-3）。

【解剖】皮肤→皮下组织→尺侧腕屈肌→指深屈肌→前臂骨间膜。浅层布有前臂内侧皮神经和贵要静脉属支。深层有尺动、静脉和尺神经。

【主治】（1）热病，癫狂。

（2）疣。

（3）头痛，颈项强痛，肘臂酸痛。

【操作】直刺 0.5 ~ 0.8 寸。

【古文献摘录】

《甲乙经》："振寒（寒）热，颈项肿，实则肘挛，头项痛，狂易，虚则生疣，小者痂疥，支正主之。"

《千金要方》："支正、少海主热病先腰胫酸，喜渴数饮食，身热项痛而强，振寒寒热。"

《医宗金鉴》："七情郁结不舒，肘臂十指筋挛疼痛，及消渴饮水不止。"

8. 小海　Xiǎohǎi（SI 8）　合穴

【定位】尺骨鹰嘴与肱骨内上髁之间凹陷中（图 8-2-3）。

取法：微屈肘，在尺骨鹰嘴与肱骨内上髁之间的尺神经沟中取穴，用手指弹敲此处时有触电麻感直达小指。

【解剖】皮肤→皮下组织→尺神经沟内。浅层布有前臂内侧皮神经尺侧支、臂内侧皮神经、贵要静脉属支。深层，在尺神经沟内有尺神经，尺神经的后外侧有尺侧上副动、静脉与尺动、静脉的尺侧返动、静脉后支吻合成的动、静脉网。

【主治】（1）癫痫。

（2）头痛，颈项强痛，肘臂疼痛。

【操作】直刺 0.3 ~ 0.5 寸

9. 肩贞 *　Jiānzhēn（SI 9）

【定位】肩关节后下方，腋后纹头直上 1 寸（图 8-2-5）。

【解剖】皮肤→皮下组织→三角肌后份→肱三头肌长头→大圆肌→背阔肌腱。浅层布有第 2 肋间神经的外侧皮支和臂外侧上皮神经。深层有桡神经等结构。

【主治】（1）瘰疬。

（2）肩痛，上肢不遂。

【操作】直刺或向外斜刺 1 ~ 1.5 寸，或向前腋缝方向透刺，不宜向胸侧深刺。

【古文献摘录】

《甲乙经》："寒热，项疬适，耳（鸣）无闻，引缺盆肩中热痛，（手臂）麻痹不举，肩贞主之。"

《针灸大成》："主伤寒寒热，耳鸣耳聋，缺盆肩中热痛，风痹，手足麻木不举。"

《类经图翼》："颔肿。"

10. 臑俞　Nàoshū（SI 10）　手太阳经、足太阳经、阳维脉、阳跷脉交会穴

【定位】腋后纹头直上，肩胛冈下缘凹陷中（图 8-2-5）。

【解剖】皮肤→皮下组织→三角肌→冈下肌。浅层布有锁骨上外侧神经。深层有肩胛上动、静脉的分支或属支；旋肱

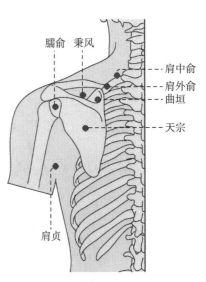

图 8-2-5

后动、静脉的分支或属支等。

【主治】肩臂疼痛。

【操作】直刺或向外斜刺 0.5～1.5 寸，不宜向胸侧深刺。

11. 天宗 *　Tiānzōng（SI 11）

【定位】肩胛冈中点与肩胛骨下角连线上 1/3 与下 2/3 交点凹陷中（图 8-2-5）。

【解剖】皮肤→皮下组织→斜方肌→冈下肌。浅层有第 4 胸神经后支的皮支和伴行的动、静脉。深层布有肩胛上神经的分支和旋肩胛动、静脉的分支或属支。

【主治】肩臂疼痛不举。

【操作】直刺或向四周斜刺 0.5～1 寸。

【古文献摘录】

《甲乙经》："肩重，肘臂痛不可举，天宗主之。"

《铜人腧穴针灸图经》："肩胛痛，臂肘外后廉痛，颊颌肿。"

12. 秉风　Bǐngfēng（SI 12）　手少阳经、手太阳经、手阳明经、足少阳经交会穴

【定位】肩胛冈中点上方冈上窝中（图 8-2-5）。

【解剖】皮肤→皮下组织→斜方肌→冈上肌。浅层布有第 2 胸神经后支的皮支和伴行的动、静脉。深层有肩胛上神经的分支和肩胛上动、静脉的分支或属支分布。

【主治】肩痛不举。

【操作】直刺或斜刺 0.3～0.5 寸。

13. 曲垣　Qūyuán（SI 13）

【定位】肩胛冈内侧端上缘凹陷中（图 8-2-5）。

取法：臑俞与第 2 胸椎棘突连线的中点处取穴。

【解剖】皮肤→皮下组织→斜方肌→冈上肌。浅层有第 2、3 胸神经后支的皮支和伴行的动、静脉。深层布有肩胛上神经的肌支和肩胛上动、静脉，肩胛背动、静脉的分支或属支。

【主治】肩痛不举。

【操作】直刺或向外斜刺 0.3～0.5 寸，不宜向胸部深刺。

14. 肩外俞　Jiānwàishū（SI 14）

【定位】第 1 胸椎棘突下，后正中线旁开 3 寸（图 8-2-5）。

【解剖】皮肤→皮下组织→斜方肌→菱形肌。浅层有第 1、2 胸神经后支的皮支和伴行的动、静脉。深层分布有颈横动、静脉的分支或属支和肩胛背神经的肌支。

【主治】肩背痛引项臂。

【操作】向外斜刺 0.5～0.8 寸，不宜直刺深刺。

15. 肩中俞　Jiānzhōngshū（SI 15）

【定位】第 7 颈椎棘突下，后正中线旁开 2 寸（图 8-2-5）。

【解剖】皮肤→皮下组织→斜方肌→菱形肌。浅层有第 8 颈神经后支，第 1 胸神经后支的皮支分布。深层有副神经、肩胛背神经的分布和颈横动、静脉。

【主治】（1）恶寒发热，咳嗽，气喘。

　　　　（2）目视不明。

　　　　（3）肩背疼痛。

【操作】直刺或向外斜刺 0.5～0.8 寸，不宜深刺。

16. 天窗　Tiānchuāng（**SI 16**）

【定位】横平喉结，胸锁乳突肌的后缘（图 8-2-6）。

【解剖】皮肤→皮下组织→胸锁乳突肌后缘→肩胛提肌→头、颈夹肌。浅层有耳大神经、枕小神经和颈外静脉。深层布有颈升动、静脉的分支或属支。

【主治】（1）耳鸣，耳聋，咽喉肿痛，暴喑。

　　　　（2）颈项强痛。

【操作】直刺或向下斜刺 0.3 ~ 0.5 寸。

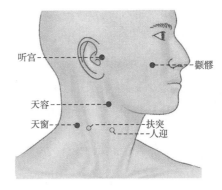

图 8-2-6

17. 天容　Tiānróng（**SI 17**）

【定位】下颌角后方，胸锁乳突肌的前缘凹陷中（图 8-2-6）。

【解剖】皮肤→皮下组织→面动脉后方→二腹肌腱及茎突舌骨肌。浅层有耳大神经和颈外静脉等结构。深层有面动、静脉，颈内静脉，副神经，迷走神经，舌下神经，颈上神经节等重要结构。

【主治】（1）胸痛，气喘。

　　　　（2）耳聋。

　　　　（3）咽喉肿痛，瘿气，颈项肿痛。

【操作】直刺 0.5 ~ 1 寸，不宜深刺。

18. 颧髎 *　Quánliáo（**SI 18**）　手少阳经、手太阳经交会穴

【定位】颧骨下缘，目外眦直下凹陷中（图 8-2-6）。

【解剖】皮肤→皮下组织→颧肌→咬肌→颞肌。浅层布有上颌神经的眶下神经分支，面神经的颧支、颊支，面横动、静脉的分支或属支。深层有三叉神经的下颌神经分支分布。

【主治】口眼㖞斜，眼睑瞤动，目赤，目黄，齿痛，颊肿。

【操作】直刺 0.3 ~ 0.5 寸，斜刺或平刺 0.5 ~ 1 寸。

【古文献摘录】

《铜人腧穴针灸图经》："口㖞，面赤目黄，眼瞤动不止。"

《循经考穴编》："天吊风，口眼㖞斜瞤动。"

19. 听宫 *　Tīnggōng（**SI 19**）　手少阳经、手太阳经、足少阳经交会穴

【定位】耳屏正中与下颌骨髁突之间的凹陷中（图 8-2-6）。

【解剖】皮肤→皮下组织→外耳道软骨。布有耳颞神经，颞浅动、静脉耳前支的分支或属支等结构。

【主治】（1）耳鸣，耳聋，聤耳。

　　　　（2）癫狂痫。

【操作】微张口，直刺 0.5 ~ 1 寸。

【古文献摘录】

《针灸大成》："主失音，癫疾，心腹满，聤耳，耳聋如物填塞无闻。"

《循经考穴编》："耳虚鸣痒，或闭塞无闻，或耳出清汁。"

复习思考题

1. 手太阳小肠经为何被称为"肩脉"？

2. 如何理解手太阳小肠经"主液所生病"？

3. 后溪为何可治疗后项疼痛？

扫一扫，查阅本
章数字资源，含
PPT、音视频、
图片等

第九章
足太阳经络与腧穴

本章包括足太阳经络和足太阳腧穴两部分。第一部分为足太阳经络，包括足太阳经脉、足太阳络脉、足太阳经别和足太阳经筋。第二部分为足太阳腧穴，首穴是睛明，末穴是至阴，左右各67穴。

第一节　足太阳经络

一、足太阳经脉

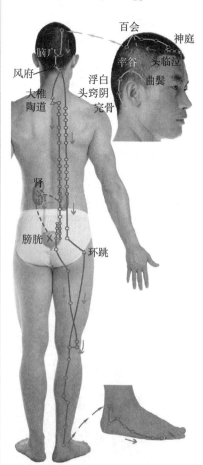

图 9-1-1　足太阳经脉循行示意图

（一）经脉循行

《灵枢·经脉》：

膀胱足太阳之脉，起于目内眦，上额，交巅[1]。

其支者，从巅至耳上角[2]。

其直者，从巅入络脑，还出别下项，循肩髆[3]内，挟脊抵腰中，入循膂[4]，络肾，属膀胱。

其支者，从腰中，下挟脊，贯臀，入腘中。

其支者，从髆内左右别下贯胛[5]，挟脊内，过髀枢[6]，循髀外[7]后廉下合腘中，以下贯腨[8]内，出外踝之后，循京骨[9]至小指外侧。（图 9-1-1、图 9-1-2）

【注释】

[1]巅：指头顶最高处。

[2]耳上角：指耳上方。

[3]肩髆：指肩胛部。髆，音博。马莳《灵枢注证发微》、张志聪《灵枢集注》"髆"作"膊"。

[4]膂：夹脊两旁的肌肉。

[5]贯胛：胛，应从《太素》《千金要方》《素问·厥论》等篇王冰注引文及《铜人腧穴针灸图经》《十四经发挥》改作"胂"。杨上善注："胂，侠脊肉也。"

[6]髀枢：指髋关节。

[7]髀外：大腿外侧。"髀外"后原误衍"从"字，据《太素》《甲乙经》等删去。

[8]腨：参见足太阴经脉循行注。

[9]京骨：第5跖骨粗隆部，其下为京骨穴。

足太阳膀胱经，起于内眼角，上过额部，交会于头顶。

其支脉，从头顶至耳上方。

其主干，从头顶入内络于脑，回出从项部下行，沿肩胛内侧，夹脊旁，到达腰中，从脊旁肌进入，络于肾，属于膀胱。

其支脉，从腰中下夹脊旁，穿过臀部，进入腘窝中。

其支脉，从肩胛左右分别下行，穿入脊旁肌，夹脊旁，经过髋关节部，沿大腿外侧后缘下合于腘窝中。由此向下穿过腓肠肌，出外踝后方，沿第5跖骨粗隆部，到小趾外侧。

（二）经脉病候

《灵枢·经脉》：

是动则病，冲头痛，目似脱，项如拔，脊痛，腰似折，髀不可以曲，腘如结，腨如裂，是为踝厥[1]。

是主筋所生病者，痔，疟，狂、癫疾，头囟项痛，目黄，泪出，鼽衄，项、背、腰、尻[2]、腘、腨、脚皆痛，小指不用。

【注释】

[1]踝厥：指本经经脉循行小腿部气血厥逆的见症。

[2]尻：骶尾骨部。

二、足太阳络脉

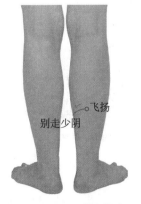

图 9-1-3 足太阳络脉
循行示意图

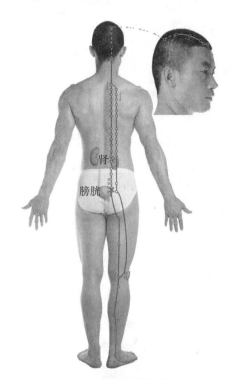

图 9-1-2 足太阳经脉图

《灵枢·经脉》：

足太阳之别，名曰飞阳[1]，去踝七寸，别走少阴。（图 9-1-3）

实则鼽窒[2]，头背痛；虚则鼽衄。取之所别也。

【注释】

[1]飞阳：即飞扬穴。

[2]鼽窒：指鼻塞不通气。

三、足太阳经别

《灵枢·经别》：

足太阳之正，别入于腘中，其一道[1]下尻五寸，别入于肛，属于膀胱，散之肾，循膂，当心入散；直者，从膂上入于项[2]，复属于太阳。（图 9-1-4）

【注释】

[1]一道：即一条或一支。

[2]项：约当天柱穴部。

四、足太阳经筋

《灵枢·经筋》：

足太阳之筋，起于足小指，上结于踝；邪上结于膝；其下循足外踝，结于踵；上循跟，结于腘；其别者，结于腨外。上腘中内廉，与腘中并，上结于臀。上挟脊上项。其支者，别入结于舌本。其直者，结于枕骨；上头下颜，结于鼻。其支者，为目上纲[1]，下结于烦。其支者，从腋后外廉，结于肩髃。其支者，入腋下，上出缺盆，上结于完骨。其支者，出缺盆，邪上出于烦。（图9-1-5）

其病：小指支，跟肿[2]痛，腘挛[3]，脊反折[4]，项筋急，肩不举，腋支，缺盆中纽痛，不可左右摇。

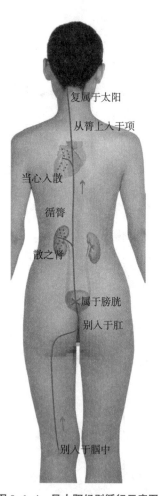

图9-1-4 足太阳经别循行示意图

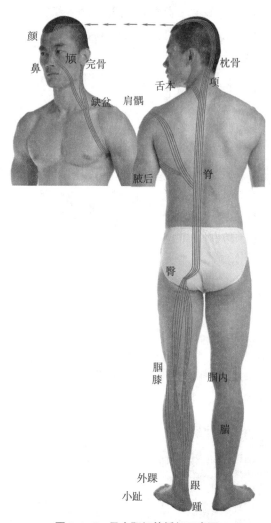

图9-1-5 足太阳经筋循行示意图

【注释】

[1]目上纲：纲原作"网"，据《太素》《甲乙经》改。上眼睑称"目上纲"，下眼睑称"目下纲"。

［2］跟肿：肿《甲乙经》《太素》作"踵"，指足跟底部；跟，则指跟腱部。

［3］挛：《甲乙经》此下有"急"字。

［4］脊反折：指脊柱强直、角弓反张。

第二节　足太阳腧穴

本经一侧 67 穴，10 穴分布于头项部，39 穴分布于背腰部，18 穴分布在下肢后外侧部（图 9-2-1）。

1. 睛明 * Jīngmíng（BL 1）　**手太阳经、足太阳经、足阳明经、阴跷脉、阳跷脉交会穴**

【定位】目内眦内上方眶内侧壁凹陷中（闭目，在目内眦内上方 0.1 寸的凹陷中）（图 9-2-2）。

【解剖】皮肤→皮下组织→眼轮匝肌→上泪小管上方→内直肌与筛骨眶板之间。浅层布有三叉神经眼支的滑车上神经，内眦动、静脉的分支或属支。深层有眼动、静脉的分支或属支，眼神经的分支和动眼神经的分支。

【主治】（1）目赤肿痛，迎风流泪，目视不明，夜盲，目翳。

（2）眩晕。

【操作】嘱患者闭目，医者押手轻轻固定眼球，刺手持针，于眶内侧缘和眼球之间，靠近眶内缘缓慢直刺 0.3～0.8 寸，不宜提插捻转，出针时按压针孔片刻，以防出血引起血肿；不宜灸。

【古文献摘录】

《铜人腧穴针灸图经》："治攀睛翳膜覆瞳子，恶风泪出，目内眦痒痛。"

《针灸大成》："主目远视不明，恶风泪出……小儿疳眼，大人气眼冷泪。"

2. 攒竹 * Cuánzhú（BL 2）

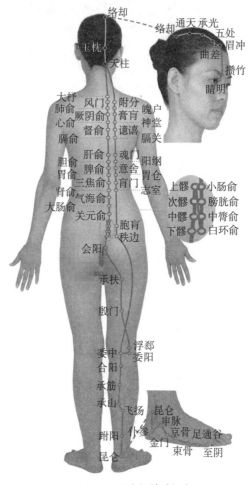

图 9-2-1　足太阳膀胱经穴
Points of Bladder Meridian of Foot-Taiyang

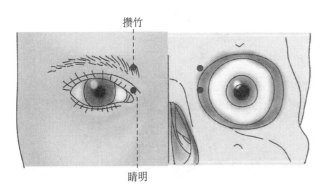

图 9-2-2

【定位】眉头凹陷中，额切迹处（图 9-2-2）。

【解剖】皮肤→皮下组织→眼轮匝肌。浅层布有额神经的滑车上神经，眶上动、静脉的分支或属支。深层有面神经的颞支和颧支。

【主治】（1）头痛，眉头痛。

（2）目赤肿痛，目视不明，流泪，眼睑瞤动，眼睑下垂，口眼㖞斜。

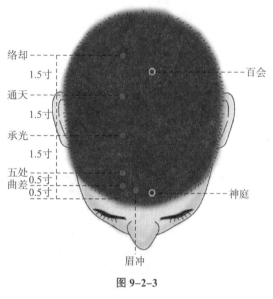

图 9-2-3

【主治】（1）头痛，眩晕。

　　　　（2）鼻塞。

　　　　（3）癫痫。

【操作】向后平刺 0.3 ~ 0.5 寸。

4. 曲差　QūChā（BL 4）

【定位】前发际正中直上 0.5 寸，旁开 1.5 寸（图 9-2-3）。

【解剖】皮肤→皮下组织→枕额肌额腹。浅层布有滑车上神经和滑车上动、静脉。深层有腱膜下疏松组织和颅骨外膜。

【主治】（1）头痛，眩晕。

　　　　（2）目视不明，鼻塞。

【操作】平刺 0.5 ~ 0.8 寸。

5. 五处　Wǔchù（BL 5）

【定位】前发际正中直上 1 寸，旁开 1.5 寸（图 9-2-3）。

【解剖】皮肤→皮下组织→枕额肌额腹。浅层布有滑车上神经和滑车上动、静脉。深层有腱膜下疏松组织和颅骨外膜。

【主治】（1）头痛，头重，眩晕。

　　　　（2）癫痫，抽搐，热病。

【操作】平刺 0.3 ~ 0.5 寸。

6. 承光　Chéngguāng（BL 6）

【定位】前发际正中直上 2.5 寸，旁开 1.5 寸（图 9-2-3）。

【解剖】皮肤→皮下组织→帽状腱膜。浅层布有眶上神经和眶上动、静脉。深层有腱膜下疏松组织和颅骨外膜。

【主治】（1）头痛，眩晕。

　　　　（2）鼻塞。

【操作】平刺 0.3 ~ 0.5 寸。

【操作】平刺 0.3 ~ 0.5 寸。

【古文献摘录】

《甲乙经》："头风痛，鼻鼽衄，眉头痛，泣出，善嚏。"

《铜人腧穴针灸图经》："治眼中赤痛及睑眴动。"

《针灸大成》："主目眈眈，视物不明，泪出目眩，瞳子痒，目瞢，眼中赤痛及睑眴动不得卧。"

3. 眉冲　Méichōng（BL 3）

【定位】额切迹直上入发际 0.5 寸（图 9-2-3）。

【解剖】皮肤→皮下组织→枕额肌额腹。浅层布有滑车上神经和滑车上动、静脉。深层有腱膜下疏松组织和颅骨外膜。

7. 通天　Tōngtiān（BL 7）

【定位】前发际正中直上 4 寸，旁开 1.5 寸（图 9-2-3）。

【解剖】皮肤→皮下组织→帽状腱膜。浅层布有眶上神经，眶上动、静脉和枕大神经，枕动、静脉与耳颞神经，颞浅动、静脉的神经间吻合和血管间的吻合网。深层有腱膜下疏松组织和颅骨外膜。

【主治】（1）头痛，眩晕。

（2）鼻塞，鼻渊，鼻衄。

【操作】平刺 0.3 ~ 0.5 寸。

8. 络却　Luòquè（BL 8）

【定位】前发际正中直上 5.5 寸，旁开 1.5 寸（图 9-2-3）。

【解剖】皮肤→皮下组织→帽状腱膜。浅层布有枕大神经和枕动、静脉。深层有腱膜下疏松组织和颅骨外膜。

【主治】（1）头痛，眩晕。

（2）耳鸣。

（3）癫狂。

【操作】平刺 0.3 ~ 0.5 寸。

9. 玉枕　Yùzhěn（BL 9）

【定位】横平枕外隆凸上缘，后发际正中旁开 1.3 寸（图 9-2-4）。

【解剖】皮肤→皮下组织→枕额肌枕腹。浅层布有枕大神经和枕动、静脉。深层有腱膜下疏松组织和颅骨外膜。

【主治】（1）头痛，颈项强痛。

（2）目痛，鼻塞。

【操作】平刺 0.3 ~ 0.5 寸。

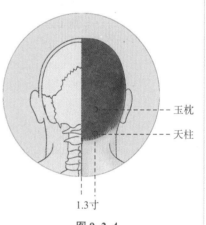

图 9-2-4

10. 天柱 *　Tiānzhù（BL 10）

【定位】横平第 2 颈椎棘突上际，斜方肌外缘凹陷中（后发际正中直上 0.5 寸，斜方肌外缘凹陷中）（图 9-2-4）。

【解剖】皮肤→皮下组织→斜方肌→头夹肌的内侧头→半棘肌。浅层有第 3 颈神经后支的内侧支和皮下静脉。深层有枕大神经。

【主治】（1）头痛，眩晕。

（2）目痛。

（3）癫狂痫，热病。

（4）颈项强痛，肩背痛。

【操作】直刺或斜刺 0.5 ~ 0.8 寸，不可向内上方深刺。

【古文献摘录】

《甲乙经》："咽肿难言，天柱主之。"

《千金要方》："天柱，主不知香臭。"

《针灸大成》："项强不可回顾。"

11. 大杼　Dàzhù（BL 11）　八会穴（骨会），手、足太阳经交会穴

【定位】第 1 胸椎棘突下，后正中线旁开 1.5 寸（图 9-2-5）。

【解剖】皮肤→皮下组织→斜方肌→菱形肌→上后锯肌→颈夹肌→竖脊肌。浅层布有第1、2胸神经后支的内侧皮支和伴行的肋间后动、静脉背侧支的内侧皮支。深层有第1、2胸神经后支的肌支和相应的肋间后动、静脉背侧支的分支等。

【主治】（1）咳嗽，气喘。

（2）发热。

（3）颈项强痛，肩背痛。

【操作】斜刺0.5～0.8寸；不宜直刺深刺。

12. 风门*　Fēngmén（BL 12）　足太阳经、督脉交会穴

【定位】第2胸椎棘突下，后正中线旁开1.5寸（图9-2-5）。

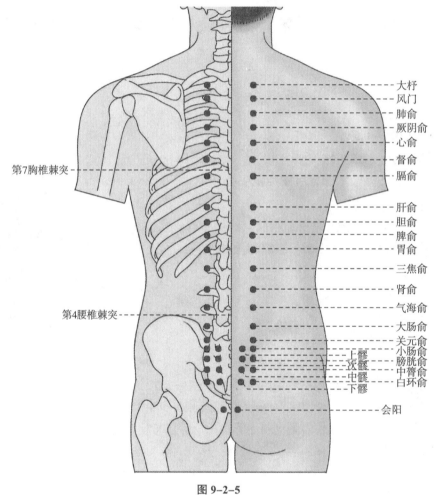

第7胸椎棘突

第4腰椎棘突

大杼
风门
肺俞
厥阴俞
心俞
督俞
膈俞

肝俞
胆俞
脾俞
胃俞
三焦俞
肾俞
气海俞
大肠俞
关元俞
小肠俞
膀胱俞
中膂俞
白环俞

上髎
次髎
中髎
下髎

会阳

图9-2-5

【解剖】皮肤→皮下组织→斜方肌→菱形肌→上后锯肌→颈夹肌→竖脊肌。浅层布有第2、3胸神经后支的内侧皮支和伴行的肋间后动、静脉背侧支的内侧皮支。深层有第2、3胸神经后支的肌支和相应的肋间后动、静脉背侧支的分支等。

【主治】（1）咳嗽，发热，头痛，鼻塞，鼻流清涕。

（2）颈项强痛，胸背痛。

【操作】斜刺0.5～0.8寸；不宜直刺深刺。

【古文献摘录】

《甲乙经》："风眩头痛。"

《铜人腧穴针灸图经》:"治伤寒颈项强。"

13. 肺俞 *　Fèishū（BL 13）　肺之背俞穴

【定位】第 3 胸椎棘突下，后正中线旁开 1.5 寸（图 9-2-5）。

【解剖】皮肤→皮下组织→斜方肌→菱形肌→上后锯肌→竖脊肌。浅层布有第 3、4 胸神经后支的内侧皮支和伴行的肋间后动、静脉背侧支的内侧皮支。深层有第 3、4 胸神经后支的肌支和相应的肋间后动、静脉背侧支的分支或属支。

【主治】（1）咳嗽，气喘，肺痨，咳血，潮热，盗汗。

　　　　（2）小儿龟背。

【操作】斜刺 0.5 ~ 0.8 寸；不宜直刺深刺。

【古文献摘录】

《铜人腧穴针灸图经》:"传尸骨蒸劳，肺痿咳嗽。"

《针灸资生经》:"凡有喘与哮者，为按肺俞，无不酸疼，皆为缪刺肺俞，令灸而愈。"

《类经图翼》:"主泻五脏之热也。"

14. 厥阴俞 *　Juéyīnshū（BL 14）　心包之背俞穴

【定位】第 4 胸椎棘突下，后正中线旁开 1.5 寸（图 9-2-5）。

【解剖】皮肤→皮下组织→斜方肌→菱形肌→竖脊肌。浅层布有第 4、5 胸神经后支的内侧皮支和伴行的肋间后动、静脉背侧支。深层有第 4、5 胸神经后支的肌支和相应的肋间后动、静脉背侧支的分支或属支。

【主治】（1）心痛，胸闷。

　　　　（2）咳嗽。

　　　　（3）呕吐。

【操作】斜刺 0.5 ~ 0.8 寸；不宜直刺深刺。

【古文献摘录】

《针灸大成》:"主咳逆牙痛，心痛，胸满呕吐，留结烦闷。"

《针灸资生经》:"灸厥阴俞随年壮。"

15. 心俞 *　Xīnshū（BL 15）　心之背俞穴

【定位】第 5 胸椎棘突下，后正中线旁开 1.5 寸（图 9-2-5）。

【解剖】皮肤→皮下组织→斜方肌→菱形肌下缘→竖脊肌。浅层布有第 5、6 胸神经后支的内侧皮支及伴行的动、静脉。深层有第 5、6 胸神经后支的肌支和相应的肋间后动、静脉背侧支的分支或属支。

【主治】（1）心痛，惊悸，失眠，健忘，梦遗。

　　　　（2）咳嗽，咳血，盗汗。

　　　　（3）癫痫。

【操作】斜刺 0.5 ~ 0.8 寸；不宜直刺深刺。

【古文献摘录】

《甲乙经》:"寒热心痛，循循然，与背相引而痛。"

《针灸大成》:"主呕吐不下食，健忘。"

《类经图翼》:"主泻五脏之热。"

16. 督俞　Dūshū（BL 16）

【定位】第 6 胸椎棘突下，后正中线旁开 1.5 寸（图 9-2-5）。

【解剖】皮肤→皮下组织→斜方肌→竖脊肌。浅层布有第 6、7 胸神经后支的内侧皮支和伴行的动、静脉。深层有第 6、7 胸神经后支的肌支和相应的肋间后动、静脉背侧支的分支或属支。

【主治】（1）心痛。

（2）腹痛，腹胀，肠鸣，气逆。

【操作】斜刺 0.5 ~ 0.8 寸；不宜直刺深刺。

17. 膈俞 ＊　Géshū（BL 17）　八会穴（血会）

【定位】第 7 胸椎棘突下，后正中线旁开 1.5 寸（图 9-2-5）。

【解剖】皮肤→皮下组织→斜方肌→背阔肌→竖脊肌。浅层布有第 7、8 胸神经后支的内侧皮支和伴行的动、静脉。深层有第 7、8 胸神经后支的肌支和相应肋间后动、静脉背侧支的分支或属支。

【主治】（1）呕吐，呃逆，吐血。

（2）气喘。

【操作】斜刺 0.5 ~ 0.8 寸。

【古文献摘录】

《甲乙经》："背痛恶寒，脊强俯仰难，食不下，呕吐多涎，膈俞主之。"

《针灸大成》："主心痛，周痹，吐食翻胃，骨蒸，四肢急惰。"

《类经图翼》："此血会也，诸血病者皆宜灸之，如吐血衄血不已，虚损昏晕，血热妄行，心肺二经呕血，脏毒便血不止。"

18. 肝俞 ＊　Gānshū（BL 18）　肝之背俞穴

【定位】第 9 胸椎棘突下，后正中线旁开 1.5 寸（图 9-2-5）。

【解剖】皮肤→皮下组织→斜方肌→背阔肌→下后锯肌→竖脊肌。浅层布有第 9、10 胸神经后支的皮支和伴行的动、静脉。深层有第 9、10 胸神经后支的肌支和相应的肋间后动、静脉的分支或属支。

【主治】（1）胁痛，黄疸。

（2）目赤，目视不明，夜盲，流泪。

（3）吐血。

（4）癫狂痫。

【操作】斜刺 0.5 ~ 0.8 寸；不宜直刺深刺。

【古文献摘录】

《甲乙经》："肝胀者，肝俞主之，亦取太冲。"

《千金要方》："肝俞、脾俞、志室，主两胁急痛。"

《铜人腧穴针灸图经》："目生白翳。"

19. 胆俞 ＊　Dǎnshū（BL 19）　胆之背俞穴

【定位】第 10 胸椎棘突下，后正中线旁开 1.5 寸（图 9-2-5）。

【解剖】皮肤→皮下组织→斜方肌→背阔肌→下后锯肌→竖脊肌。浅层布有第 10、11 胸神经后支的皮支和伴行的动、静脉。深层有第 10、11 胸神经后支的肌支和相应的肋间后动、静脉的分支或属支。

【主治】呕吐，口苦，黄疸，胁痛。

【操作】斜刺 0.5 ~ 0.8 寸；不宜直刺深刺。

【古文献摘录】

《甲乙经》:"胸满呕无所出,口苦舌干,饮食不下,胆俞主之。"

《铜人腧穴针灸图经》:"治食不下,目黄。"

《针灸大成》:"主头痛,振寒汗不出,腋下肿胀。"

20. 脾俞 * Píshū(BL 20） 脾之背俞穴

【定位】第11胸椎棘突下,后正中线旁开1.5寸（图9-2-5）。

【解剖】皮肤→皮下组织→背阔肌→下后锯肌→竖脊肌。浅层布有第11、12胸神经后支的皮支和伴行的动、静脉。深层有第11、12胸神经后支的肌支和相应的肋间、肋下动、静脉的分支或属支。

【主治】(1)腹胀,呕吐,泄泻。

　　　　(2)水肿,黄疸。

　　　　(3)多食善饥,身瘦。

【操作】直刺0.5~1寸。

【古文献摘录】

《百症赋》:"听宫、脾俞,祛残心下之悲凄。"

《针灸大成》:"主腹胀,引胸背痛,多食身瘦……黄疸,善欠,不嗜食。"

《医宗金鉴》:"小儿慢脾风证。"

21. 胃俞 * Wèishū(BL 21） 胃之背俞穴

【定位】第12胸椎棘突下,后正中线旁开1.5寸（图9-2-5）。

【解剖】皮肤→皮下组织→胸腰筋膜浅层和背阔肌腱膜→竖脊肌。浅层布有第12胸神经和第1腰神经后支的皮支和伴行的动、静脉。深层有第12胸神经和第1腰神经后支的肌支和相应的动、静脉的分支或属支。

【主治】(1)胃痛,呕吐,腹胀,肠鸣。

　　　　(2)多食善饥,身瘦。

【操作】直刺0.5~1寸。

【古文献摘录】

《甲乙经》:"胃中寒胀,食多身体羸瘦,腹中满而鸣。"

《针灸大成》:"主霍乱,胃寒,腹胀而鸣,翻胃呕吐,不嗜食,多食羸瘦,目不明,腹痛,胸胁支满。"

《类经图翼》:"小儿羸瘦食少。"

22. 三焦俞 Sānjiāoshū(BL 22） 三焦之背俞穴

【定位】第1腰椎棘突下,后正中线旁开1.5寸（图9-2-5）。

【解剖】皮肤→皮下组织→背阔肌腱膜和胸腰筋膜浅层→竖脊肌。浅层布有第1、2腰神经后支的皮支及伴行的动、静脉。深层有第1、2腰神经后支的肌支及相应腰动、静脉背侧支分支或属支。

【主治】(1)腹胀,呕吐,肠鸣,泄泻。

　　　　(2)小便不利,水肿。

　　　　(3)腰背痛。

【操作】直刺0.5~1寸。

23. 肾俞 *　Shènshū（BL 23）　肾之背俞穴

【定位】第2腰椎棘突下，后正中线旁开1.5寸（图9-2-5）。

【解剖】皮肤→皮下组织→背阔肌腱膜和胸腰筋膜浅层→竖脊肌。浅层布有第2、3腰神经后支的皮支及伴行的动、静脉。深层有第2、3腰神经后支的肌支和相应腰动、静脉背侧支分支或属支。

【主治】（1）耳鸣，耳聋。

（2）遗尿，遗精，阳痿，早泄，月经不调，带下，不孕。

（3）多食善饥，身瘦。

（4）腰痛。

【操作】直刺0.5~1寸。

【古文献摘录】

《针灸大成》："主虚劳羸瘦，耳聋肾虚，水脏久冷，心腹䐜满胀急，两胁满引少腹急痛。"

《针灸资生经》："肾俞，治肾虚水脏久冷。"

24. 气海俞　Qìhǎishū（BL 24）

【定位】第3腰椎棘突下，后正中线旁开1.5寸（图9-2-5）。

【解剖】皮肤→皮下组织→背阔肌腱膜和胸腰筋膜浅层→竖脊肌。浅层布有第3、4腰神经后支的皮支及伴行的动、静脉。深层有第3、4腰神经后支的肌支和相应腰动、静脉分支或属支。

【主治】（1）腰痛，痛经。

（2）痔疾。

【操作】直刺0.5~1寸。

25. 大肠俞 *　Dàchángshū（BL 25）　大肠之背俞穴

【定位】第4腰椎棘突下，后正中线旁开1.5寸（图9-2-5）。

【解剖】皮肤→皮下组织→背阔肌腱膜和胸腰筋膜浅层→竖脊肌。浅层有第4、5腰神经后支的皮支及伴行的动、静脉。深层有第4、5腰神经后支的肌支和有关动、静脉的分支或属支。

【主治】（1）腹胀，腹痛，肠鸣，泄泻，便秘。

（2）腰痛。

【操作】直刺0.5~1.2寸。

【古文献摘录】

《千金要方》："治风，腹中雷鸣，肠，注澼泄利。"

《铜人腧穴针灸图经》："治腰痛，肠鸣，腹胀。"

《针灸大成》："主脊强不得俯仰，腰痛，腹中气胀，绕脐切痛，多食身瘦，肠鸣，大小便不利，洞泄食不化，小腹绞痛。"

26. 关元俞　Guānyuánshū（BL 26）

【定位】第5腰椎棘突下，后正中线旁开1.5寸（图9-2-5）。

【解剖】皮肤→皮下组织→胸腰筋膜浅层→竖脊肌。浅层布有第5腰神经和第1骶神经后支的皮支及伴行的动、静脉。深层有第5腰神经后支的肌支。

【主治】（1）腹胀，泄泻。

（2）尿频，遗尿，小便不利。

（3）腰骶痛。

【操作】直刺0.5~1.2寸。

27. 小肠俞　Xiǎochángshū（**BL 27**）　小肠之背俞穴

【定位】横平第 1 骶后孔，后正中线旁开 1.5 寸（图 9-2-5）。

【解剖】皮肤→皮下组织→臀大肌内侧缘→竖脊肌腱。浅层布有臀中皮神经。深层布有臀下神经的属支和相应脊神经后支的肌支。

【主治】（1）遗精，遗尿，尿血，小便涩痛，疝气，带下。

（2）泄泻。

（3）腰骶痛。

【操作】直刺 0.8～1.2 寸。

28. 膀胱俞 *　Pángguāngshū（**BL 28**）　膀胱之背俞穴

【定位】横平第 2 骶后孔，后正中线旁开 1.5 寸（图 9-2-5）。

【解剖】皮肤→皮下组织→臀大肌→竖脊肌腱。浅层布有臀中皮神经。深层有臀下神经的属支和相应脊神经后支的肌支。

【主治】（1）小便不利，遗尿。

（2）泄泻，便秘。

（3）腰骶痛。

【操作】直刺 0.8～1.2 寸。

【古文献摘录】

《千金要方》："治坚结积聚。"

《铜人腧穴针灸图经》："治风劳腰脊痛。"

《针灸大成》："主小便赤黄，遗尿。"

29. 中膂俞　Zhōnglǚshū（**BL 29**）

【定位】横平第 3 骶后孔，后正中线旁开 1.5 寸（图 9-2-5）。

【解剖】皮肤→皮下组织→臀大肌→骶结节韧带。浅层布有臀中皮神经。深层有臀上、下动、静脉的分支或属支及臀下神经的属支。

【主治】（1）腹胀，泄泻，痢疾。

（2）腰骶痛。

【操作】直刺 1～1.5 寸。

30. 白环俞　Báihuánshū（**BL 30**）

【定位】横平第 4 骶后孔，后正中线旁开 1.5 寸（骶管裂孔旁开 1.5 寸）（图 9-2-5）。

【解剖】皮肤→皮下组织→臀大肌→骶结节韧带→梨状肌。浅层布有臀中和臀下皮神经。深层有臀上、下动、静脉的分支或属支，骶神经丛和骶静脉丛。

【主治】（1）遗尿，遗精白浊，赤白带下，月经不调。

（2）腰骶痛。

【操作】直刺 1～1.5 寸。

31. 上髎　Shàngliáo（**BL 31**）

【定位】正对第 1 骶后孔中（图 9-2-5）。

【解剖】皮肤→皮下组织→胸腰筋膜浅层→竖脊肌→第 1 骶后孔。浅层布有臀中皮神经。深层有第 1 骶神经和骶外侧动、静脉的后支。

【主治】（1）月经不调，带下，阴挺，阴疝。

（2）腰骶痛。

【操作】直刺 1 ~ 1.5 寸。

32. 次髎 *　Cìliáo（BL 32）

【定位】正对第 2 骶后孔中（图 9-2-5）。

取法：髂后上棘与第 2 骶椎棘突连线的中点凹陷处，即第 2 骶后孔。

【解剖】皮肤→皮下组织→竖脊肌→第 2 骶后孔。浅层布有臀中皮神经。深层有第 2 骶神经和骶外侧动、静脉的后支。

【主治】（1）月经不调，痛经，带下，遗精，小便不利，疝气。

　　　　（2）腰痛，下肢痿痹。

【操作】直刺 1 ~ 1.5 寸。

【古文献摘录】

《甲乙经》："女子赤白沥，心下积胀。"

《铜人腧穴针灸图经》："治疝气下坠，腰脊痛不得转摇，急引阴器，痛不可忍，腰已下至足不仁，背膝寒，小便赤淋，心下坚胀。"

33. 中髎　Zhōngliáo（BL 33）

【定位】正对第 3 骶后孔中（图 9-2-5）。

【解剖】皮肤→皮下组织→臀大肌→竖脊肌。浅层布有臀中皮神经。深层有第 3 骶神经和骶外侧动、静脉的后支。

【主治】（1）月经不调，带下，小便不利。

　　　　（2）便秘，泄泻。

　　　　（3）腰骶痛。

【操作】直刺 1 ~ 1.5 寸。

34. 下髎　Xiàliáo（BL 34）

【定位】正对第 4 骶后孔中（图 9-2-5）。

说明：横平骶管裂孔。

【解剖】皮肤→皮下组织→臀大肌→竖脊肌。浅层布有臀中皮神经。深层有臀上、下动、静脉的分支或属支，臀下神经，第 4 骶神经和骶外侧动、静脉的后支。

【主治】（1）带下，便秘，便血，小便不利。

　　　　（2）疝痛引小腹，腰痛。

【操作】直刺 1 ~ 1.5 寸。

35. 会阳　Huìyáng（BL 35）

【定位】尾骨端旁开 0.5 寸（图 9-2-5）。

【解剖】皮肤→皮下组织→臀大肌→提肛肌腱。浅层布有臀中皮神经。深层有臀下动、静脉的分支或属支和臀下神经。

【主治】（1）痔疾，痢疾。

　　　　（2）阳痿，带下。

【操作】直刺 0.8 ~ 1.2 寸。

36. 承扶 *　Chéngfú（BL 36）

【定位】臀沟的中点（图 9-2-6）。

【解剖】皮肤→皮下组织→臀大肌→股二头肌长头及半腱肌。浅层布有股后皮神经及臀下皮神经的分支。深层有股后皮神经本干，坐骨神经及并行的动、静脉。

【主治】（1）痔疾，脱肛，便秘，小便不利。

　　　　（2）腰、骶、臀、股痛。

【操作】直刺 1 ~ 2 寸。

【古文献摘录】

《铜人腧穴针灸图经》："小便不利。"

《针灸大成》："久痔尻臀肿。"

37. 殷门　Yīnmén（BL 37）

【定位】臀沟下 6 寸，股二头肌与半腱肌之间（图 9-2-6）。

【解剖】皮肤→皮下组织→股二头肌长头及半腱肌。浅层布有股后皮神经。深层有坐骨神经及并行的动、静脉，股深动脉穿支等。

【主治】腰痛，下肢痿痹。

【操作】直刺 1 ~ 2 寸。

38. 浮郄　Fúxì（BL 38）

【定位】腘横纹上 1 寸，股二头肌腱的内侧缘（图 9-2-6）。

【解剖】皮肤→皮下组织→股二头肌腱内侧→腓肠肌外侧头。浅层布有股后皮神经。深层有腓总神经，腓肠外侧皮神经和膝上外动、静脉。

【主治】（1）便秘。

　　　　（2）股腘疼痛，麻木。

【操作】直刺 1 ~ 1.5 寸。

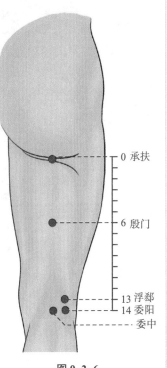

图 9-2-6

39. 委阳 *　Wěiyáng（BL 39）　三焦下合穴

【定位】腘横纹上，股二头肌腱的内侧缘（图 9-2-6）。

【解剖】皮肤→皮下组织→股二头肌→腓肠肌外侧头→腘肌起始腱和腘肌。浅层有股后皮神经。深层有腓总神经和腓肠外侧皮神经。

【主治】（1）腹满，小便不利。

　　　　（2）腰背痛，腿足痛。

【操作】直刺 1 ~ 1.5 寸。

【古文献摘录】

《灵枢·邪气藏府病形》："三焦病者，腹气满，小腹尤坚不得小便，窘急，溢则水留，即为胀，候在足太阳之外大络，大络在太阳少阳之间，亦见于脉，取委阳。"

《甲乙经》："腰痛引腹，不得俯仰。"

40. 委中 *　Wěizhōng（BL 40）　合穴，膀胱下合穴

【定位】腘横纹中点（图 9-2-6、图 9-2-8）。

【解剖】皮肤→皮下组织→腓肠肌内、外侧头。浅层布有股后皮神经和小隐静脉。深层有胫神经，腘动、静脉和腓肠动脉等。

【主治】（1）小腹痛，小便不利，遗尿。

　　　　（2）腰背痛，下肢痿痹。

【操作】直刺 1 ~ 1.5 寸，或用三棱针点刺出血。

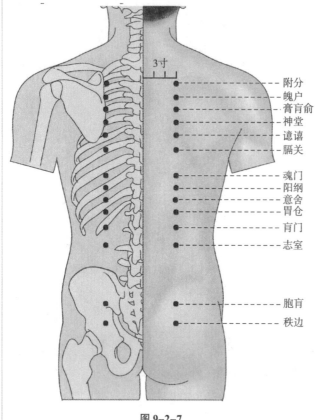

附分
魄户
膏肓俞
神堂
譩譆
膈关
魂门
阳纲
意舍
胃仓
肓门
志室
胞肓
秩边

3寸

图 9-2-7

《灵枢·邪气藏府病形》："膀胱病者，小腹偏肿而痛，以手按之，即欲小便而不得，肩上热，若脉陷，及足小趾外廉及胫踝后皆热，若脉陷，取委中。"

《类经图翼》："大风眉发脱落，太阳疟从背起，先寒后热，熇熇然，汗出难已，头重转筋，腰脊背痛，半身不遂，遗溺，小腹坚，风痹髀枢痛，膝痛，足软无力。凡肾与膀胱实而腰痛者，刺出血妙，虚者不宜刺，慎之。此穴主泻四肢之热。委中者，血郄也，凡热病汗不出，小便难，衄血不止，脊强反折，瘛疭癫疾，足热厥逆不得屈伸，取其经血立愈。"

41. 附分　Fùfēn（BL 41） 手、足太阳经交会穴

【定位】第 2 胸椎棘突下，后正中线旁开 3 寸（图 9-2-7）。

【解剖】皮肤→皮下组织→斜方肌→菱形肌→上后锯肌→竖脊肌。浅层布有第 2、3 胸神经后支的皮支和伴行的动、静脉。深层有肩胛背神经，肩胛背动、静脉，第 2、3 胸神经后支的肌支和相应的肋间后动、静脉背侧支的分支或属支。

【主治】肩背拘急，颈项强痛，肘臂麻木。

【操作】斜刺 0.5～0.8 寸；不宜直刺深刺。

42. 魄户　Pòhù（BL 42）

【定位】第 3 胸椎棘突下，后正中线旁开 3 寸（图 9-2-7）。

【解剖】皮肤→皮下组织→斜方肌→菱形肌→上后锯肌→竖脊肌。浅层布有第 3、4 胸神经后支的皮支和伴行的动、静脉。深层有肩胛背神经，肩胛背动、静脉，第 3、4 胸神经后支的肌支和相应的肋间后动、静脉背侧支的分支或属支。

【主治】（1）咳嗽，气喘，肺痨。

（2）肩背痛，颈项强痛。

【操作】斜刺 0.5～0.8 寸；不宜直刺深刺。

43. 膏肓 *　Gāohuāng（BL 43）

【定位】第 4 胸椎棘突下，后正中线旁开 3 寸（图 9-2-7）。

【解剖】皮肤→皮下组织→斜方肌→菱形肌→竖脊肌。浅层布有第 4、5 胸神经后支的皮支和伴行的动、静脉。深层有肩胛背神经，肩胛背动、静脉，第 4、5 胸神经后支的肌支和相应的肋间后动、静脉背侧支的分支或属支。

【主治】（1）咳嗽，气喘，盗汗，肺痨。

（2）遗精。

（3）羸瘦虚损。

【操作】斜刺 0.5 ~ 0.8 寸；不宜直刺深刺。

【古文献摘录】

《千金要方》："膏肓俞，无所不治，主羸瘦虚损，梦中失精，上气咳逆，狂惑忘误。"

《铜人腧穴针灸图经》："发狂健忘。"

《百症赋》："瘰疬传尸，趋魄户、膏肓之路。"

《针灸聚英》："发狂，健忘，痨病。"

44. 神堂　Shéntáng（BL 44）

【定位】第 5 胸椎棘突下，后正中线旁开 3 寸（图 9-2-7）。

【解剖】皮肤→皮下组织→斜方肌→菱形肌→竖脊肌。浅层布有第 5、6 胸神经后支的皮支和伴行的动、静脉。深层有肩胛背神经，肩胛背动、静脉，第 5、6 胸神经后支的肌支和相应的肋间后动、静脉背侧支的分支或属支。

【主治】（1）咳嗽，气喘，胸闷。

　　　　（2）腰背痛。

【操作】斜刺 0.5 ~ 0.8 寸；不宜直刺深刺。

45. 譩譆　Yìxǐ（BL 45）

【定位】第 6 胸椎棘突下，后正中线旁开 3 寸（图 9-2-7）。

【解剖】皮肤→皮下组织→斜方肌→菱形肌→竖脊肌。浅层布有第 6、7 胸神经后支的皮支和伴行的动、静脉。深层有肩胛背神经，肩胛背动、静脉，第 6 胸神经后支的肌支和相应的肋间后动、静脉背侧支的分支或属支。

【主治】（1）咳嗽，气喘。

　　　　（2）疟疾，热病。

　　　　（3）肩背拘急引胁。

【操作】斜刺 0.5 ~ 0.8 寸；不宜直刺深刺。

46. 膈关　Géguān（BL 46）

【定位】第 7 胸椎棘突下，后正中线旁开 3 寸（图 9-2-7）。

【解剖】皮肤→皮下组织→斜方肌→菱形肌→竖脊肌。浅层布有第 7、8 胸神经后支的皮支和伴行的动、静脉。深层有肩胛背神经，肩胛背动、静脉，第 7、8 胸神经后支的肌支和相应的肋间后动、静脉背侧支的分支或属支。

【主治】（1）呕吐，呃逆，嗳气。

　　　　（2）胸闷。

　　　　（3）腰背痛。

【操作】斜刺 0.5 ~ 0.8 寸；不宜直刺深刺。

47. 魂门　Húnmén（BL 47）

【定位】第 9 胸椎棘突下，后正中线旁开 3 寸（图 9-2-7）。

【解剖】皮肤→皮下组织→背阔肌→下后锯肌→竖脊肌。浅层布有第 9、10 胸神经后支的外侧皮支和伴行的动、静脉。深层有第 9、10 胸神经后支的肌支和相应的肋间后动、静脉背侧支的分支或属支。

【主治】（1）呕吐，泄泻。

　　　　（2）胁痛，背痛。

【操作】斜刺 0.5 ~ 0.8 寸；不宜直刺深刺。

48. 阳纲 Yánggāng（**BL 48**）

【定位】第 10 胸椎棘突下，后正中线旁开 3 寸（图 9-2-7）。

【解剖】皮肤→皮下组织→背阔肌→下后锯肌→竖脊肌。浅层布有第 10、11 胸神经后支的外侧皮支和伴行的动、静脉。深层有第 10、11 胸神经后支的肌支和相应的肋间后动、静脉背侧支的分支或属支。

【主治】（1）肠鸣，泄泻，食饮不下。

（2）小便黄赤。

【操作】斜刺 0.5 ~ 0.8 寸；不宜直刺深刺。

49. 意舍 Yìshè（**BL 49**）

【定位】第 11 胸椎棘突下，后正中线旁开 3 寸（图 9-2-7）。

【解剖】皮肤→皮下组织→背阔肌→下后锯肌→竖脊肌。浅层布有第 10、11 胸神经后支的外侧皮支和伴行的动、静脉。深层有第 10、11 胸神经后支的肌支和相应的肋间后动、静脉背侧支的分支或属支。

【主治】（1）腹胀，泄泻，消渴。

（2）发热。

（3）目黄。

【操作】斜刺 0.5 ~ 0.8 寸。

50. 胃仓 Wèicāng（**BL 50**）

【定位】第 12 胸椎棘突下，后正中线旁开 3 寸（图 9-2-7）。

【解剖】皮肤→皮下组织→背阔肌→下后锯肌→竖脊肌→腰方肌。浅层布有第 12 胸神经和第 1 腰神经后支的外侧皮支和伴行的动、静脉。深层有第 12 胸神经和第 1 腰神经后支的肌支和相应的动、静脉背侧支的分支或属支。

【主治】（1）胃痛，腹胀，水肿，小儿食积。

（2）腰背痛。

【操作】斜刺 0.5 ~ 0.8 寸。

51. 肓门 Huāngmén（**BL 51**）

【定位】第 1 腰椎棘突下，后正中线旁开 3 寸（图 9-2-7）。

【解剖】皮肤→皮下组织→背阔肌腱膜→竖脊肌→腰方肌。浅层布有第 1、2 腰神经后支的外侧皮支和伴行的动、静脉。深层有第 1、2 腰神经后支的肌支和第 1 腰背动、静脉背侧支的分支或属支。

【主治】（1）腹痛，痞块。

（2）产后诸症。

【操作】直刺 0.5 ~ 1 寸。

52. 志室 * Zhìshì（**BL 52**）

【定位】第 2 腰椎棘突下，后正中线旁开 3 寸（图 9-2-7）。

【解剖】皮肤→皮下组织→背阔肌腱膜→竖脊肌→腰方肌。浅层布有第 1、2 腰神经后支的外侧皮支和伴行的动、静脉。深层有第 1、2 腰神经后支的肌支和相应的腰背动、静脉背侧支的分支或属支。

【主治】（1）遗精，阳痿，小便不利。

（2）腰背痛。

【操作】直刺 0.5～1 寸。

【古文献摘录】

《甲乙经》："腰痛脊急，胁中满，小腹坚急，志室主之。"

《铜人腧穴针灸图经》："小便淋漓。"

《针灸大成》："梦遗失精，淋沥。"

53. 胞肓　Bāohuāng（BL 53）

【定位】横平第 2 骶后孔，后正中线旁开 3 寸（图 9-2-7）。

【解剖】皮肤→皮下组织→臀大肌→臀中肌。浅层布有臀上皮神经和臀中皮神经。深层有臀上动、静脉，臀上神经。

【主治】（1）癃闭。

　　　　（2）肠鸣，腹胀，便秘。

　　　　（3）腰脊痛。

【操作】直刺 0.8～1.2 寸。

54. 秩边 *　Zhìbiān（BL 54）

【定位】横平第 4 骶后孔，后正中线旁开 3 寸（骶管裂孔旁开 3 寸）（图 9-2-7）。

【解剖】皮肤→皮下组织→臀大肌→臀中肌→臀小肌。浅层布有臀中皮神经和臀下皮神经。深层有臀上、下动、静脉，臀上、下神经。

【主治】（1）痔疾，便秘，小便不利，阴痛。

　　　　（2）腰骶痛，下肢痿痹。

【操作】直刺 1.5～2 寸。

【古文献摘录】

《甲乙经》："腰痛骶寒，俯仰急难，阴痛下重，不得小便。"

《千金要方》："秩边、包肓主癃闭下重，大小便难。"

《铜人腧穴针灸图经》："五痔发肿。"

55. 合阳　Héyáng（BL 55）

【定位】腘横纹下 2 寸，腓肠肌内、外侧头之间（图 9-2-8）。

【解剖】皮肤→皮下组织→腓肠肌→腘肌。浅层布有小隐静脉，股后皮神经和腓肠内侧皮神经。深层有胫动、静脉和胫神经。

【主治】（1）疝气，崩漏。

　　　　（2）腰背痛，下肢痿痹。

【操作】直刺 1～1.5 寸。

56. 承筋　Chéngjīn（BL 56）

【定位】腘横纹下 5 寸，腓肠肌两肌腹之间（图 9-2-8）。

【解剖】皮肤→皮下组织→腓肠肌→比目鱼肌。浅层布有小隐静脉，腓肠内侧皮神经。深层有胫后动、静脉，腓动、静脉和胫神经。

【主治】（1）痔疾。

　　　　（2）腰背痛，小腿拘急疼痛。

【操作】直刺 1～1.5 寸。

57. 承山 *　Chéngshān（BL 57）

【定位】腓肠肌两肌腹与肌腱交角处。当伸直小腿或足跟上提时，腓肠肌肌腹下出现尖角凹

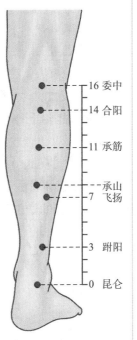

16 委中
14 合阳
11 承筋
承山
7 飞扬
3 跗阳
0 昆仑

图 9-2-8

陷中（图 9-2-8）。

【解剖】皮肤→皮下组织→腓肠肌→比目鱼肌。浅层布有小隐静脉和腓肠内侧皮神经。深层有胫神经和胫后动、静脉。

【主治】（1）痔疾，便秘。

（2）腰背痛，小腿拘急疼痛。

【操作】直刺 1 ~ 2 寸。

【古文献摘录】

《铜人腧穴针灸图经》："霍乱转筋，大便难。"

《针灸大成》："脚气膝肿，胫酸脚跟痛。"

58. 飞扬 * Fēiyáng（BL 58） 络穴

【定位】昆仑直上 7 寸，腓肠肌外下缘与跟腱移行处（图 9-2-8）。

【解剖】皮肤→皮下组织→小腿三头肌→蹈长屈肌。浅层布有腓肠外侧皮神经。深层有胫神经和胫后动、静脉。

【主治】（1）头痛，眩晕。

（2）鼻衄。

（3）痔疾。

（4）腰腿疼痛。

【操作】直刺 1 ~ 1.5 寸。

【古文献摘录】

《甲乙经》："腰痛，颈项痛，历节汗出，而步失履，寒腹不仁，腨中痛。"

《千金要方》："飞扬、太乙、滑肉门，主癫疾狂吐舌。"

《铜人腧穴针灸图经》："主目眩，逆气鼽衄。"

59. 跗阳 Fūyáng（BL 59） 阳跷郄穴

【定位】昆仑直上 3 寸，腓骨与跟腱之间（图 9-2-8）。

【解剖】皮肤→皮下组织→腓骨短肌→蹈长屈肌。浅层布有腓肠神经和小隐静脉。深层有胫神经的分支和胫后动、静脉的肌支。

【主治】（1）头痛。

（2）腰骶痛，下肢痿痹，足踝肿痛。

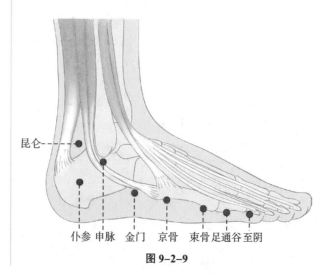

图 9-2-9

昆仑 仆参 申脉 金门 京骨 束骨足通谷至阴

【操作】直刺 0.8 ~ 1.2 寸。

60. 昆仑 * Kūnlún（BL 60） 经穴

【定位】外踝尖与跟腱之间的凹陷中（图 9-2-9）。

【解剖】皮肤→皮下组织→跟腱前方的疏松结缔组织中。浅层布有腓肠神经和小隐静脉。深层有腓动、静脉的分支和属支。

【主治】（1）头痛，目痛，鼻衄。

（2）滞产。

（3）癫痫。

（4）颈项强痛，腰痛，足踝肿痛。

【操作】直刺 0.5 ~ 0.8 寸。孕妇禁用。

【古文献摘录】

《甲乙经》："癫疾，目眗眗，鼽衄。"

《针灸大成》："主腰尻脚气，足腨肿不得履地，鼽衄，䐃如结，踝如裂，头痛，肩背拘急，咳喘满，腰脊内引痛……妇人孕难，胞衣不出。"

《针灸大成》："妊妇刺之落胎。"

61. 仆参　Púcān（BL61）　足太阳经、阳跷脉交会穴

【定位】昆仑直下，跟骨外侧，赤白肉际处（图 9-2-9）。

【解剖】皮肤→皮下组织→跟骨。布有小隐静脉的属支、腓肠神经跟外侧支和腓动、静脉的跟支。

【主治】（1）癫痫。

（2）腰痛，下肢痿软，腿痛转筋，足跟肿痛。

【操作】直刺 0.3 ~ 0.5 寸。

62. 申脉 *　Shēnmài（BL62）　八脉交会穴（通阳跷脉）

【定位】外踝尖直下，外踝下缘与跟骨之间凹陷中（图 9-2-9）。

【解剖】皮肤→皮下组织→腓骨长肌腱→腓骨短肌腱→距跟外侧韧带。布有小隐静脉、腓肠神经的分支和外踝前动、静脉。

【主治】（1）失眠，头痛，眩晕，癫狂痫。

（2）腰腿痛。

【操作】直刺 0.3 ~ 0.5 寸。

【古文献摘录】

《甲乙经》："腰痛不能举足，少坐若下车踬地，胫中矫矫（一作'烄烄'）然。"

《针灸聚英》："洁古曰：痫病昼发，灸阳跷。"

63. 金门　Jīnmén（BL63）　郄穴

【定位】外踝前缘直下，骰骨下缘凹陷中（图 9-2-9）。

【解剖】皮肤→皮下组织→腓骨长肌腱及小趾展肌。布有足背外侧皮神经，足外侧缘静脉（小隐静脉）。

【主治】（1）头痛。

（2）小儿惊风。

（3）腰痛，下肢痿痹，足踝肿痛。

【操作】直刺 0.3 ~ 0.5 寸。

64. 京骨 *　Jīnggǔ（BL64）　原穴

【定位】第 5 跖骨粗隆前下方，赤白肉际处（图 9-2-9）。

【解剖】皮肤→皮下组织→小趾展肌。布有足背外侧皮神经、足外侧缘静脉。

【主治】（1）头痛。

（2）癫痫。

（3）颈项强痛，腰腿痛。

【操作】直刺 0.3 ~ 0.5 寸。

【古文献摘录】

《太平圣惠方》："善惊悸，不欲食，腿膝胫痿。"

《循经考穴编》："寒湿脚气，两足燥裂，或湿痒生疮。"

65. 束骨   Shùgǔ（BL 65） 输穴

【定位】第5跖趾关节的近端，赤白肉际处（图9-2-9）。

【解剖】皮肤→皮下组织→小趾展肌→小趾对跖肌腱→小趾短屈肌。浅层布有足背外侧皮神经、足背静脉弓的属支。深层有趾足底固有神经和趾底固有动、静脉。

【主治】（1）头痛，眩晕。

（2）癫狂痫。

（3）颈项强痛，腰腿痛。

【操作】直刺0.3～0.5寸。

66. 足通谷   Zútōnggǔ（BL 66） 荥穴

【定位】第5跖趾关节的远端，赤白肉际处（图9-2-9）。

【解剖】皮肤→皮下组织→小趾近节趾骨底的跖侧面。布有足背外侧皮神经，足背静脉弓的属支，趾足底固有动、静脉。

【主治】（1）头痛，颈项强痛。

（2）鼻衄。

（3）癫狂。

【操作】直刺0.2～0.3寸。

67. 至阴 *   Zhìyīn（BL 67） 井穴

【定位】小趾末节外侧，趾甲根角侧后方0.1寸（图9-2-9）。

【解剖】皮肤→皮下组织→趾甲根。布有足背外侧皮神经的趾背神经和趾背动、静脉网。

【主治】（1）胎位不正，滞产。

（2）头痛，目痛，鼻塞，鼻衄。

（3）足膝肿痛。

【操作】浅刺0.1寸；或点刺出血。胎位不正用灸法。

【古文献摘录】

《针灸聚英》："目痛，大眦痛。"

《肘后歌》："头面之疾针至阴。"

复习思考题

1. 试述睛明穴的针刺方法。

2. 如何理解"腰背委中求"？

3. 申脉穴是何特定穴？配后溪与配照海在临床应用上有何区别？

第十章

足少阴经络与腧穴

扫一扫，查阅本章数字资源，含PPT、音视频、图片等

本章包括足少阴经络和足少阴腧穴两部分。第一部分为足少阴经络，包括足少阴经脉、足少阴络脉、足少阴经别和足少阴经筋。第二部分为足少阴腧穴，首穴是涌泉，末穴是俞府，左右各27穴。

第一节 足少阴经络

一、足少阴经脉

（一）经脉循行

《灵枢·经脉》：

肾足少阴之脉，起于小指之下，邪[1]走足心，出于然骨[2]之下，循内踝之后，别入跟中，以上腨[3]内，出腘内廉，上股内后廉，贯脊[4]属肾，络膀胱。

其直者，从肾上贯肝膈，入肺中，循喉咙，挟舌本。

其支者，从肺出，络心，注胸中。（图10-1-1、图10-1-2）

【注释】

[1]邪：通"斜"。

[2]然骨：指内踝前突起的舟骨粗隆。

[3]腨：参见足太阴经脉循行注。

[4]贯脊：贯穿脊柱。

足少阴肾经，起于足小趾之下，斜过足心，出于舟骨粗隆下，沿内踝之后，进入足跟中，上向小腿内，出腘窝内侧，上大腿内侧后缘，穿过脊柱，属于肾，络于膀胱。

其主干，从肾上穿肝、膈，进入肺中，沿着喉咙，夹舌根旁。

其支脉，从肺出来，络于心，注于胸中。

（二）经脉病候

《灵枢·经脉》：

是动则病，饥不欲食，面如漆柴[1]，咳唾则有血，喝喝[2]而

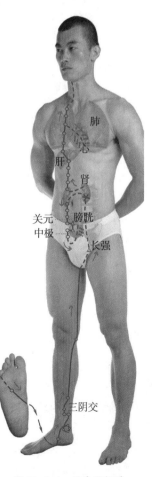

图 10-1-1 足少阴经脉循行示意图

【知识链接】

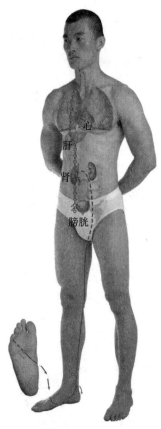

图 10-1-2　足少阴经脉图

喘，坐而欲起，目睆睆[3]如无所见，心如悬若饥状，气不足则善恐，心惕惕如人将捕之，是为骨厥[4]。

是主肾所生病者，口热、舌干、咽肿，上气，嗌干及痛，烦心，心痛，黄疸，肠澼[5]，脊、股内后廉痛，痿、厥[6]，嗜卧，足下热而痛。

【注释】

[1]漆柴：形容病者面色发黑，如漆如炭。

[2]喝喝：形容气喘声。

[3]睆睆：音荒，指视物不清。

[4]骨厥：肾主骨，指本经气血厥逆而出现的症候。

[5]肠澼：澼，音僻，肠间水也。此指泄泻。

[6]痿厥：痿，指下肢软弱；厥，指厥冷。

二、足少阴络脉

《灵枢·经脉》：

足少阴之别，名曰大钟，当踝后绕跟，别走太阳；其别者，并经[1]上走于心包下，外贯腰脊。（图 10-1-3）

其病：气逆则烦闷。实，则闭癃；虚，则腰痛。取之所别也。

【注释】

[1]并经：与经脉一起。

三、足少阴经别

《灵枢·经别》：

足少阴之正，至腘中，别走太阳而合，上至肾，当十四椎出属带脉[1]；直者系舌本，复出于项，合于太阳。（图 10-1-4）

【注释】

[1]带脉：从第14椎（第2腰椎）处横出。

四、足少阴经筋

《灵枢·经筋》：

足少阴之筋，起于小指之下，入足心[1]，并太阴之经，邪走内踝之下，结于踵；与足太阳[2]之筋合，而上结于内辅骨之下；并太阴[3]之经筋而上，循阴股，结于阴器。循脊内挟脊[4]，上至项，结于枕骨，与足太阳之筋合。（图 10-1-5）

其病：足下转筋，及所过而结者皆痛及转筋。病在此者，主痫瘛及痉，在外者不能俯，在内者不能仰。故阳病者腰反折，不能俯；阴病者，不能仰。

【注释】

[1]入足心：三字原无，据《甲乙经》补。

[2]足太阳：原文为"太阳"二字，据《太素》补。

[3]太阴：此指足太阴。

［4］循膂内挟脊：原作"循脊内挟膂"，据《甲乙经》改。

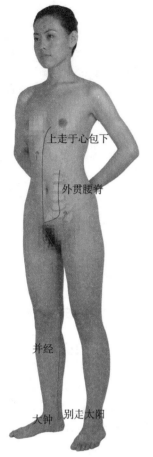
图 10-1-3 足少阴络脉
循行示意图

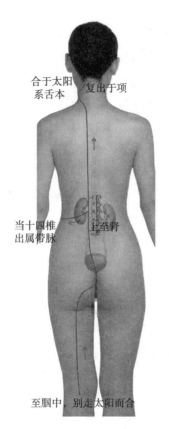
图 10-1-4 足少阴经别
循行示意图

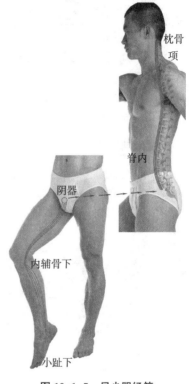
图 10-1-5 足少阴经筋
循行示意图

第二节 足少阴腧穴

本经一侧 27 穴，10 穴分布于下肢内侧面，17 穴分布于胸腹第一侧线（图 10-2-1）。

1. 涌泉 * Yǒngquán（**KI 1**） 井穴

【定位】屈足卷趾时足心最凹陷中（图 10-2-2）。

取法：当足底第 2、3 趾蹼缘与足跟连线的前 1/3 与后 2/3 的交点处。

【解剖】皮肤→皮下组织→足底腱膜（跖腱膜）→第 2 趾足底总神经→第 2 蚓状肌。浅层布有足底内侧神经的分支。深层有第 2 趾足底总神经和第 2 趾足底总动、静脉。

【主治】（1）发热，心烦，惊风。

（2）咽喉肿痛，咳嗽，气喘。

（3）便秘，小便不利。

（4）足心热，腰脊痛。

【操作】直刺 0.5~1 寸。

【古文献摘录】

《肘后歌》："顶心头痛眼不开，涌泉下针定安泰。""伤寒痞气结胸中，两目昏黄汗不通，涌

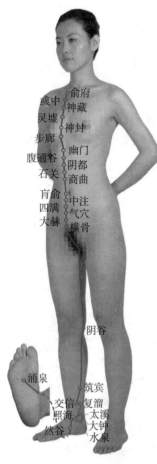

图 10-2-1　足少阴肾经穴
**Points of Kidney Meridian of
Foot–shaoyin**

泉妙穴三分许，速使周身汗自通。"

《通玄指要赋》："胸结身黄，取涌泉而即可。"

《百症赋》："厥寒、厥热涌泉清。"

2. 然谷 *　Rángǔ（KI 2）荥穴

【定位】足舟骨粗隆下方，赤白肉际处（图 10-2-3）。

【解剖】皮肤→皮下组织→跚展肌→趾长屈肌腱。浅层布有隐神经的小腿内侧皮支、足底内侧神经皮支和足背静脉网的属支。深层有足底内侧神经和足底内侧动、静脉。

【主治】（1）咳血，咽喉肿痛。

（2）消渴，黄疸，泄泻。

（3）月经不调，阴挺，阴痒，遗精，阳痿。

（4）小儿脐风。

（5）足跗肿痛。

【操作】直刺 0.5 ~ 1 寸。

【古文献摘录】

《千金要方》："妇人绝子，灸然谷各五十壮。"

《甲乙经》："女子不字，阴暴出，经水漏，然谷主之。"

《百症赋》："脐风须然谷而易醒。"

3. 太溪 *　Tàixī（KI 3）输穴，原穴

【定位】内踝尖与跟腱之间的凹陷中（图 10-2-3）。

【解剖】皮肤→皮下组织→胫骨后肌腱、趾长屈肌腱与跟腱、跖肌腱之间→跚长屈肌。浅层布有隐神经的小腿内侧皮支和大隐静脉的属支。深层有胫神经和胫后动、静脉。

【主治】（1）遗精，阳痿，月经不调。

（2）咳嗽，气喘，咳血，胸痛。咽喉肿痛，齿痛。

（3）消渴，便秘。

（4）腰背痛，下肢冷痛。

【操作】直刺 0.5 ~ 1 寸。

【古文献摘录】

《甲乙经》："消瘅，善喘（一作'噫'），气走喉咽而不能言，手足清，溺黄，大便难，嗌中肿痛，唾血，口中热，唾如胶，太溪主之。"

《通玄指要赋》："牙齿痛，吕细堪治。"

《百症赋》："寒疟兮，商阳太溪验。"

4. 大钟 *　Dàzhōng（KI 4）络穴

【定位】内踝后下方，跟骨上缘，跟腱附着部前缘凹陷中（图 10-2-3）。

【解剖】皮肤→皮下组织→跖肌腱和跟腱的前方→跟骨。浅层布有隐神经的小腿内侧皮支和大隐静脉的属支。深层有胫后动脉的内踝支和跟支构成的动脉网。

【主治】（1）癃闭，便秘。

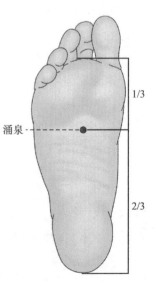

图 10-2-2

（2）咳血，气喘。

（3）痴呆，嗜卧。

（4）腰背痛，足跟痛。

【操作】直刺 0.3 ~ 0.5 寸。

【古文献摘录】

《灵枢·经脉》："足少阴之别……其病，气逆则烦闷，实则闭癃，虚则腰痛。取之所别也。"

《甲乙经》："疟多寒少热，大钟主之。"

《标幽赋》："用大钟治心内之呆痴。"

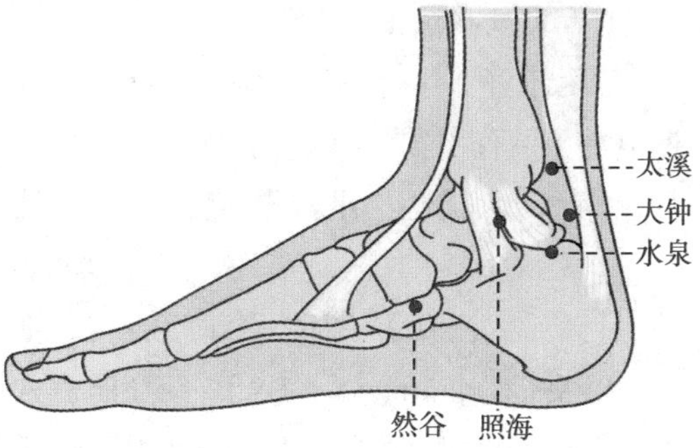

图 10-2-3

5. 水泉　Shuǐquán（KI 5）　郄穴

【定位】太溪直下 1 寸，跟骨结节内侧凹陷中（图 10-2-3）。

【解剖】皮肤→皮下组织→跟骨内侧面。浅层布有隐神经的小腿内侧皮支和大隐静脉的属支。深层有胫后动、静脉，足底内、外侧神经和跟内侧支（均是胫神经的分支）。

【主治】（1）月经不调，痛经，阴挺，小便不利。

（2）目视不明。

【操作】直刺 0.3 ~ 0.5 寸。

6. 照海 *　Zhàohǎi（KI 6）　八脉交会穴（通阴跷脉）

【定位】内踝尖下 1 寸，内踝下缘边际凹陷中（图 10-2-3）。

【解剖】皮肤→皮下组织→胫骨后肌腱。浅层布有隐神经的小腿内侧皮支和大隐静脉的属支。深层有跗内侧动、静脉的分支或属支。

【主治】（1）失眠，目赤肿痛，咽干，咽痛。

（2）月经不调，赤白带下，阴挺，癃闭，疝气。

（3）癫痫。

【操作】直刺 0.5 ~ 0.8 寸。

【古文献摘录】

《甲乙经》："卒疝，少腹痛，照海主之，病在左，取右，右取左。"

《针灸聚英》："洁古曰：痫病夜发，灸阴跷，照海穴也。"

《八法八穴歌》："喉塞小便淋涩，膀胱气痛肠鸣，食黄酒积腹脐并，呕泻胃翻便紧，难产昏迷积块，肠风下血常频，膈中决气气疬侵，照海有功必定。"

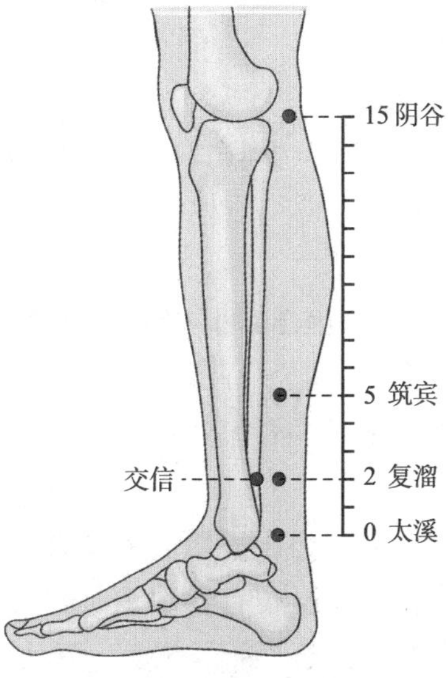

7. 复溜 *　Fùliū（KI 7）　经穴

【定位】内踝尖上 2 寸，跟腱的前缘（图 10-2-4）。

【解剖】皮肤→皮下组织→跖肌腱和跟腱前方→姆长屈肌。浅层布有隐神经的小腿内侧皮支和大隐静脉的属支。深层有胫神经和胫后动、静脉。

【主治】（1）腹胀，泄泻。

（2）多汗，无汗，水肿。

（3）腰背痛，下肢痿痹。

【操作】　直刺 0.5 ~ 1 寸。

图 10-2-4

【古文献摘录】

《甲乙经》："血痔泄（利）后重，腹痛如癃状，狂仆必有所扶持，及大气涩出，鼻孔中痛，腹中常（一作'雷'）鸣，骨寒热无所安，汗出不休，复溜主之。"

《针灸大成》："足内踝上二寸，筋骨陷中，前傍骨是复溜，后傍筋是交信，二穴止隔一条筋。"

《天元太乙歌》："闪挫脊膂腰难转，举步多难行重寒，遍体游气生虚浮，复溜一刺人健羡。"

8. 交信 Jiāoxìn（KI 8）阴跷脉郄穴

【定位】内踝尖上2寸，胫骨内侧缘后际凹陷中（图10-2-4）。

【解剖】皮肤→皮下组织→趾长屈肌→胫骨后肌后方→踇长屈肌。浅层布有隐神经的小腿内侧皮支和大隐静脉的属支。深层有胫神经和胫后动、静脉。

【主治】（1）癃闭，疝气痛引股膝，月经不调。

（2）泄泻，便秘。

【操作】直刺0.5~1寸。

9. 筑宾 Zhùbīn（KI 9）阴维脉郄穴

【定位】太溪直上5寸，比目鱼肌与跟腱之间（图10-2-4）。

【解剖】皮肤→皮下组织→小腿三头肌。浅层布有隐神经的小腿内侧皮支和浅静脉。深层有胫神经和胫后动、静脉。

【主治】（1）癫痫，吐舌。

（2）呕吐。

（3）疝气。

（4）小腿疼痛。

【操作】直刺1~1.5寸。

10. 阴谷 Yīngǔ（KI 10）合穴

【定位】在腘窝内侧，屈膝时，当半腱肌肌腱与半膜肌肌腱之间（图10-2-5）。

【解剖】皮肤→皮下组织→半膜肌腱与半腱肌腱之间→腓肠肌内侧头。浅层布有股后皮神经和皮下静脉。深层有膝上内侧动、静脉的分支或属支。

【主治】（1）阳痿，小便不利，月经不调，崩漏。

（2）癫狂。

（3）腰脊痛，少腹、前阴、膝股引痛。

【操作】直刺1~1.5寸。

11. 横骨 Hénggǔ（KI 11）足少阴经、冲脉交会穴

【定位】脐中下5寸，前正中线旁开0.5寸（图10-2-6）。

【解剖】皮肤→皮下组织→腹直肌鞘前壁→锥状肌→腹直肌。浅层布有髂腹下神经前皮支和腹壁浅静脉的属支。深层有腹壁下动、静脉的分支或属支和第11、12胸神经前支的

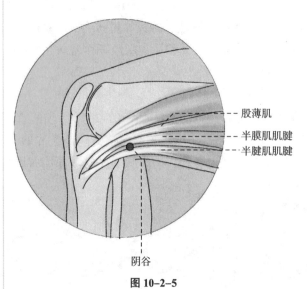
股薄肌
半膜肌肌腱
半腱肌肌腱
阴谷
图10-2-5

分支。

【主治】少腹胀痛，小便不利，遗尿，遗精，阳痿，疝气。

【操作】直刺 1 ~ 1.5 寸。

12. 大赫 * Dàhè（KI 12） 足少阴经、冲脉交会穴

【定位】脐中下 4 寸，前正中线旁开 0.5 寸（图 10-2-6）。

【解剖】皮肤→皮下组织→腹直肌鞘前壁→锥状肌上外侧缘→腹直肌。浅层布有腹壁浅动、静脉的分支或属支，第 11、12 胸神经和第 1 腰神经前支的前皮支及伴行的动、静脉。深层有腹壁下动、静脉的分支或属支，第 11、12 胸神经前支的肌支和相应的肋间动、静脉。

【主治】遗精，阳痿，阴挺，带下，阴囊挛缩。

【操作】直刺 1 ~ 1.5 寸。

【古文献摘录】

《甲乙经》："女子赤淫，大赫主之。""男子精溢，阴上缩，大赫主之。"

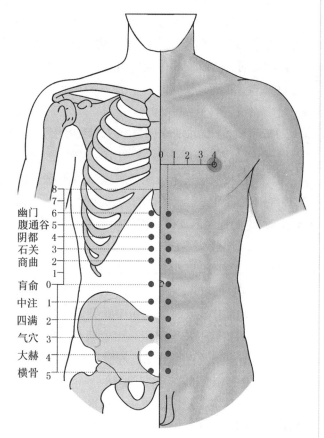

图 10-2-6

13. 气穴 Qìxué（KI 13） 足少阴经、冲脉交会穴

【定位】脐中下 3 寸，前正中线旁开 0.5 寸（图 10-2-6）。

【解剖】皮肤→皮下组织→腹直肌鞘前壁→腹直肌。浅层布有腹壁浅动、静脉的分支或属支，第 11、12 胸神经前支和第 1 腰神经前支的前皮支及伴行的动、静脉。深层有腹壁下动、静脉的分支或属支，第 11、12 胸神经前支的肌支和相应的肋间动、静脉。

【主治】（1）月经不调，带下。

（2）不孕。

（3）腹痛引腰脊。

【操作】直刺 1 ~ 1.5 寸。

14. 四满 Sìmǎn（KI 14） 足少阴经、冲脉交会穴

【定位】脐中下 2 寸，前正中线旁开 0.5 寸（图 10-2-6）。

【解剖】皮肤→皮下组织→腹直肌鞘前壁→腹直肌。浅层布有腹壁浅动、静脉的分支或属支，第 10、11、12 胸神经前支的前皮支和伴行的动、静脉。深层有腹壁下动、静脉的分支或属支，第 10、11、12 胸神经前支的肌支和相应的肋间动、静脉。

【主治】（1）月经不调，带下，遗精，遗尿。

（2）泄泻，腹痛，积聚，水肿。

【操作】直刺 1 ~ 1.5 寸。

15. 中注 Zhōngzhù（KI 15） 足少阴经、冲脉交会穴

【定位】脐中下 1 寸，前正中线旁开 0.5 寸（图 10-2-6）。

【解剖】皮肤→皮下组织→腹直肌鞘前壁→腹直肌。浅层布有脐周皮下静脉网和第 10、11、12 胸神经前支的前皮支及伴行的动、静脉。深层有腹壁下动、静脉的分支或属支，第 10、11、12 胸神经前支的肌支和相应的肋间动、静脉。

【主治】腹痛，便秘。

【操作】直刺 1 ~ 1.5 寸。

16. 肓俞　Huāngshū（**KI 16**）　足少阴经、冲脉交会穴

【定位】脐中旁开 0.5 寸（图 10-2-6）。

【解剖】皮肤→皮下组织→腹直肌鞘前壁→腹直肌。浅层布有脐周皮下静脉网，第 9、10、11 胸神经前支的前皮支及伴行的动、静脉。深层有腹壁上、下动、静脉吻合形成的动、静脉网，第 9、10、11 胸神经前支的肌支和相应的肋间动、静脉。

【主治】腹痛，便秘。

【操作】直刺 1 ~ 1.5 寸。

17. 商曲　Shāngqū（**KI 17**）　足少阴经、冲脉交会穴

【定位】脐中上 2 寸，前正中线旁开 0.5 寸（图 10-2-6）。

【解剖】皮肤→皮下组织→腹直肌鞘前壁→腹直肌。浅层布有腹壁浅静脉，第 8、9、10 胸神经前支的前皮支及伴行的动、静脉。深层有腹壁上动、静脉的分支或属支，第 8、9、10 胸神经前支的肌支和相应的肋间动、静脉。

【主治】腹痛，泄泻，便秘，积聚。

【操作】直刺 1 ~ 1.5 寸。

18. 石关　Shíguān（**KI 18**）　足少阴经、冲脉交会穴

【定位】脐中上 3 寸，前正中线旁开 0.5 寸（图 10-2-6）。

【解剖】皮肤→皮下组织→腹直肌鞘前壁→腹直肌。浅层布有腹壁浅静脉，第 7、8、9 胸神经前支及伴行的动、静脉。深层有腹壁上动、静脉的分支或属支，第 7、8、9 胸神经前支的肌支和相应的肋间动、静脉。

【主治】腹痛，便秘，多唾，嗳气。

【操作】直刺 1 ~ 1.5 寸。

19. 阴都　Yīndū（**KI 19**）　足少阴经、冲脉交会穴

【定位】脐中上 4 寸，前正中线旁开 0.5 寸（图 10-2-6）。

【解剖】皮肤→皮下组织→腹直肌鞘前壁→腹直肌。浅层布有腹壁浅静脉，第 7、8、9 胸神经前支的前皮支及伴行的动、静脉。深层有腹壁上动、静脉的分支或属支，第 7、8、9 胸神经前支的肌支和相应的肋间动、静脉。

【主治】腹痛，腹胀，肠鸣。

【操作】直刺 1 ~ 1.5 寸。

20. 腹通谷　Fùtōnggǔ（**KI 20**）　足少阴经、冲脉交会穴

【定位】脐中上 5 寸，前正中线旁开 0.5 寸（图 10-2-6）。

【解剖】皮肤→皮下组织→腹直肌鞘前壁→腹直肌。浅层布有腹壁浅静脉和第 6、7、8 胸神经前支的前皮支及伴行的动、静脉。深层有腹壁上动、静脉的分支或属支，第 6、7、8 胸神经前支的肌支和相应的肋间动、静脉。

【主治】腹痛，腹胀，腹中积聚，呕吐。

【操作】直刺 0.5 ~ 1 寸。

21. 幽门 Yōumén（**KI 21**）足少阴经、冲脉交会穴

【定位】脐中上6寸，前正中线旁开0.5寸（图10-2-6）。

【解剖】皮肤→皮下组织→腹直肌鞘前壁→腹直肌。浅层布有第6、7、8胸神经前支的前皮支及伴行的动、静脉。深层有腹壁上动、静脉的分支或属支，第6、7、8胸神经前支的肌支和相应的肋间动、静脉。

【主治】腹痛，腹胀，呃逆，呕吐，泄泻。

【操作】直刺0.5~1寸。

22. 步廊 Bùláng（**KI 22**）

【定位】第5肋间隙，前正中线旁开2寸（图10-2-7）。

【解剖】皮肤→皮下组织→胸大肌。浅层布有第5肋间神经的前皮支，胸廓内动、静脉的穿支。深层有胸内、外侧神经的分支。

【主治】（1）咳嗽，气喘，胸胁胀满。

（2）呕吐。

【操作】斜刺或平刺0.5~0.8寸。

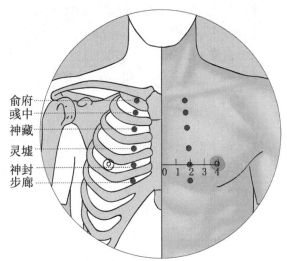

图10-2-7

23. 神封 Shénfēng（**KI 23**）

【定位】第4肋间隙，前正中线旁开2寸（图10-2-7）。

【解剖】皮肤→皮下组织→胸大肌。浅层布有第4肋间神经的前皮支，胸廓内动、静脉的穿支。深层有胸内、外侧神经的分支。

【主治】（1）咳嗽，气喘，胸胁胀满。

（2）呕吐，食欲不振。

（3）乳痈。

【操作】斜刺或平刺0.5~0.8寸。

24. 灵墟 Língxū（**KI 24**）

【定位】第3肋间隙，前正中线旁开2寸（图10-2-7）。

【解剖】皮肤→皮下组织→胸大肌。浅层布有第3肋间神经的前皮支，胸廓内动、静脉的穿支。深层有胸内、外侧神经的分支。

【主治】（1）咳嗽，气喘，胸胁胀满。

（2）呕吐。

（3）乳痈。

【操作】斜刺或平刺0.5~0.8寸。

25. 神藏 Shéncáng（**KI 25**）

【定位】第2肋间隙，前正中线旁开2寸（图10-2-7）。

【解剖】皮肤→皮下组织→胸大肌。浅层布有第2肋间神经的前皮支，胸廓内动、静脉的穿支。深层有胸内、外侧神经的分支。

【主治】（1）咳嗽，气喘，胸胁胀满。

（2）呕吐，食欲不振。

【操作】斜刺或平刺0.5~0.8寸。

26. 彧中 Yùzhōng（**KI 26**）

【定位】第1肋间隙，前正中线旁开2寸（图10-2-7）。

【解剖】皮肤→皮下组织→胸大肌。浅层布有第1肋间神经的前皮支，锁骨上内侧神经和胸廓内动、静脉的穿支。深层有胸内、外侧神经的分支。

【主治】咳嗽，气喘，痰多，胸胁胀满。

【操作】斜刺或平刺0.5～0.8寸。

27. 俞府 Shūfǔ（**KI 27**）

【定位】锁骨下缘，前正中线旁开2寸（图10-2-7）。

【解剖】皮肤→皮下组织→胸大肌。浅层布有锁骨上内侧神经。深层有胸内、外侧神经的分支。

【主治】（1）咳嗽，气喘，胸痛。

　　　　（2）呕吐。

【操作】斜刺或平刺0.5～0.8寸。

复习思考题

　1. 从足少阴经脉的循行分布规律试述其经脉病候特点。

　2. 与"舌本"有联系的经脉有哪些？请写出相关的经脉原文。

　3. 简述涌泉穴的特定穴属性及主治特点。

　4. 照海穴为何可治疗癫痫？

本章包括手厥阴经络和手厥阴腧穴两部分。第一部分为手厥阴经络，包括手厥阴经脉、手厥阴络脉、手厥阴经别和手厥阴经筋。第二部分为手厥阴腧穴，首穴是天池，末穴是中冲，左右各9穴。

第一节　手厥阴经络

一、手厥阴经脉

（一）经脉循行

《灵枢·经脉》：

心主手厥阴心包络[1]之脉，起于胸中，出属心包[2]，下膈，历[3]络三焦。

其支者，循胸出胁，下腋三寸[4]，上抵腋下，循臑内，行太阴、少阴之间，入肘中，下臂，行两筋[5]之间，入掌中，循中指，出其端。

其支者，别掌中，循小指次指[6]出其端。（图 11–1–1、图 11–1–2）

【注释】

［1］心包络：《脉经》《甲乙经》《铜人腧穴针灸图经》无此三字；《太素》《十四经发挥》无"络"字。"心包"原意指心外之包膜；"心包络"意指与心包相通的络脉。

［2］心包：此后原有"络"字，《甲乙经》同；《脉经》《太素》《素问·藏气法时论》等篇王冰注，《千金要方》《铜人腧穴针灸图经》《十四经发挥》引文均无，因据删。

［3］历：经历的意思。杨注："经历三焦仍络著（着）也。"

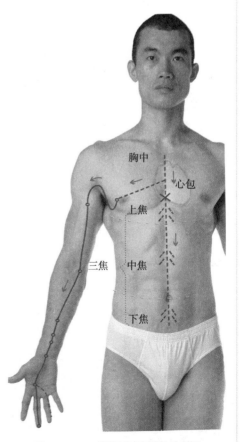

图 11–1–1　手厥阴经脉循行示意图

【知识链接】

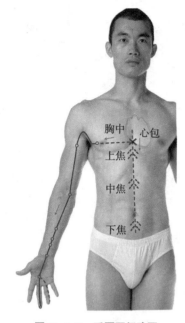

图 11-1-2　手厥阴经脉图

[4] 下腋三寸：距腋下 3 寸，与乳头相平处，为天池穴。

[5] 两筋：指桡侧腕屈肌腱与掌长肌腱。

[6] 小指次指：从小指数起的第 2 指，即无名指。

手厥阴心包经，从胸中开始，浅出属于心包，下过膈肌，历络于上、中、下三焦。

其支脉，沿胸出胁部，当腋下三寸处向上到达腋下，沿上臂内侧，行于手太阴、手少阴经之间，进入肘中，沿前臂下行于桡侧腕屈肌腱与掌长肌腱之间，进入掌中，沿着中指出其末端。

其支脉，从掌中分出，沿无名指出其末端。

（二）经脉病候

《灵枢·经脉》：

是动则病，手心热，臂、肘挛急，腋肿；甚则胸胁支满[1]，心中澹澹[2]大动，面赤，目黄，喜笑不休。

是主脉所生病者，烦心，心痛，掌中热。

【注释】

[1] 支满：支撑胀闷的感觉。

[2] 澹澹：音淡，水震动，形容心悸。

二、手厥阴络脉

《灵枢·经脉》：

手心主之别，名曰内关，去腕两寸，出于两筋之间，循经以上，系于心包，络心系。（图 11-1-3）

实则心痛，虚则为烦心[1]。取之两筋间也。

【注释】

[1] 烦心：原作"头强"，据《甲乙经》《千金要方》改。

三、手厥阴经别

《灵枢·经别》：

手心主之正，别下渊腋[1]三寸，入胸中，别属三焦，出循[2]喉咙，出耳后，合少阳完骨之下[3]。（图 11-1-4）

【注释】

[1] 渊腋：指腋部，其下 3 寸当天池穴处。

[2] 出循：《太素》作"上循"。

[3] 完骨之下：约当天牖穴部。

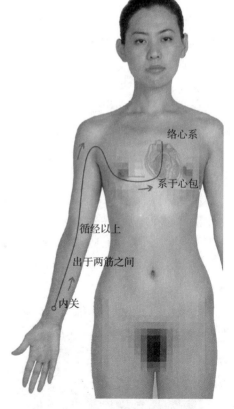

图 11-1-3　手厥阴络脉循行示意图

四、手厥阴经筋

《灵枢·经筋》：

手心主之筋，起于中指，与太阴之筋并行，结于肘内廉；上臂阴，结腋下；下散前后挟胁。其支者，入腋，散胸中，结于贲[1]。（图 11-1-5）

其病，当所过者支转筋[2]，及胸痛、息贲。

【注释】

[1]贲：原误作"臂"，据《太素》改。此指膈部。

[2]筋：此后原误衍"前"字，据《太素》删。

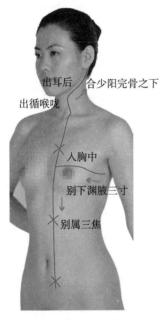

图 11-1-4　手厥阴经别循行示意图

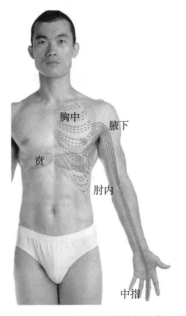

图 11-1-5　手厥阴经筋循行示意图

第二节　手厥阴腧穴

本经腧穴一侧9穴，1穴分布于胸前外上部，8穴分布于上肢内侧（图 11-2-1）。

1. 天池 *　Tiānchí（PC 1）

【定位】第4肋间隙，前正中线旁开5寸（图 11-2-2）。

【解剖】皮肤→皮下组织→胸大肌→胸小肌。浅层分布着第4肋间神经外侧皮支和胸腹壁静脉的属支。深层有胸内、外侧神经，胸外侧动、静脉的分支或属支。

【主治】（1）咳嗽、痰多、气喘、胸闷、胸痛，腋下肿。

　　　　（2）瘰疬。

【操作】斜刺或平刺 0.5～0.8 寸。

【古文献摘录】

《甲乙经》："寒热胸满头痛，四肢不举，腋下肿，上气胸中有

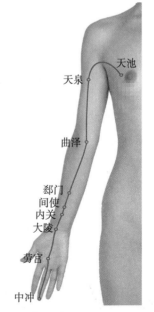

图 11-2-1　手厥阴心包经穴
Points of Pericardium Meridian of Hand-Jueyin

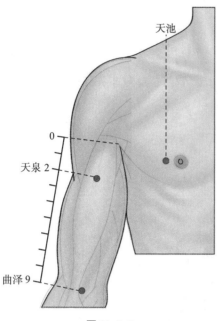

图 11-2-2

声，喉中鸣，天池主之。"

《铜人腧穴针灸图经》："治寒热胸膈烦满，头痛，四肢不举，腋下肿，上气胸中有声，喉中鸣。"

2. 天泉　Tiānquán（PC 2）

【定位】腋前纹头下 2 寸，肱二头肌的长、短头之间（图 11-2-2）。

【解剖】皮肤→皮下组织→肱二头肌→肱肌→喙肱肌腱。浅层分布着臂内侧皮神经的分支。深层有肌皮神经和肱动、静脉的肌支。

【主治】（1）心痛，咳嗽，胸胁胀痛。

（2）臂痛。

【操作】直刺 1～1.5 寸。

3. 曲泽 *　Qūzé（PC 3）　合穴

【定位】肘横纹上，肱二头肌腱的尺侧缘凹陷中（图 11-2-2）。

【解剖】皮肤→皮下组织→正中神经→肱肌。浅层有肘正中静脉，前臂内侧皮神经等结构。深层有肱动、静脉，尺侧返动、静脉的掌侧支与尺侧下副动、静脉前支构成的动、静脉网，正中神经的本干。

【主治】（1）心痛，心悸，善惊。

（2）热病，口干。

（3）胃痛，吐血，呕吐。

（4）肘臂挛痛。

【操作】直刺 1～1.5 寸，或用三棱针点刺出血。

【古文献摘录】

《甲乙经》："心痛卒咳逆，曲泽主之，出血则已。"

《千金要方》："曲泽、大陵，主心下澹澹，喜惊。"

《铜人腧穴针灸图经》："治心痛，善惊身热，烦渴口干，逆气呕血，风胗，臂肘手腕善动摇。"

4. 郄门 *　Xìmén（PC 4）　郄穴

【定位】腕掌侧远端横纹上 5 寸，掌长肌腱与桡侧腕屈肌腱之间（图 11-2-3）。

【解剖】皮肤→皮下组织→桡侧腕屈肌腱与掌长肌腱之间→指浅屈肌→指深屈肌→前臂骨间膜。浅层分布着前臂外侧皮神经、内侧皮神经分支和前臂正中静脉。深层有正中神经及其伴行的动、静脉，骨间前动脉，骨间前神经等。

【主治】（1）心痛，心悸，心烦，胸痛。

（2）咯血，吐血，衄血。

【操作】直刺 0.5～1 寸。

【古文献摘录】

《甲乙经》："心痛，衄，哕，呕血，惊恐畏人，神气不足。"

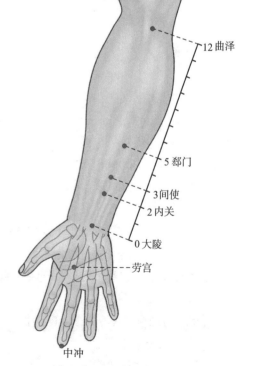

图 11-2-3

《循经考穴编》："久疟不瘥，心胸疼痛，五心烦热。"

5. 间使 *　Jiānshǐ（PC 5）　经穴

【定位】腕掌侧远端横纹上 3 寸，掌长肌腱与桡侧腕屈肌腱之间（图 11-2-3）。

【解剖】皮肤→皮下组织→桡侧腕屈肌腱与掌长肌腱之间→指浅屈肌→指深屈肌→旋前方肌→前臂骨间膜。浅层分布有前臂内、外侧皮神经分支和前臂正中静脉。深层分布有正中神经及其伴行的动、静脉，骨间前动脉，骨间前神经等。

【主治】（1）心痛，心悸，心烦。

（2）热病，疟疾，癫狂痫。

（3）胃痛，呕吐。

【操作】直刺 0.5 ~ 1 寸。

【古文献摘录】

《甲乙经》："热病烦心，善呕，胸中澹澹，善动而热。""心悬如饥状，善悲而惊狂，面赤目黄。"

《千金要方》："胸痹背相引，寒中少气，头痛。"

《千金翼方》："烦躁恍惚，狂邪发无常，披头大唤欲杀人，不避水火，干呕不止，所食即吐不停。"

《针灸大成》："腋肿肘挛，卒心痛，中风气塞，涎上昏危，咽中如梗，妇人月水不调，血结成块，小儿客忤。"

6. 内关 *　Nèiguān（PC 6）　络穴，八脉交会穴（通阴维脉）

【定位】腕掌侧远端横纹上 2 寸，掌长肌腱与桡侧腕屈肌腱之间（图 11-2-3）。

【解剖】皮肤→皮下组织→桡侧腕屈肌腱与掌长肌腱之间→指浅屈肌→指深屈肌→旋前方肌。浅层分布着前臂内侧皮神经、外侧皮神经的分支和前臂正中静脉。深层在指浅屈肌、拇长屈肌和指深屈肌三者之间有正中神经及伴行的动、静脉。在前臂骨间膜的前方有骨间前动、静脉和骨间前神经。

【主治】（1）心悸，心痛，胸闷。

（2）胃痛，呕吐，呃逆。

（3）癫狂痫。

（4）肘臂挛痛。

【操作】直刺 0.5 ~ 1 寸。

【古文献摘录】

《甲乙经》："心澹澹而善惊恐，心悲，内关主之。""实则心暴痛，虚则心烦，心惕惕不能动，失智，内关主之。"

《针灸大成》："主手中风热，失志，心痛，目赤，支满肘挛。实则心暴痛泻之，虚则头强补之。"

7. 大陵 *　Dàlíng（PC 7）　输穴，原穴

【定位】腕掌侧远端横纹中，掌长肌腱与桡侧腕屈肌腱之间（图 11-2-3）。

【解剖】皮肤→皮下组织→掌长肌腱与桡侧腕屈肌腱之间→拇长屈肌腱与指浅屈肌腱→指深屈肌腱之间→桡腕关节前方。浅层分布有前臂内、外侧皮神经，正中神经掌支，腕掌侧静脉网。深层有正中神经等。

【主治】（1）心痛，心悸。

（2）胃痛，呕吐，吐血。

（3）悲恐善笑，癫狂痫。

（4）疮肿。

（5）胸胁痛，手臂痛。

【操作】直刺 0.3 ~ 0.5 寸。

【古文献摘录】

《甲乙经》："热病烦心而汗不止，肘挛腋肿，善笑不休，心中痛，目赤黄，小便如血，欲呕，胸中热，苦不乐，太息，喉痹嗌干，喘逆，身热如火，头痛如破，短气胸痛，大陵主之。""狂言，大陵主之。"

《铜人腧穴针灸图经》："治热病汗不出，臂挛腋肿，善笑不休，心悬善饥，喜悲泣惊恐。"

《玉龙歌》："心胸之病大陵泻，气攻胸腹一般针。"

8. 劳宫 *　Láogōng（PC 8）　荥穴

【定位】横平第 3 掌指关节近端，第 2、3 掌骨之间偏于第 3 掌骨。握拳屈指时，中指尖下是穴（图 11-2-3）。

【解剖】皮肤→皮下组织→掌腱膜→桡侧两根指浅、深屈肌腱之间→第 2 蚓状肌桡侧→第 1 骨间掌侧肌和第 2 骨间背侧肌。浅层分布有正中神经的掌支和手掌侧静脉网。深层有指掌侧总动脉、正中神经的指掌侧固有神经。

【主治】（1）口疮，口臭，口渴。

（2）心痛，烦满。

（3）热病，癫狂痫。

（4）呕吐，吐血。

（5）鹅掌风。

【操作】直刺 0.3 ~ 0.5 寸。

【古文献摘录】

《甲乙经》："风热善怒，中心喜悲，思慕嘘唏，善笑不休，劳宫主之。""衄不止，呕吐血，气逆，噫不止，嗌中痛，食不下，善渴，舌中烂，掌中热，欲呕，劳宫主之。""口中肿腥臭，劳宫主之。"

《太平圣惠方》："小儿口有疮蚀龈烂，臭秽气冲人，灸劳宫二穴，各一壮。"

《医宗金鉴》："主治痰火胸痛，小儿口疮及鹅掌风等证。"

9. 中冲 *　Zhōngchōng（PC 9）　井穴

【定位】中指末端最高点（图 11-2-3）。

【解剖】皮肤→皮下组织。分布有正中神经的指掌侧固有神经末梢，指掌侧动、静脉的动、静脉网。皮下组织内富含纤维束，纤维束外连皮肤，内连远节指骨骨膜。

【主治】（1）中风昏迷，舌强不语。

（2）心痛，心烦。

（3）热病，中暑，晕厥，小儿惊风。

【操作】浅刺 0.1 寸；或用三棱针点刺出血。

【古文献摘录】

《甲乙经》："热病烦心，心闷而汗不出，掌中热，心痛，身热如火，浸淫烦满，舌本痛，中冲主之。"

《铜人腧穴针灸图经》:"治热病烦闷,汗不出,掌中热,身如火痛,烦满舌强。"
《玉龙歌》:"中风之症症非轻,中冲二穴可安宁。"

复习思考题

1. 如何理解手厥阴心包经"主脉所生病"?
2. 为什么内关可以治疗"心、胸、胃"的疾病?

本章包括手少阳经络和手少阳腧穴两部分。第一部分为手少阳经络，包括手少阳经脉、手少阳络脉、手少阳经别和手少阳经筋。第二部分为手少阳腧穴，首穴是关冲，末穴是丝竹空，左右各 23 穴。

第一节　手少阳经络

一、手少阳经脉

（一）经脉循行

《灵枢·经脉》：

三焦手少阳之脉，起于小指次指之端，上出两指之间[1]，循手表腕[2]，出臂外两骨[3]之间，上贯肘[4]，循臑外上肩，而交出足少阳之后[5]，入缺盆，布膻中，散络[6]心包，下膈，遍属三焦[7]。

其支者，从膻中[8]，上出缺盆，上项，系[9]耳后，直上出耳上角，以屈下颊至䪼。

其支者，从耳后入耳中，出走耳前，过客主人，前交颊，至目锐眦。（图 12-1-1、图 12-1-2）

【注释】

[1]两指之间：第 4、5 指缝间。

[2]手表腕：指手背腕关节部。

[3]臂外两骨：前臂伸侧，尺骨与桡骨。

[4]贯肘：穿过肘尖部。

[5]交出足少阳之后：指本经天髎穴在足少阳肩井穴之后。

[6]络：原作"落"。据《甲乙经》等改。

[7]遍：原误作"循"，据《太素》等改。

[8]膻中：膻，音但，古通"袒"。此指胸内心之外，两肺之间的部位。此处不是指体表穴位。

[9]系：音计，用作动词。

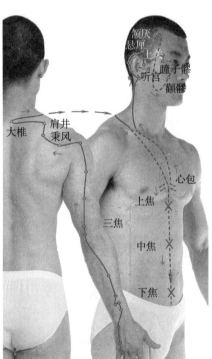

图 12-1-1　手少阳经脉循行示意图

手少阳三焦经，起始于无名指末端，上行小指与无名指之间，沿着手背至腕部，出于前臂伸侧尺骨、桡骨之间，向上穿过肘尖，沿上臂外侧，向上通过肩部，交出足少阳经的后面，进入缺盆，分布于膻中，散络心包，通过膈肌，遍属于上、中、下三焦。

其支脉，从膻中向上出缺盆，上行项部，系耳后，直上出耳上方，弯下行于面颊，至目下。

其支脉，从耳后进入耳中，出走耳前，经过上关前，交面颊，至外眼角。

（二）经脉病候

《灵枢·经脉》：

是动则病，耳聋，浑浑焞焞[1]，嗌肿，喉痹。

是主气所生病者，汗出，目锐眦痛，颊肿，耳后、肩、臑、肘、臂外皆痛，小指次指不用。

【注释】

[1]浑浑焞焞：焞，音吞。浑浑焞焞，形容听觉模糊不清，耳内出现烘烘的响声。

【知识链接】

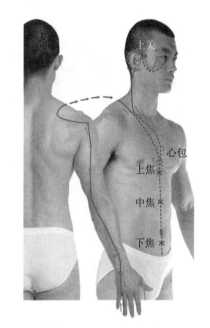

图 12-1-2 手少阳经脉图

二、手少阳络脉

《灵枢·经脉》：

手少阳之别，名曰外关，去腕二寸，外绕臂，注胸中，合心主。（图 12-1-3）

其病，实则肘挛[1]，虚则不收。取之所别也。

【注释】

[1]肘挛：肘部掣引拘挛。

三、手少阳经别

《灵枢·经别》：

手少阳之正，指天[1]，别于巅，入缺盆，下走三焦，散于胸中也。（图 12-1-4）

【注释】

[1]指天：两字疑原属添注，与他经文字不一致。或说手少阳经别起于颠顶，其部位在上，故称指天。手三阳只此经从头部分出，与手阳明、手太阳所说不同。

四、手少阳经筋

《灵枢·经筋》：

手少阳之筋，起于小指次指之端，结于腕；上循臂，结于肘；上绕臑外廉，上肩，走颈，合手太阳。其支者，当曲颊入系舌本；其支者上曲牙[1]，循耳前，属目外眦，上乘颔[2]，结于

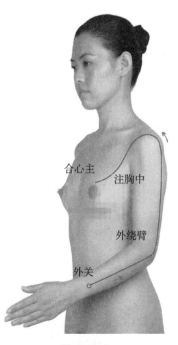

图 12-1-3

角[3]。（图 12-1-5）

其病：当所过者[4]支、转筋，舌卷。

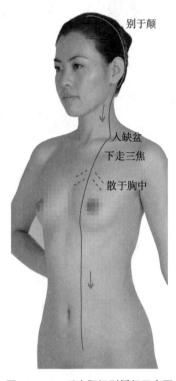

图 12-1-4　手少阳经别循行示意图

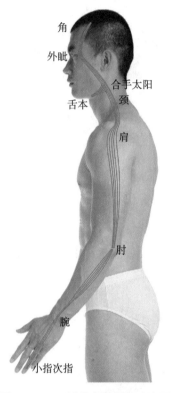

图 12-1-5　手少阳经筋循行示意图

【注释】

[1]曲牙：指颊车上部，下颌关节处。

[2]颔：此当指颔厌之"颔"。颔厌穴位于指颞前侧部。上乘，指登上、跨上。

[3]角：此指额角。

[4]所过者："者"后原有"即"字，据《太素》删。

第二节　手少阳腧穴

本经腧穴一侧 23 穴，13 穴在上肢外侧，10 穴分布于侧头、项、肩部（图 12-2-1）。

1. 关冲 *　Guānchōng（TE 1）井穴

【定位】第 4 指末节尺侧，指甲根角侧上方 0.1 寸（指寸）（图 12-2-2）。

【解剖】皮肤→皮下组织→指甲根。皮下组织内有尺神经指掌侧固有神经的指背支的分支，指掌侧固有动、静脉指背支的动、静脉网。

【主治】（1）耳鸣，耳聋，目翳，舌强，咽喉肿痛，口渴，唇干。

　　　　（2）热病，头痛，中暑。

【操作】浅刺 0.1 寸，或用三棱针点刺出血。

【古文献摘录】

《甲乙经》："肘痛不能自带衣，起头眩，颔痛，面黑，（渴），肩背痛不可顾，关冲主之。""耳聋鸣，下关及阳溪、关冲、液门、阳谷主之。""热病汗不出，天柱及风池、商阳、关冲、液门主之。"

《千金要方》："关冲、窍阴、少泽，主喉痹，舌卷口干。"

2. 液门　Yèmén（TE 2）荥穴

【定位】第4、5指间，指蹼缘上方赤白肉际凹陷中（图12-2-2）。

【解剖】皮肤→皮下组织→在第4、5指近节指骨基底部之间→第4骨间背侧肌和第4蚓状肌。浅层分布有尺神经的指背神经、手背静脉网。深层有指背动、静脉等结构。

【主治】（1）头痛，目赤，耳鸣，耳聋，咽喉肿痛。

（2）热病，疟疾。

（3）手臂肿痛。

【操作】直刺0.3～0.5寸。

3. 中渚*　Zhōngzhǔ（TE 3）输穴

【定位】第4、5掌骨间，第4掌指关节近端凹陷中（图12-2-2）。

【解剖】皮肤→皮下组织→第4骨间肌背侧肌。浅层布有尺神经的指背神经和手背静脉网的尺侧部。深层有第4掌背动脉等结构。

【主治】（1）头痛，耳鸣，耳聋，目痛，咽喉肿痛。

（2）热病。

（3）肩背、肘臂酸痛，手指屈伸不利。

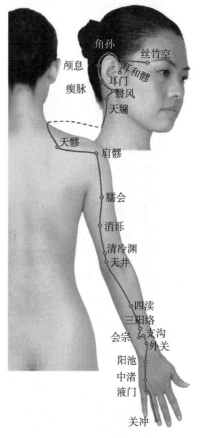

图 12-2-1　手少阳三焦经穴
Points of Sanjiao Meridian of Hand-Shaoyang

【操作】直刺0.3～0.5寸。

【古文献摘录】

《甲乙经》："狂，互引头痛，耳鸣，目痛，中渚主之；嗌外肿，肘臂痛，手上类类也，五指瘈不可屈伸，头眩，颔、额颅痛，中渚主之。"

《外台秘要》："主热病汗不出，头痛，耳鸣，目痛寒热，嗌外肿。"

4. 阳池*　Yángchí（TE 4）原穴

【定位】腕背侧远端横纹上，指伸肌腱的尺侧缘凹陷中（图12-2-2）。

【解剖】皮肤→皮下组织→腕背侧韧带→指伸肌腱与小指伸肌腱→桡腕关节。浅层分布着尺神经手背支、腕背静脉网和前臂后皮神经的末支。深层有尺动脉腕背支的分支。

【主治】（1）疟疾，口干。

（2）手腕痛，肩臂痛。

【操作】直刺0.3～0.5寸。

【古文献摘录】

《甲乙经》："肩痛不能自举，汗不出，颈痛，阳池主之。"

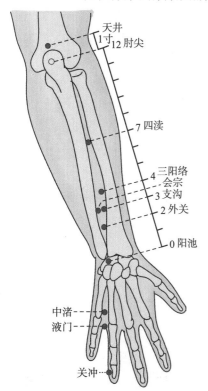

图 12-2-2

5. 外关 * Wàiguān（TE 5） 络穴，八脉交会穴（通阳维脉）

【定位】腕背侧远端横纹上 2 寸，尺骨与桡骨间隙中点（图 12-2-2）。

【解剖】皮肤→皮下组织→小指伸肌→拇长伸肌和食指伸肌。浅层布有前臂后皮神经、头静脉和贵要静脉的属支。深层有骨间后动、静脉和骨间后神经。

【主治】（1）耳鸣，耳聋；热病，瘰疬。

（2）胸胁痛，上肢痿痹。

【操作】直刺 0.5～1 寸。

【古文献摘录】

《甲乙经》："耳焞焞浑浑，（聋）无所闻，外关主之。"

《铜人腧穴针灸图经》："治肘臂不得屈伸，手五指尽痛不能握物，耳聋无所闻。"

《八法八穴歌》："伤寒自汗表烘烘，独会外关为重。"

《针灸大成》："主耳聋，焞焞浑浑无闻，五指尽痛，不能握物。"

6. 支沟 * Zhīgōu（TE 6） 经穴

【定位】腕背侧远端横纹上 3 寸，尺骨与桡骨间隙中点（图 12-2-2）。

【解剖】皮肤→皮下组织→小指伸肌→拇长伸肌→前臂骨间膜。浅层分布有前臂后皮神经、头静脉和贵要静脉的属支。深层有骨间后动、静脉和骨间后神经。

【主治】（1）耳鸣，耳聋，暴喑。

（2）便秘，呕吐。

（3）热病。

（4）瘰疬。

（5）胸胁痛。

【操作】直刺 0.5～1 寸。

【古文献摘录】

《甲乙经》："热病汗不出，互引颈嗌外肿，肩臂酸重，胁腋急痛，四肢不举，痂疥，项不可顾，支沟主之。""暴喑不能言，支沟主之。"

《铜人腧穴针灸图经》："治热病汗不出，肩臂酸重，胁腋痛，四肢不举，霍乱呕吐，口噤不开。"

《类经图翼》："凡三焦相火炽盛，及大便不通，胁肋疼痛者，俱宜泻之。"

7. 会宗 Huìzōng（TE 7） 郄穴

【定位】腕背侧远端横纹上 3 寸，尺骨的桡侧缘（图 12-2-2）。

【解剖】皮肤→皮下组织→尺侧腕伸肌→前臂骨间膜。浅层有前臂后皮神经、贵要静脉的属支。深层有前臂骨间后动、静脉的分支或属支，前臂骨间后神经的分支。

【主治】（1）耳聋。

（2）癫痫。

（3）上肢肌肤疼痛。

【操作】直刺 0.5～1 寸。

8. 三阳络 Sānyángluò（TE 8）

【定位】腕背侧远端横纹上 4 寸，尺骨与桡骨间隙中点（图 12-2-2）。

【解剖】皮肤→皮下组织→指伸肌→拇长展肌→拇短伸肌→前臂骨间膜。浅层分布有前臂后皮神经、头静脉和贵要静脉的属支。深层有前臂骨间后动、静脉的分支或属支，前臂骨间后神经的分支。

【主治】（1）耳聋，暴喑，齿痛。

　　　　（2）腰胁痛，上肢痹痛。

【操作】直刺 0.5 ~ 1 寸。

9. 四渎　Sìdú（TE 9）

【定位】肘尖下 5 寸，尺骨与桡骨间隙中点（图 12-2-2）。

【解剖】皮肤→皮下组织→小指伸肌与尺侧腕伸肌、拇长展肌和拇长伸肌。浅层分布着前臂后皮神经、头静脉和贵要静脉的属支。深层有骨间后动、静脉和骨间后神经。

【主治】（1）耳聋，齿痛。

　　　　（2）手臂疼痛。

【操作】直刺 0.5 ~ 1 寸。

10. 天井　Tiānjǐng（TE 10）　合穴

【定位】肘尖上 1 寸凹陷中（图 12-2-2、图 12-2-3）。

【解剖】皮肤→皮下组织→肱三头肌。浅层有臂后皮神经等结构。深层有肘关节动、静脉网，桡神经肌支。

【主治】（1）胸痹，心痛；耳聋，偏头痛。

　　　　（2）癫痫。

　　　　（3）瘰疬，瘿气。

　　　　（4）胸胁痛，肩臂痛。

【操作】直刺 0.5 ~ 1 寸。

11. 清冷渊　Qīnglíngyuān（TE11）

【定位】肘尖与肩峰角连线上，肘尖上 2 寸（图 12-2-3）。

【解剖】皮肤→皮下组织→肱三头肌。浅层分布有臂后皮神经。深层有中副动、静脉，桡神经肌支等。

【主治】（1）头痛，目痛，胁痛。

　　　　（2）上肢痹痛。

【操作】直刺 0.5 ~ 1 寸。

12. 消泺　Xiāoluò（TE 12）

【定位】肘尖与肩峰角连线上，肘尖上 5 寸（图 12-2-3）。

【解剖】皮肤→皮下组织→肱三头肌长头→肱三头肌内侧头。浅层分布着臂后皮神经。深层有中副动、静脉和桡神经的肌支。

【主治】（1）齿痛。

　　　　（2）头痛，颈项强痛。

【操作】直刺 0.8 ~ 1.2 寸。

13. 臑会　Nàohuì（TE 13）

【定位】当肘尖与肩髎的连线上，肩髎下 3 寸，三角肌的后下缘（图 12-2-3）。

【解剖】皮肤→皮下组织→肱三头肌。浅层有臂后皮神

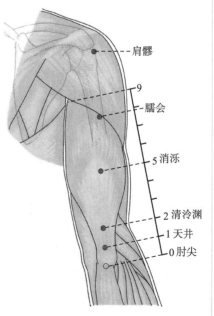

图 12-2-3

经。深层有桡神经，肱深动、静脉。

【主治】（1）瘿气，瘰疬。

（2）上肢痿痹。

【操作】直刺 0.8～1.2 寸。

14. 肩髎 * Jiānliáo（TE 14）

【定位】肩髃后方，当臂外展时，于肩峰后下方呈现凹陷处（图 12-2-3）。

【解剖】皮肤→皮下组织→肱三头肌→小圆肌→大圆肌→背阔肌腱。浅层分布着锁骨上外侧神经。深层有腋神经和旋肱后动、静脉。

【主治】肩痛不举。

【操作】直刺 0.8～1.2 寸。

【古文献摘录】

《甲乙经》："肩重不举，臂痛，肩髎主之。"

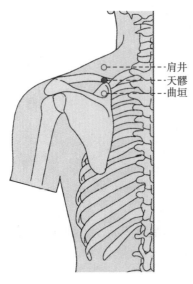

肩井
天髎
曲垣

图 12-2-4

15. 天髎 Tiānliáo（TE 15） 手少阳经、阳维脉交会穴

【定位】肩胛骨上角骨际凹陷中（图 12-2-4）。

取法：正坐垂肩，肩井与曲垣连线的中点。

【解剖】皮肤→皮下组织→斜方肌、冈上肌。浅层分布着锁骨上神经和第 1 胸神经后支外侧皮支。深层有肩胛背动、静脉的分支或属支，肩胛上动、静脉的分支和属支以及肩胛上神经等结构。

【主治】肩臂痛，颈项强痛。

【操作】直刺 0.5～0.8 寸。

16. 天牖 Tiānyǒu（TE 16）

【定位】横平下颌角，胸锁乳突肌的后缘凹陷中（图 12-2-5）。

【解剖】皮肤→皮下组织→头颈夹肌，头颈半棘肌，在胸锁乳突肌和斜方肌之间。浅层分布有颈外静脉属支、耳大神经和枕小神经。深层有枕动、静脉的分支或属支，颈深动、静脉升支。

【主治】（1）目视不明，耳聋，咽喉肿痛。

（2）头痛，眩晕。

（3）瘰疬。

（4）颈项强痛。

【操作】直刺 0.5～1 寸。

17. 翳风 * Yìfēng（TE 17） 手、足少阳经交会穴

【定位】乳突下端前方凹陷中（图 12-2-5）。

【解剖】皮肤→皮下组织→腮腺。浅层分布有耳大神经和颈外静脉的属支。深层有颈外动脉的分支耳后动脉、面神经等。

【主治】（1）耳鸣，耳聋。

（2）口眼㖞斜，颊肿，口噤。

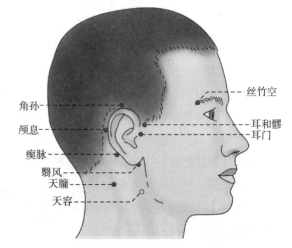

丝竹空
角孙
颅息
耳和髎
耳门
瘛脉
翳风
天牖
天容

图 12-2-5

（3）瘰疬。

【操作】直刺 0.5 ~ 1 寸。

【古文献摘录】

《甲乙经》："痓，不能言，翳风主之。"

《针灸大成》："主耳鸣耳聋，口眼㖞斜，脱颔颊肿，口噤不开，不能言。"

18. 瘈脉　Chìmài（**TE 18**）

【定位】角孙与翳风沿耳轮弧形连线的上 2/3 与下 1/3 的交点处（图 12-2-5）。

【解剖】皮肤→皮下组织→耳后肌。分布有耳大神经和面神经耳后支及耳后动、静脉。

【主治】小儿惊痫，瘛疭，头痛，耳鸣，耳聋。

【操作】平刺 0.3 ~ 0.5 寸，或点刺出血。

19. 颅息　Lúxī（**TE 19**）

【定位】角孙与翳风沿耳轮弧形连线的上 1/3 与下 2/3 的交点处（图 12-2-5）。

【解剖】皮肤→皮下组织→耳后肌。分布着耳大神经，枕小神经，面神经耳后支，耳后动、静脉的耳支。

【主治】（1）耳鸣，头痛。

　　　　（2）小儿惊风。

【操作】平刺 0.3 ~ 0.5 寸。

20. 角孙 *　Jiǎosūn（**TE 20**）　手少阳经、足少阳经、手阳明经交会穴

【定位】耳尖正对发际处（图 12-2-5）。

【解剖】皮肤→皮下组织→耳上肌、颞筋膜浅层及颞肌。分布着耳颞神经的分支，颞浅动、静脉耳前支。

【主治】目翳，齿痛，颊肿，头痛，项强。

【操作】平刺 0.3 ~ 0.5 寸。

【古文献摘录】

《甲乙经》："齿牙不可嚼，龈肿。"

《铜人腧穴针灸图经》："目生肤翳。"

《针灸大成》："齿龈肿，唇吻强……头项强。"

21. 耳门 *　Ěrmén（**TE 21**）

【定位】耳屏上切迹与下颌骨髁状突之间的凹陷中（图 12-2-5）。

【解剖】皮肤→皮下组织→腮腺。分布着耳颞神经，颞浅动、静脉耳前支，面神经颞支等。

【主治】耳鸣，耳聋，齿痛，颊肿痛。

【操作】微张口，直刺 0.5 ~ 1 寸。

【古文献摘录】

《甲乙经》："耳聋鸣，头颔痛，耳门主之。"

《针灸大成》："主耳鸣如蝉声，聤耳脓汁出，耳生疮，重听无所闻。"

22. 耳和髎　Ěrhéliáo（**TE 22**）　手少阳经、足少阳经、手太阳经交会穴

【定位】鬓发后缘，耳郭根的前方，颞浅动脉的后缘（图 12-2-5）。

【解剖】皮肤→皮下组织→耳前肌→颞筋膜浅层及颞肌。浅层分布有耳颞神经，面神经颞支，颞浅动、静脉的分支或属支。深层有颞深前、后神经，均是三叉神经下颌神经的分支。

【主治】头痛，耳鸣，牙关紧闭。

【操作】避开动脉，斜刺或平刺 0.3 ~ 0.5 寸。

23. 丝竹空 * Sīzhúkōng（**TE 23**）

【定位】眉梢凹陷中。（图 12-2-5）。

【解剖】皮肤→皮下组织→眼轮匝肌。分布有眶上神经，颧面神经，面神经颞支和颧支，颞浅动、静脉的额支。

【主治】（1）目赤肿痛，眼睑𥆧动，目上视。

　　　　（2）头痛，眩晕，癫痫。

【操作】平刺 0.5 ~ 1 寸。不灸。

【古文献摘录】

《甲乙经》："眩，头痛，刺丝竹空主之。"

《千金要方》："丝竹空、通谷，主风痫癫疾，涎沫狂烦满。"

《医宗金鉴》："主治头痛，颈项肿，口僻瘈疭。"

《类经图翼》："主治头痛，目赤目眩。"

复习思考题

1. 如何理解手少阳三焦经 "主气所生病"？

2. 为何外关可以治疗表证、阳证？

第十三章
足少阳经络与腧穴

扫一扫，查阅本章数字资源，含PPT、音视频、图片等

本章包括足少阳经络和足少阳腧穴两部分。第一部分为足少阳经络，包括足少阳经脉、足少阳络脉、足少阳经别和足少阳经筋。第二部分为足少阳腧穴，首穴是瞳子髎，末穴是足窍阴，左右各44穴。

第一节　足少阳经络

一、足少阳经脉

（一）经脉循行

《灵枢·经脉》：

胆足少阳之脉，起于目锐眦，上抵头角[1]，下耳后，循颈，行手少阳之前，至肩上，却交出手少阳之后，入缺盆。

其支者，从耳后入耳中，出走耳前，至目锐眦后。

其支者，别锐眦，下大迎，合于手少阳，抵于𫘤，下加颊车，下颈，合缺盆。以下胸中，贯膈，络肝，属胆，循胁里，出气街，绕毛际，横入髀厌[2]中。

其直者，从缺盆下腋，循胸，过季胁[3]，下合髀厌中。以下循髀阳[4]，出膝外廉，下外辅骨[5]之前，直下抵绝骨[6]之端，下出外踝之前，循足跗上，入小指次指[7]之间。

其支者，别跗上，入大指之间，循大指歧骨[8]内，出其端；还贯爪甲，出三毛[9]。（图13-1-1、图13-1-2）

【注释】

[1]头角：指额结节部，一般称额角，颞骨部又泛称为耳上角。

[2]髀厌：义同髀枢，指髋关节。

[3]季胁：参见手太阴经筋注。

[4]髀阳：大腿外侧。

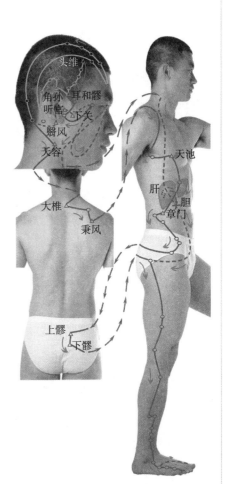

图13-1-1　足少阳经脉循行示意图

【知识链接】

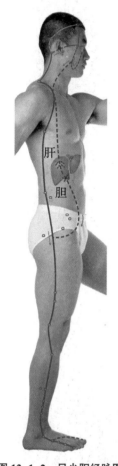

图 13-1-2　足少阳经脉图

[5]外辅骨：指腓骨。《铜人腧穴针灸图经》注："辅骨，谓辅佐骨之骨，在胻之外。"

[6]绝骨：指腓骨长短肌未覆盖的腓骨下端部分的骨骼。其上端稍前为阳辅穴。

[7]小指次指：即第4足趾。《铜人腧穴针灸图经》注："次指之端，窍阴所居。"

[8]大指歧骨：指足大趾、次趾本节后骨缝。

[9]三毛：指足大趾爪甲后方有毫毛处，义同"丛毛"。杨上善注："一名丛毛，在上节后毛中也。"滑寿注："足大指本节后为歧骨，大指爪甲后为三毛。"张介宾注："足大指次指本节后骨缝为歧骨，大指爪甲后二节为三毛。"

足少阳胆经，从外眼角开始，上行到额角，下耳后，沿颈侧部，行手少阳三焦经之前，至肩上，交出手少阳三焦经之后，进入缺盆。

其支脉，从耳后进入耳中，走出耳前，至外眼角后。

其支脉，从外眼角分出，下向大迎，会合手少阳三焦经至眼下；下经颊车部下行颈部，会合于缺盆。由此下向胸中，通过膈肌，络于肝，属于胆，沿胁里，出于气街（腹股沟动脉处），绕阴毛边，横向进入髋关节部。

其主干，从缺盆下至腋部，沿侧胸，过季胁，向下会合于髋关节部。由此向下，沿大腿外侧，出膝外侧，下向腓骨小头前，直下至腓骨下段，下出外踝之前，沿足背进入第4、5趾之间。

其支脉，从足背分出，进入第1、2跖骨之间，沿此歧骨内，出大趾端，回转来通过爪甲，出于趾背丛毛。

（二）经脉病候

《灵枢·经脉》：

是动则病，口苦，善太息，心胁痛，不能转侧，甚则面微有尘[1]，体无膏泽[2]，足外[3]反热，是为阳厥[4]。

是主骨所生病者：头痛，颔痛[5]，目锐眦痛，缺盆中肿痛，腋下肿，马刀、侠瘿[6]，汗出振寒，疟，胸胁、肋、髀、膝外至胫、绝骨、外踝前，及诸节皆痛，小指次指不用。

【注释】

[1]面微有尘：形容面色灰暗，似蒙有尘土状。

[2]膏泽：即脂滑润泽之意。

[3]足外：指下肢外侧，经脉所过部分。

[4]阳厥：此指足少阳经气阻逆为病。

[5]头痛颔痛：颔，多指颏部，此处指颞部，颔厌即由此而名。侧头痛属于少阳。

[6]马刀侠瘿：此指瘰疬生在颈项或腋下部位。颈前为"瘿"，"马刀"可生于腋下，而"侠瘿"应在颈侧。

二、足少阳络脉

《灵枢·经脉》：

足少阳之别，名曰光明，去踝五寸，别走厥阴，下络足跗。（图13-1-3）

实则厥；虚则痿躄[1]，坐不能起。取之所别也。

【注释】

[1]痿躄：下肢软弱无力，跛行或仆倒。

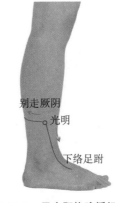

图 13-1-3　足少阳络脉循行示意图

三、足少阳经别

《灵枢·经别》：

足少阳之正，绕髀，入毛际，合于厥阴；别者入季胁之间，循胸里，属胆，散之上肝，贯心[1]，以上挟咽，出颐颔中，散于面，系目系，合少阳于外眦也。（图13-1-4）

【注释】

[1]散之上肝，贯心：《灵枢评文》拟改为"散之肝，上贯心"，以与足阳明条"散之脾"和与足太阳条"散之肾"句法相合。如是，则足三阳经别分别散于脾、肾、肝而皆通于心。

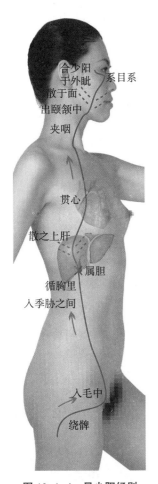

图 13-1-4　足少阳经别循行示意图

四、足少阳经筋

《灵枢·经筋》：

足少阳之筋，起于小指次指，上结外踝；上循胫外廉，结于膝外廉。其支者，别起外辅骨，上走髀，前者结于伏兔之上，后者结于尻。其直者，上乘䏚[1]、季胁，上走腋前廉，系于膺乳，结于缺盆。直者上出腋，贯缺盆，出太阳之前，循耳后，上额角，交巅上，下走颔，上结于頄。支者，结于目外眦[2]，为外维[3]。（图13-1-5）

其病，小指次指支转筋，引膝外转筋，膝不可屈伸，腘筋急，前引髀，后引尻，即上乘䏚季胁痛，上引缺盆、膺乳、颈维筋急，从左之右，右目不开[4]，上过右角，并跷脉而行，左络于右，故伤左角，右足不用，命曰维筋相交[5]。

【注释】

[1]䏚：音秒，侧腹部季胁之下空软处。

[2]目外眦："目"后原无"外"字，据《太素》《甲乙经》补。

[3]外维：指维系目外眦之筋，此筋收缩即可左右盼视。

[4]从左之右，右目不开：《太素》杨注"此筋本起于足，至项上而交至左右目，故左箱有病，引右箱，目不得开；右箱有病，引左箱，目不得开也。"

[5]维筋相交：《太素》杨注"跷脉至于目眦，故此筋交颠左右，下于目眦，与之并行也。筋既交于左右，故伤左额角，右足不用；伤右额角，左足不用，以此维筋相交故也。"

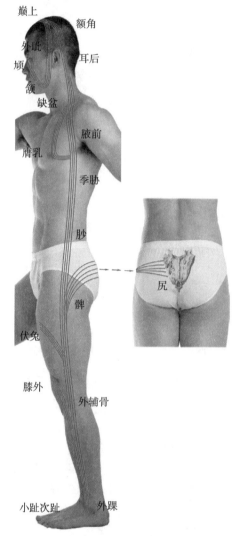

图 13-1-5　足少阳经筋循行示意图

第二节　足少阳腧穴

本经腧穴一侧 44 穴，14 穴分布于下肢外侧面，9 穴在髋、侧腹、侧胸部，21 穴在头面、项、肩部（图 13-2-1）。

1. 瞳子髎 *　Tóngzǐliáo（GB 1）　手太阳经、手少阳经、足少阳经交会穴

【定位】目外眦外侧 0.5 寸凹陷中（图 13-2-2）。

【解剖】皮肤→皮下组织→眼轮匝肌→颞筋膜→颞肌。浅层布有颧神经的颧面支与颧颞支。深层有颞深前、后神经和颞深前、后动脉的分支。

【主治】（1）目赤肿痛，青盲，目翳，白内障。

　　　　（2）头痛。

【操作】直刺或平刺 0.3～0.5 寸。

【古文献摘录】

《甲乙经》："手太阳，手、足少阳之会。"

《铜人腧穴针灸图经》："治青盲目无所见，远视䀮䀮，目中肤翳，白膜，头痛，目外眦赤痛。"

《类经图翼》："一云兼少泽，能治妇人乳肿。"

2. 听会 * Tīnghuì（**GB 2**）

【定位】耳屏间切迹与下颌骨髁突之间的凹陷中（图 13-2-2）。

取法：张口，耳屏间切迹前方的凹陷中，听宫直下。

【解剖】皮肤→皮下组织→腮腺囊→腮腺。浅层布有耳颞神经和耳大神经。深层有颞浅动、静脉和面神经丛等。

【主治】耳鸣，耳聋，齿痛，口眼㖞斜，下颌关节脱位。

【操作】张口，直刺 0.5～0.8 寸。

【古文献摘录】

《甲乙经》："聋，耳中颠飕风，听会主之。"

《卫生宝鉴》："风中脉，口眼㖞斜：听会、颊车、地仓。"

《医宗金鉴》："主治耳聋耳鸣，牙车脱臼，齿痛，中风瘰疭㖞邪等证。"

3. 上关 Shàngguān（**GB 3**）　手少阳经、足少阳经、足阳明经交会穴

【定位】颧弓上缘中央凹陷中（图 13-2-2）。

取法：下关直上，颧弓上缘凹陷中。

【解剖】皮肤→皮下组织→颞浅筋膜→颞深筋膜→颞筋膜下疏松结缔组织→颞肌。浅层布有耳颞神经，面神经颞支和颞浅动、静脉。深层有颞深前、后神经的分支。

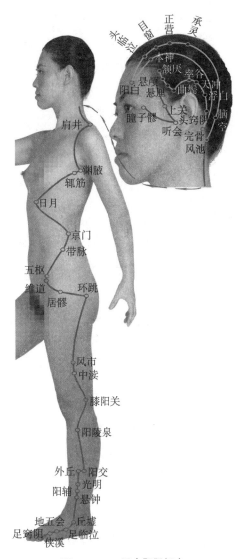

图 13-2-1　足少阳胆经穴
Points of Gallbladder Meridian of Foot–Shaoyang

【主治】（1）耳鸣，耳聋，聤耳，齿痛，口眼㖞斜。

（2）下颌关节脱位、功能紊乱。

（3）癫狂痫。

【操作】直刺 0.5～1 寸。

4. 颔厌 Hànyàn（**GB 4**）　手少阳经、足少阳经、足阳明经交会穴

【定位】从头维至曲鬓的弧形连线（其弧度与鬓发弧度相应）的上 1/4 与下 3/4 的交点处（图 13-2-2）。

取法：先定头维和曲鬓。从头维沿鬓角凸至曲鬓做一弧线，于弧线之中点定悬颅，在头维与悬颅之间定颔厌。在悬颅与曲鬓之间定

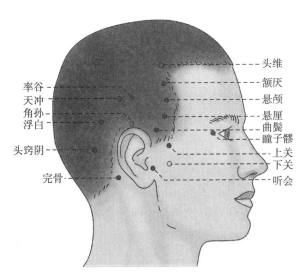

图 13-2-2

悬厘。

【解剖】皮肤→皮下组织→耳上肌→颞筋膜→颞肌。浅层布有耳颞神经，颞浅动、静脉顶支。深层有颞深前、后神经的分支。

【主治】（1）目外眦痛，耳鸣。

（2）偏头痛，眩晕。

【操作】平刺 0.5 ~ 0.8 寸。

5. 悬颅　Xuánlú（GB 5）

【定位】从头维至曲鬓的弧形连线（其弧度与鬓发弧度相应）的中点处（图 13-2-2）。

【解剖】皮肤→皮下组织→耳上肌→颞筋膜→颞肌。浅层布有耳颞神经，颞浅动、静脉顶支。深层有颞深前、后神经的分支。

【主治】（1）偏头痛引目、颔、齿痛。

（2）热病。

【操作】平刺 0.5 ~ 0.8 寸。

6. 悬厘　Xuánlí（GB 6）　手少阳经、足少阳经、足阳明经交会穴

【定位】从头维至曲鬓的弧形连线（其弧度与鬓发弧度相应）的上 3/4 与下 1/4 的交点处（图 13-2-2）。

【解剖】皮肤→皮下组织→耳上肌→颞筋膜→颞肌。浅层布有耳颞神经，颞浅动、静脉顶支。深层有颞深前、后神经的分支。

【主治】（1）偏头痛，目痛。

（2）热病。

【操作】平刺 0.5 ~ 0.8 寸。

7. 曲鬓 *　Qūbìn（GB 7）　足少阳经、足太阳经交会穴

【定位】耳前鬓角发际后缘与耳尖水平线的交点处（图 13-2-2）。

【解剖】皮肤→皮下组织→耳上肌→颞筋膜→颞肌。浅层布有耳颞神经，颞浅动、静脉顶支。深层有颞深前、后神经的分支。

【主治】（1）齿痛，颊肿，口噤。

（2）头痛。

【操作】平刺 0.5 ~ 0.8 寸。

【古文献摘录】

《甲乙经》："足太阳、少阳之会。"

《千金要方》："曲鬓、冲阳主齿龋。"

《针灸大成》："主颔颊肿，引牙车不得开，急痛，口噤不能言，颈项不得回顾，脑两角痛为巅风，引目眇。"

8. 率谷 *　Shuàigǔ（GB 8）　足少阳经、足太阳经交会穴

【定位】耳尖直上入发际 1.5 寸（图 13-2-2）。

说明：角孙直上，入发际 1.5 寸。咀嚼时，以手按之有肌肉鼓动。

【解剖】皮肤→皮下组织→耳上肌→颞筋膜→颞肌。布有耳神经和枕大神经会合支及颞浅动、静脉顶支。

【主治】（1）偏正头痛，眩晕，耳鸣，耳聋。

（2）呕吐。

（3）小儿惊风。

【操作】平刺 0.5 ~ 0.8 寸。

【古文献摘录】

《甲乙经》："醉酒风热，发两目（一作'角'）眩痛，不能饮食，烦满呕吐，率谷主之。"

《类经图翼》："主治脑病，两头角痛，胃膈寒痰，烦闷呕吐，酒后皮风肤肿。"

《医宗金鉴》："伤酒呕吐，痰眩。"

9. 天冲　Tiānchōng（GB 9）　足少阳经、足太阳经交会穴

【定位】耳根后缘直上，入发际 2 寸（图 13-2-2）。

说明：率谷之后 0.5 寸。

【解剖】皮肤→皮下组织→耳上肌→颞筋膜→颞肌。布有耳神经和枕小神经以及枕大神经的会合支，颞浅动、静脉顶支和耳后动、静脉。

【主治】（1）头痛，牙龈肿痛。

（2）癫痫。

【操作】平刺 0.5 ~ 0.8 寸。

10. 浮白　Fúbái（GB 10）　足少阳经、足太阳经交会穴

【定位】耳后乳突的后上方，从天冲至完骨的弧形连线（其弧度与耳郭弧度相应）的上 1/3 与下 2/3 交点处（图 13-2-2）。

说明：侧头部，耳尖后方，入发际 1 寸。

【解剖】皮肤→皮下组织→帽状腱膜。布有枕小神经和枕大神经的吻合支以及耳后动、静脉。

【主治】（1）头痛，目痛，齿痛。

（2）下肢痿痹。

【操作】平刺 0.5 ~ 0.8 寸。

11. 头窍阴　Tóuqiàoyīn（GB 11）　足少阳经、足太阳经交会穴

【定位】耳后乳突的后上方，从天冲到完骨的弧形连线（其弧度与耳郭弧度相应）的上 2/3 与下 1/3 交点处（图 13-2-2）。

【解剖】皮肤→皮下组织→帽状腱膜。布有枕小神经和耳后动、静脉的分支。

【主治】头痛，颈项强痛。

【操作】平刺 0.5 ~ 0.8 寸。

12. 完骨 *　Wángǔ（GB 12）　足少阳经、足太阳经交会穴

【定位】耳后乳突的后下方凹陷中（图 13-2-2）。

【解剖】皮肤→皮下组织→胸锁乳突肌→头夹肌→头最长肌。浅层布有枕小神经，耳后动、静脉的分支或属支。深层有颈深动、静脉。如果深刺可能刺中椎动脉。

【主治】（1）咽喉肿痛，齿痛，颊肿。

（2）癫狂。

（3）中风，口眼㖞斜，下肢痿痹。

（4）头痛，颈项强痛。

【操作】直刺 0.5 ~ 0.8 寸。

【古文献摘录】

《甲乙经》："项肿不可俯仰，颊肿引耳，完骨主之。""癫疾，僵仆，狂易，面有气，完骨及风池主之。"

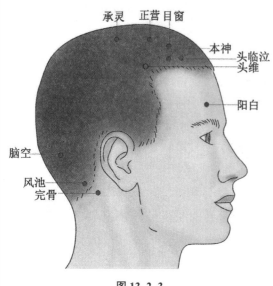

图 13-2-3

《铜人腧穴针灸图经》："治头痛，烦心，癫疾，头面虚肿，齿龋，偏风，口眼㖞斜，颈项痛，不得回顾，小便赤黄，喉痹颊肿。"

13. 本神 * Běnshén（**GB 13**） 足少阳经、阳维脉交会穴

【定位】前发际上 0.5 寸，头正中线旁开 3 寸（图 13-2-3）。

取法：神庭与头维弧形连线（其弧度与前发际弧度相应）的内 2/3 与外 1/3 的交点处。

【解剖】皮肤→皮下组织→枕额肌额腹。布有眶上动、静脉和眶上神经以及颞浅动、静脉额支。

【主治】（1）头痛，眩晕。
（2）癫痫，小儿惊风。
（3）颈项强痛。

【操作】平刺 0.5 ~ 0.8 寸。

【古文献摘录】

《甲乙经》："足少阳、阳维之会。""头痛目眩，颈项强急，胸胁相引，不得倾侧，本神主之。"

《针灸大成》："主惊痫吐涎沫，颈项强急痛，目眩，胸相引不得转侧。"

14. 阳白 * Yángbái（**GB 14**） 足少阳经、阳维脉交会穴

【定位】眉上 1 寸，瞳孔直上（图 13-2-3）。

【解剖】皮肤→皮下组织→枕额肌额腹。布有眶上神经外侧支和眶上动、静脉外侧支。

【主治】头痛，目痛，目痒，目翳。

【操作】平刺 0.3 ~ 0.5 寸。

【古文献摘录】

《甲乙经》："足少阳、阳维之会。""头目瞳子痛，不可以视，挟项强急不可以顾，阳白主之。"

《类经图翼》："头痛，目昏多眵，背寒栗，重衣不得温。"

15. 头临泣 * Tóulínqì（**GB 15**） 足少阳经、足太阳经、阳维脉交会穴

【定位】前发际上 0.5 寸，瞳孔直上（图 13-2-3）。

取法：两目平视，瞳孔直上，正当神庭与头维弧形连线（其弧度与前发际弧度相应）的中点处。

【解剖】皮肤→皮下组织→帽状腱膜→腱膜下疏松结缔组织。布有眶上神经和眶上动、静脉。

【主治】（1）目痛，流泪，目翳，鼻塞，鼻渊。
（2）头痛，眩晕。
（3）小儿惊风。

【操作】平刺 0.3 ~ 0.5 寸。

【古文献摘录】

《甲乙经》："足太阳、少阳、阳维之会。"

《铜人腧穴针灸图经》："治卒中风不识人，目眩鼻塞，目生白翳，多泪。"

16. 目窗　Mùchuāng（**GB 16**）　足少阳经、阳维脉交会穴

【定位】前发际上 1.5 寸，瞳孔直上（图 13-2-3）。

【解剖】皮肤→皮下组织→帽状腱膜→腱膜下疏松结缔组织。布有眶上神经和颞浅动、静脉的额支。

【主治】（1）头痛，眩晕。

　　　　（2）目痛，近视。

【操作】平刺 0.3 ~ 0.5 寸。

17. 正营　Zhèngyíng（**GB 17**）　足少阳经、阳维脉交会穴

【定位】前发际上 2.5 寸，瞳孔直上（图 13-2-3）。

【解剖】皮肤→皮下组织→帽状腱膜→腱膜下疏松结缔组织。布有眶上神经和枕大神经的吻合支，颞浅动、静脉的顶支，枕大神经和枕动、静脉的分支。

【主治】（1）头痛，眩晕。

　　　　（2）齿痛。

【操作】平刺 0.3 ~ 0.5 寸。

18. 承灵　Chénglíng（**GB 18**）　足少阳经、阳维脉交会穴

【定位】前发际上 4 寸，瞳孔直上（图 13-2-3）。

【解剖】皮肤→皮下组织→帽状腱膜→腱膜下疏松结缔组织。布有枕大神经和枕动、静脉的分支。

【主治】头痛，恶寒，鼻塞，鼻衄。

【操作】平刺 0.3 ~ 0.5 寸。

19. 脑空　Nǎokōng（**GB 19**）　足少阳经、阳维脉交会穴

【定位】横平枕外隆凸的上缘，风池直上（图 13-2-3）。

【解剖】皮肤→皮下组织→枕额肌枕腹。布有枕大神经，枕动、静脉，面神经耳后支。

【主治】（1）目痛，耳聋，鼻衄，鼻部疮疡。

　　　　（2）头痛，眩晕，癫狂痫。

　　　　（3）发热。

　　　　（4）颈项强痛。

【操作】平刺 0.3 ~ 0.5 寸。

20. 风池 *　Fēngchí（**GB 20**）　足少阳经、阳维脉交会穴

【定位】枕骨之下，胸锁乳突肌上端与斜方肌上端之间的凹陷中（图 13-2-3）。

说明：项部枕骨下两侧，横平风府，胸锁乳突肌与斜方肌两肌之间凹陷中。

【解剖】皮肤→皮下组织→斜方肌和胸锁乳突肌之间→头夹肌→头半棘肌→头后大直肌与头上斜肌之间。浅层布有枕小神经和枕动、静脉的分支或属支。深层有枕大神经。

【主治】（1）耳鸣，耳聋，目赤肿痛，鼻衄，鼻塞。

　　　　（2）头痛，眩晕，中风，癫狂痫。

　　　　（3）发热。

　　　　（4）颈项强痛。

【操作】向鼻尖方向斜刺 0.8 ~ 1.2 寸。

【古文献摘录】

《甲乙经》："足少阳、阳维之会。"

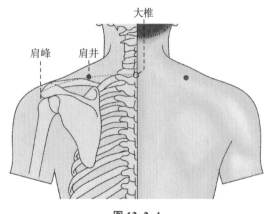

图 13-2-4

《针灸大成》："主洒淅寒热，伤寒温病汗不出，目眩苦，偏正头痛，瘰疬，颈项如拔，痛不得回顾。"

《医宗金鉴》："肺受风寒，及偏正头风。"

21. 肩井 * Jiānjǐng（GB 21）手少阳经、足少阳经、足阳明经、阳维脉交会穴

【定位】第 7 颈椎棘突与肩峰最外侧点连线的中点（图 13-2-4）。

【解剖】皮肤→皮下组织→斜方肌→肩胛提肌。浅层布有锁骨上神经及颈浅动、静脉的分支或属支。深层有颈横动、静脉的分支或属支和肩胛背神经的分支。

【主治】（1）头痛，眩晕。

（2）乳痈，乳汁少，滞产。

（3）瘰疬，颈项强痛，肩背疼痛，上肢不遂。

【操作】直刺 0.3～0.5 寸，切忌深刺，捣刺。孕妇禁用。

【古文献摘录】

《甲乙经》："手（足）少阳、阳维之会。"

《千金要方》："难产，针两肩井，入一寸泻之，须臾即分娩。"

《儒门事亲》："乳汁不下……针肩井两穴。"

《针灸大成》："主中风，气塞涎上不语，气逆，妇人难产。"

《类经图翼》："孕妇禁针。"

22. 渊腋 Yuānyè（GB 22）

【定位】第 4 肋间隙中，在腋中线上（图 13-2-5）。

【解剖】皮肤→皮下组织→前锯肌→肋间外肌。深层布有第 3、4、5 肋间神经外侧皮支，胸长神经和胸外侧动、静脉。深层有第 4 肋间神经和第 4 肋间后动、静脉。

【主治】（1）胸胁胀痛，腋下肿。

（2）上肢痹痛。

【操作】平刺 0.5～0.8 寸。

23. 辄筋 Zhéjīn（GB 23）

【定位】第 4 肋间隙中，在腋中线前 1 寸（图 13-2-5）。

【解剖】皮肤→皮下组织→前锯肌→肋间外肌。浅层布有第 3、4、5 肋间神经外侧皮支和胸外侧动、静脉的分支或属支。深层有第 4 肋间神经和第 4 肋间后动、静脉。

【主治】胸中暴满不得卧，气喘。

【操作】平刺 0.3～0.5 寸。

24. 日月 * Rìyuè（GB 24）胆募穴，足少阳经、足太阴经交会穴

【定位】第 7 肋间隙中，前正中线旁开 4 寸（图 13-2-5）。

说明：乳头直下，期门下 1 肋。

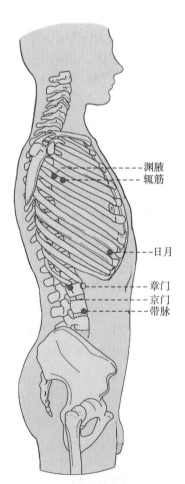

渊腋
辄筋

日月

章门
京门
带脉

图 13-2-5

取法：女性在锁骨中线与第7肋间隙交点处。

【解剖】皮肤→皮下组织→腹外斜肌→肋间外肌。浅层布有第6、7、8肋间神经外侧皮支和伴行的动、静脉。深层有第7肋间神经和第7肋间后动、静脉。

【主治】（1）呕吐，吞酸，呃逆，黄疸。

（2）胁痛。

【操作】斜刺或平刺0.5～0.8寸。

【古文献摘录】

《甲乙经》："足太阴、少阳之会。""太息善悲，少腹有热，欲走，日月主之。"

《铜人腧穴针灸图经》："治太息善悲，小腹热，欲走，多唾，言语不正，四肢不收。"

《医宗金鉴》："呕吐吞酸。"

25. 京门*　Jīngmén（GB 25）　肾募穴

【定位】第12肋骨游离端的下际（图13-2-5）。

取法：侧卧举臂，从腋后线的肋弓软骨缘下方向后触及第12肋骨游离端，在下方取穴。

【解剖】皮肤→皮下组织→腹外斜肌→腹内斜肌→腹横肌。浅层布有第10、11胸神经前支的外侧皮支及伴行的动、静脉。深层有第10、11胸神经前支的肌支和相应的肋间、肋下动、静脉。

【主治】（1）小便不利，水肿。

（2）腹胀，泄泻，肠鸣。

（3）胁痛，腰痛，胯痛。

【操作】直刺0.5～1寸。

【古文献摘录】

《甲乙经》："腰痛不可以久立俯仰，京门及行间主之。""溢饮，水道不通，溺黄，小腹痛，里急肿，洞泄，髀痛引背，京门主之。"

《千金要方》："京门、昆仑，主洞泄体痛。"

《针灸大成》："主肠鸣，小肠痛，肩背寒，痉，肩胛内廉痛，腰痛不得俯仰久立。"

26. 带脉*　Dàimài（GB 26）　足少阳经、带脉交会穴

【定位】第11肋骨游离端垂线与脐水平线的交点上（图13-2-5）。

说明：尽量收腹，显露肋弓软骨缘，沿此缘向外下方至其底部稍下方可触及第11肋骨游离端。

取法：章门直下，横平神阙。

【解剖】皮肤→皮下组织→腹外斜肌→腹内斜肌→腹横肌。浅层布有第9、10、11胸神经前支的外侧皮支和伴行的动、静脉。深层有第9、10、11胸神经前支的肌支和相应的动、静脉。

【主治】（1）赤白带下，月经不调，疝气。

（2）小腹疼痛，腰胁痛。

【操作】直刺0.8～1寸。

【古文献摘录】

《甲乙经》："妇人少腹坚痛，月水不通，带脉主之。"

《玉龙赋》："带脉、关元多灸，肾败堪攻。"

《医宗金鉴》："主治疝气，偏堕木肾，及妇人赤白带下等证。"

27. 五枢　Wǔshū（GB 27）　足少阳经、带脉交会穴

【定位】横平脐下3寸，髂前上棘内侧（图13-2-6）。

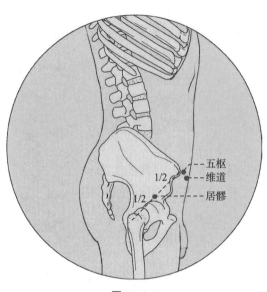

图 13-2-6

【解剖】皮肤→皮下组织→腹外斜肌→腹内斜肌→腹横肌。浅层布有第 10、11 胸神经前支和第 1 腰神经前支的外侧皮支及伴行的动、静脉。深层有旋髂深动、静脉，第 10、11 胸神经，第 1 腰神经前支的肌支及相应的动、静脉。

【主治】（1）赤白带下，月经不调，疝气。

（2）少腹痛，腰痛，胯痛。

【操作】直刺 1~1.5 寸。

28. 维道 Wéidào（**GB 28**）足少阳经、带脉交会穴

【定位】髂前上棘内下 0.5 寸（图 13-2-6）。

说明：五枢（GB 27）内下 0.5 寸。

【解剖】皮肤→皮下组织→腹外斜肌→腹内斜肌→腹横肌→髂腰肌。浅层布有旋髂浅动、静脉，第 11、12 胸神经前支和第 1 腰神经前支的外侧皮支及伴行的动、静脉。深层有旋髂深动、静脉，股外侧皮神经，第 10、11 胸神经前支和第 1 腰神经前支的肌支及相应的动、静脉。

【主治】（1）呕吐，食欲不振。

（2）水肿。

（3）腰腿痛。

【操作】直刺 1~1.5 寸。

29. 居髎 Jūliáo（**GB 29**）足少阳经、阳跷脉交会穴

【定位】髂前上棘与股骨大转子最凸点连线的中点处（图 13-2-6）。

【解剖】皮肤→皮下组织→阔筋膜→臀中肌→臀小肌。浅层布有臀上皮神经和髂腹下神经外侧皮支。深层有臀上动、静脉的分支或属支和臀上神经。

【主治】（1）疝气、腰痛引小腹。

（2）腰腿痛。

【操作】直刺 1~1.5 寸。

30. 环跳 * Huántiào（**GB 30**）足少阳经、足太阳经交会穴

【定位】股骨大转子最凸点与骶管裂孔连线的外 1/3 与内 2/3 交点处（图 13-2-7）。

取法：侧卧，伸下腿，上腿屈髋屈膝取穴。

【解剖】皮肤→皮下组织→臀大肌→坐骨神经→股方肌。浅层布有臀上皮神经。深层有坐骨神经、臀下神经、股后皮神经和臀下动、静脉等。

【主治】腰痛，胯痛，下肢痿痹，半身不遂。

【操作】直刺 2~3 寸。

【古文献摘录】

《甲乙经》："腰胁相引痛急，髀筋瘛，胫痛不可屈伸，痹不仁，环跳主之。"

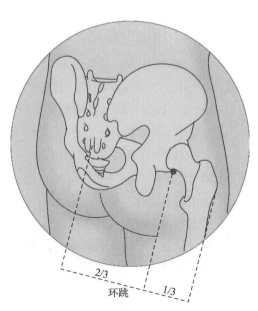

图 13-2-7

《铜人腧穴针灸图经》："治冷风湿痹，风胗，偏风半身不遂，腰胯痛不得转侧。"

《席弘赋》："冷风冷痹疾难愈，环跳腰间针与烧。"

31. 风市 *　Fēngshì（GB 31）

【定位】髌底上7寸，髂胫束后缘（图13-2-8）。

取法：直立垂手，掌心贴于大腿时，中指尖所指凹陷中；稍屈膝，大腿稍内收提起，可显露髂胫束。

【解剖】皮肤→皮下组织→髂胫束→股外侧肌→股中间肌。浅层布有股外侧皮神经。深层有旋股外侧动脉降支的肌支和股神经的肌支。

【主治】（1）遍身瘙痒。

（2）腰腿痛，半身不遂，下肢痿痹。

【操作】直刺1~2寸。

【古文献摘录】

《针灸大成》："主中风腿膝无力，脚气，浑身瘙痒，麻痹，厉风疮。"

《医宗金鉴》："主治腿中风湿，疼痛无力，脚气，浑身瘙痒，麻痹等证。"

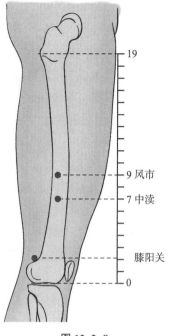

图 13-2-8

32. 中渎　Zhōngdú（GB 32）

【定位】髌底上5寸，髂胫束后缘（图13-2-8）。

【解剖】皮肤→皮下组织→髂胫束→股外侧肌→股中间肌。浅层布有股外侧皮神经。深层有旋股外侧动、静脉降支的肌支和股神经的肌支。

【主治】下肢痿痹，半身不遂。

【操作】直刺1~2寸。

33. 膝阳关　Xīyángguān（GB 33）

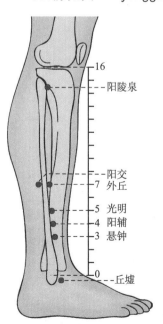

图 13-2-9

【定位】股骨外上髁后上缘，股二头肌腱与髂胫束之间的凹陷中（图13-2-8）。

【解剖】皮肤→皮下组织→髂胫束后缘→腓肠肌外侧头前方。浅层布有股外侧皮神经。深层有膝上外侧动、静脉。

【主治】膝腘肿痛、挛急，小腿麻木。

【操作】直刺1~1.5寸。

34. 阳陵泉 *　Yánglíngquán（GB 34）　合穴，胆下合穴，八会穴（筋会）

【定位】腓骨头前下方凹陷处（图13-2-9）。

【解剖】皮肤→皮下组织→腓骨长肌→趾长伸肌。浅层布有腓肠外侧皮神经。深层有胫前返动、静脉，膝下外侧动、静脉的分支或属支和腓总神经分支。

【主治】（1）口苦，呕吐，吞酸，胁痛。

（2）膝肿痛，下肢痿痹。

【操作】直刺1~1.5寸。

【古文献摘录】

《甲乙经》："胁下支满，呕吐逆，阳陵泉主之。"

《铜人腧穴针灸图经》："治膝伸不得屈，冷痹脚不仁，偏风半身不遂，脚冷无血色。"

《针灸大成》："主膝股内外廉不仁，偏风半身不遂，脚冷无血色，苦嗌中介然，头面肿。"

35. 阳交　Yángjiāo（**GB 35**）　阳维脉郄穴

【定位】外踝尖上 7 寸，腓骨后缘（图 13-2-9）。

【解剖】皮肤→皮下组织→小腿三头肌→腓骨长肌→后肌间隔→踇长屈肌。浅层布有腓肠外侧皮神经。深层有腓动、静脉，胫后动、静脉和胫神经。

【主治】（1）咽喉肿痛。

（2）胸满。

（3）癫狂，抽搐。

（4）下肢痿痹，转筋。

【操作】直刺 1～1.5 寸。

36. 外丘　Wàiqiū（**GB 36**）　郄穴

【定位】外踝尖上 7 寸，腓骨前缘（图 13-2-9）。

【解剖】皮肤→皮下组织→腓骨长、短肌→前肌间隔→趾长伸肌→踇长伸肌。浅层布有腓肠外侧皮神经。深层有腓浅神经、腓深神经和胫前动、静脉。

【主治】（1）胸胁胀满。

（2）癫狂痫。

（3）下肢痿痹。

【操作】直刺 1～1.5 寸。

37. 光明＊　Guāngmíng（**GB 37**）　络穴

【定位】外踝尖上 5 寸，腓骨前缘（图 13-2-9）。

【解剖】皮肤→皮下组织→腓骨短肌→前肌间隔→趾长伸肌→踇长伸肌→小腿骨间膜→胫骨后肌。浅层布有腓浅神经和腓肠外侧皮神经。深层有腓深神经和胫前动、静脉。

【主治】（1）目痛，夜盲，目翳，近视。

（2）下肢痿痹。

（3）乳胀，乳少。

【操作】直刺 1～1.5 寸。

【古文献摘录】

《甲乙经》："实则厥，胫热时痛，身体不仁，手足偏小，善啮颊，光明主之。"

《席弘赋》："睛明治眼未效时，合谷、光明安可缺。"

《医宗金鉴》："妇人少腹胞中疼痛，大便难，小便淋，好怒色青。"

38. 阳辅　Yángfǔ（**GB 38**）　经穴

【定位】外踝尖上 4 寸，腓骨前缘（图 13-2-9）。

【解剖】皮肤→皮下组织→趾长伸肌→踇长伸肌→小腿骨间膜→胫骨后肌。浅层布有腓肠外侧皮神经和腓浅神经。深层有腓动、静脉。

【主治】（1）咽喉肿痛。

（2）胸胁胀痛，腋下肿痛，瘰疬。

（3）下肢痿痹。

【操作】直刺 0.8 ~ 1.2 寸。

39. 悬钟 *　Xuánzhōng（**GB 39**）　八会穴（髓会）

【定位】外踝尖上 3 寸，腓骨前缘（图 13-2-9）。

【解剖】皮肤→皮下组织→趾长伸肌→小腿骨间膜。浅层布有腓肠外侧皮神经。深层有腓深神经的分支。如穿透小腿骨间膜可刺中腓动、静脉。

【主治】（1）腹满，食欲不振。

　　　　（2）半身不遂，下肢痿痹，足胫挛痛。

【操作】直刺 0.5 ~ 0.8 寸。

【古文献摘录】

《千金要方》："治风，身重心烦，足胫疼。"

《铜人腧穴针灸图经》："治心腹胀满，胃中热不嗜食，膝胻痛，筋挛足不收履，坐不能起。"

《医宗金鉴》："主治胃热腹胀，胁痛脚气，脚胫湿痹，浑身瘙痒，趾疼等证。"

40. 丘墟 *　Qiūxū（**GB 40**）　原穴

【定位】外踝的前下方，趾长伸肌腱的外侧凹陷中（图 13-2-9、图 13-2-10）。

说明：第 2～5 趾抗阻力伸展，可显现趾长伸肌腱。

【解剖】皮肤→皮下组织→趾短伸肌→距跟外侧韧带→跗骨窦。布有足背浅静脉，足背外侧皮神经，足背中间皮神经，外踝前动、静脉。

【主治】（1）目视不明，目翳。

　　　　（2）胸胁痛，善太息。

　　　　（3）疟疾。

　　　　（4）颈肿、腋下肿。

　　　　（5）小腿酸痛，外踝肿痛，足下垂。

【操作】直刺 0.5 ~ 0.8 寸。

【古文献摘录】

《甲乙经》："目视不明，振寒，目翳，瞳子不见，腰两胁痛，脚酸转筋，丘墟主之。"

《千金要方》："主脚急肿痛，战掉不能久立，跗筋脚挛。"

《类经图翼》："主治胸胁满痛不得息，寒热，目生翳膜，颈肿，久疟振寒，痿厥，腰腿酸痛，髀枢中痛，转筋足胫偏细，小腹坚卒疝。"

41. 足临泣 *　Zúlínqì（**GB 41**）　输穴，八脉交会穴（通带脉）

【定位】第 4、5 跖骨底结合部的前方，第 5 趾长伸肌腱外侧凹陷中（图 13-2-10）。

【解剖】皮肤→皮下组织→第 4 骨间背侧肌和第 3 骨间足底肌（第 4 与第 5 跖骨之间）。布有足背静脉网，足背中间皮神经，第 4 跖背动、静脉和足底外侧神经的分支等。

【主治】（1）偏头痛，眩晕。

　　　　（2）乳痈，月经不调。

　　　　（3）疟疾。

　　　　（4）瘰疬。

　　　　（5）胁痛，膝痛，足痛。

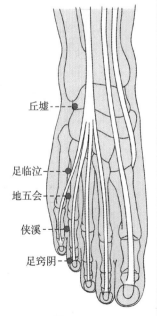

丘墟 ---

足临泣 ---
地五会 ---

侠溪 ---

足窍阴 ---

图 13-2-10

【操作】直刺 0.3 ~ 0.5 寸。

【古文献摘录】

《甲乙经》："胸痹心痛，不得息，痛无常处，临泣主之。"

《类经图翼》："主治胸满气喘，目眩心痛，缺盆中及腋下马刀疡，痹痛无常。"

《医宗金鉴》："中风手足举动难，麻痛发热筋拘挛，头风肿痛连腮项，眼赤而疼合头眩。"

42. 地五会　Dìwǔhuì（GB 42）

【定位】第4、5跖骨间，第4跖趾关节近端凹陷中（图13-2-10）。

【解剖】皮肤→皮下组织→趾长伸肌腱→趾短伸肌腱外侧→第4骨间背侧肌→第3骨间足底肌。浅层布有足背中间皮神经，足背静脉网和跖背动、静脉。深层有趾足底总神经和趾底总动、静脉。

【主治】（1）目赤肿痛。

（2）腋下肿。

（3）乳痈。

（4）足背红肿。

【操作】直刺 0.3 ~ 0.5 寸。

43. 侠溪 *　Xiáxī（GB 43）　荥穴

【定位】第4、5趾间，趾蹼缘后方赤白肉际处（图13-2-10）。

【解剖】皮肤→皮下组织→第4趾的趾长、短伸肌腱与第5趾的趾长、短伸肌健之间→第4、5趾的近节趾骨底之间。布有足背中间皮神经的趾背神经和趾背动、静脉。

【主治】（1）目赤肿痛，颊肿，耳鸣，耳聋。

（2）发热，头痛，眩晕。

（3）乳痈。

（4）胸胁疼痛，膝股痛，足痛。

【操作】直刺 0.3 ~ 0.5 寸。

【古文献摘录】

《针灸大成》："寒热伤寒。"

《百症赋》："兼阳谷，治颔肿口噤。"

44. 足窍阴　Zúqiàoyīn（GB 44）　井穴

【定位】第4趾末节外侧，趾甲根角侧后方0.1寸（指寸）（图13-2-10）。

【解剖】皮肤→皮下组织→甲根。布有足背中间皮神经的趾背神经，趾背动、静脉和趾底固有动、静脉构成的动、静脉网。

【主治】（1）头痛，目赤肿痛，耳鸣，耳聋。

（2）胸胁痛。

（3）足痛。

【操作】浅刺0.1寸，或点刺出血。

复习思考题

1. 与"耳"有联系的经脉有哪些？请写出相关的经脉原文。

2. 试述风池穴的主治特点及其在现代临床中的应用。

3. 试述阳陵泉穴的主治特点及其在现代临床中的应用。

4. 从足临泣穴的定位和穴位属性试述其主治特点。

第十四章
足厥阴经络与腧穴

本章包括足厥阴经络和足厥阴腧穴两部分。第一部分为足厥阴经络，包括足厥阴经脉、足厥阴络脉、足厥阴经别和足厥阴经筋。第二部分为足厥阴腧穴，首穴是大敦，末穴是期门，左右各 14 穴。

第一节 足厥阴经络

一、足厥阴经脉

（一）经脉循行

《灵枢·经脉》：

肝足厥阴之脉，起于大指丛毛[1]之际，上循足跗上廉，去内踝一寸，上踝八寸[2]，交出太阴之后，上腘内廉，循股阴[3]，入毛中，环阴器[4]，抵小腹，挟胃，属肝，络胆，上贯膈，布胁肋，循喉咙之后，上入颃颡[5]，连目系，上出额，与督脉会于巅[6]。

其支者，从目系下颊里，环唇内。

其支者，复从肝，别贯膈，上注肺。（图 14-1-1、图 14-1-2）

【注释】

[1]丛毛：指足大趾爪甲后方有毫毛处，义同"三毛"。

[2]上踝八寸：《铜人腧穴针灸图经》注："足厥阴行足太阴之前，上踝八寸，而厥阴复出太阴之后也。"

[3]股阴：股指大腿，内侧为阴。即指本经行于大腿内侧。

[4]环阴器：环，原作"过"，此据《脉经》《甲乙经》《太素》《千金要方》《素问·刺疟》篇王冰注引文等改，义指环绕阴部。

[5]颃颡：指鼻咽部，喉头以上至鼻后窍之间，又写作"吭嗓"。

[6]巅：指头顶高处，百会穴所在。

足厥阴肝经，从大趾爪甲后毫毛部开始，向上沿着足背，至距内踝 1 寸处，上行至内踝上 8 寸处，交出足太阴脾经之后，上腘内侧，沿着大腿内侧，进入阴毛中，环绕阴部，至小腹，夹胃旁边，属于肝，络于胆；向上通过膈肌，分布胁肋部，沿喉咙之后，上入颃颡（鼻咽部），连接目系，上出于额部，与督脉交会于头顶。

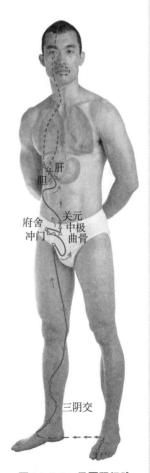

图 14-1-1 足厥阴经脉循行示意图

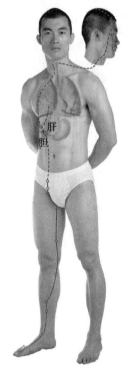

肝
胆

图 14-1-2 足厥阴经脉图

其支脉，从目系下向面颊中，环绕唇内。

其支脉，复从肝分出，通过膈肌，上注于肺中。

（二）经脉病候

《灵枢·经脉》：

是动则病，腰痛不可以俯仰，丈夫㿗疝[1]，妇人少腹肿[2]，甚则嗌干，面尘脱色[3]。

是主肝所生病者，胸满，呕逆，飧泄[4]，狐疝[5]，遗溺、闭癃[6]。

【注释】

[1]㿗疝：参见足阳明经筋注。

[2]少腹肿：张介宾说："足厥阴气逆则为睾肿卒疝，妇人少腹肿，即疝病也。"

[3]面尘脱色：面垢如尘，神色晦暗。

[4]飧泄：飧音孙。大便稀薄，完谷不化叫飧泄。

[5]狐疝：七疝之一，其症为阴囊疝气时上时下，像狐之出入无常。

[6]闭癃：闭为小便点滴不出，癃为小便不畅，点滴而出。癃闭又泛指尿不通或淋沥不畅。

二、足厥阴络脉

《灵枢·经脉》：

足厥阴之别，名曰蠡沟，去内踝五寸，别走少阳；其别者，循胫，上睾，结于茎[1]。

其病，气逆则睾肿卒疝。实则挺长，虚则暴痒。取之所别也。（图 14-1-3）

【注释】

[1]茎：指阴茎。

三、足厥阴经别

《灵枢·经别》：

足厥阴之正，别跗上[1]，上至毛际，合于少阳，与别俱行。（图 14-1-4）

【注释】

[1]跗上：此经别于足背部分出。正统本《甲乙经》"跗"作"膝"，如是，则经别的部位上移。

四、足厥阴经筋

《灵枢·经筋》：

足厥阴之筋，起于大指之上，上结于内踝之前，上循胫，结内辅骨之下，上循阴股，结于阴器，络诸筋[1]。

其病，足大指支，内踝之前痛，内辅痛，阴股痛，转筋，阴器不用。伤于内则不起，伤于寒则阴缩入，伤于热则纵挺不收。（图 14-1-5）

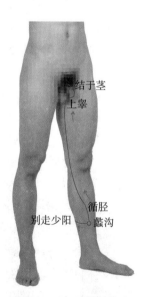

结于茎
上睾
循胫
别走少阳
蠡沟

**图 14-1-3 足厥阴络脉
循行示意图**

【注释】

[1]络诸筋：指足三阴和足阳明之筋结聚于阴器。

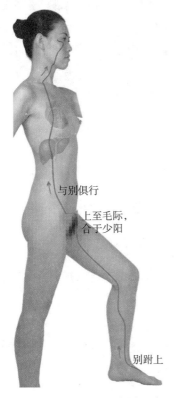

图 14-1-4　足厥阴经别循行示意图

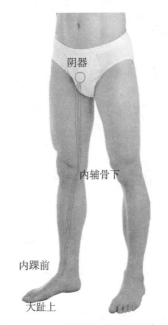

图 14-1-5　足厥阴经筋循行示意图

第二节　足厥阴腧穴

本经腧穴一侧 14 穴，12 穴分布于下肢内侧，2 穴在腹、胸部（图 14-2-1）。

1. 大敦 *　Dàdūn（LR 1） 井穴

【定位】大趾末节外侧，趾甲根角侧后方 0.1 寸（指寸）（图 14-2-2）。

【解剖】皮肤→皮下组织→甲根。布有腓深神经的背外侧神经和趾背动、静脉。

【主治】（1）疝气，睾丸肿痛，前阴痛，少腹疼痛，遗尿，癃闭，月经不调，阴挺。

　　　　（2）小儿惊风，癫痫，神昏。

【操作】浅刺 0.1 寸，或点刺出血。

【古文献摘录】

《甲乙经》："卒心痛，汗出，大敦主之，出血立已。"

《千金要方》："主目不欲视，太息。"

《铜人腧穴针灸图经》："治卒疝，小便数，遗溺，阴头中痛……妇人血崩不止。"

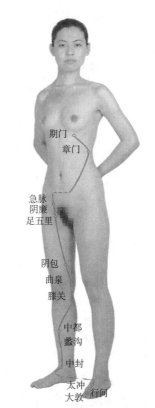

图 14-2-1　足厥阴肝经穴
Points of Liver Meridian of Foot-Jueyin

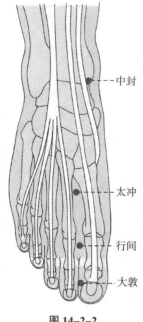

图 14-2-2

2. 行间 * Xíngjiān（**LR 2**） 荥穴

【定位】 第 1、2 趾之间，趾蹼缘后方赤白肉际处（图 14-2-2）。

【解剖】皮肤→皮下组织→踇趾近节趾骨基底部与第 2 跖骨头之间。布有腓深神经的趾背神经和趾背动、静脉。

【主治】（1）疝气，少腹疼痛，前阴痛，遗尿，癃闭，月经不调，带下。

（2）目赤肿痛，口干，胁痛，急躁易怒，善太息。

（3）癫痫，中风。

（4）脚膝肿痛。

【操作】直刺 0.5 ~ 0.8 寸。

【古文献摘录】

《灵枢·厥病》："厥心痛，色苍苍，如死状，终日不得太息，肝心痛也，取之行间、太冲。"

《甲乙经》："癫疾短气，呕血，胸背痛，行间主之。"

《针灸大成》："妇人小腹肿，面尘脱色，经血过多不止，崩中，小儿急惊风。"

3. 太冲 * Tàichōng（**LR 3**） 输穴，原穴

【定位】第 1、2 跖骨间，跖骨底结合部前方凹陷中，或触及动脉搏动（图 14-2-2）。

【解剖】皮肤→皮下组织→踇长伸肌腱与趾长伸肌腱之间→踇短伸肌腱的外侧→第 1 骨间背侧肌。浅层布有足背静脉网，足背内侧皮神经等。深层有腓深神经和第 1 趾背动、静脉。

【主治】（1）目赤肿痛，咽干，咽痛。

（2）阴疝，前阴痛，少腹肿，遗尿，癃闭，月经不调。

（3）黄疸，胁痛，腹胀，呕逆。

（4）小儿惊风。

（5）下肢痿痹，足跗肿痛。

【操作】直刺 0.5 ~ 1 寸。

【古文献摘录】

《千金要方》："黄瘅，热中喜渴。"

《铜人腧穴针灸图经》："胸胁支满，足寒大便难，呕血，女子漏血不止，小儿卒疝呕逆。"

《天星十二穴歌》："动脉知生死，能医惊痫风，咽喉并心胀，两足不能行，七疝偏坠肿，眼目似云蒙，亦能疗腰痛，针下有神功。"

4. 中封 Zhōngfēng（**LR 4**） 经穴

【定位】内踝前，胫骨前肌肌腱的内侧缘凹陷中（图 14-2-2）。

取法：商丘与解溪中间。

【解剖】皮肤→皮下组织→胫骨前肌腱内侧→距骨和胫骨内踝之间。布有足背内侧皮神经的分支，内踝前动脉，足背浅静脉。

【主治】疝气引腰痛、少腹痛，遗精，小便不利。

【操作】直刺 0.5 ~ 0.8 寸。

5. 蠡沟 * Lígōu（**LR 5**） 络穴

【定位】内踝尖上 5 寸，胫骨内侧面的中央（图 14-2-3）。

取法：髌尖与内踝尖连线的上 2/3 与下 1/3 交点，胫骨内侧面的中央，横平筑宾。

【解剖】皮肤→皮下组织→胫骨骨面。浅层布有隐神经的小腿内侧皮支和大隐静脉。

【主治】阴疝，睾丸肿痛，小便不利，遗尿，月经不调，赤白带下，阴痒。

【操作】平刺 0.5 ~ 0.8 寸。

【古文献摘录】

《灵枢·经脉》："气逆则睾肿卒疝，实则挺长，虚则暴痒。"

《铜人腧穴针灸图经》："治卒疝少腹肿，时少腹暴痛，小便不利如癃闭，数噫恐悸，少气不足，腹中痛悒悒不乐，咽中闷如有息肉状。背拘急不可俯仰。"

6. 中都 Zhōngdū（LR 6） 郄穴

【定位】内踝尖上 7 寸，胫骨内侧面的中央（图 14-2-3）。

取法：髌尖与内踝尖连线中点下 0.5 寸，胫骨内侧面的中央。

【解剖】皮肤→皮下组织→胫骨骨面。布有隐神经的小腿内侧皮支，大隐静脉。

【主治】（1）疝气，少腹痛，崩漏，恶露不尽。

（2）泄泻。

【操作】平刺 0.5 ~ 0.8 寸。

7. 膝关 Xīguān（LR 7）

【定位】胫骨内侧髁的下方，阴陵泉后 1 寸（图 14-2-3）。

【解剖】皮肤→皮下组织→腓肠肌。浅层布有隐神经的小腿内侧皮支，大隐静脉的属支。深层有腘动、静脉，胫神经等结构。

【主治】疝气，少腹痛，膝股痛，下肢痿痹。

【操作】直刺 1 ~ 1.5 寸。

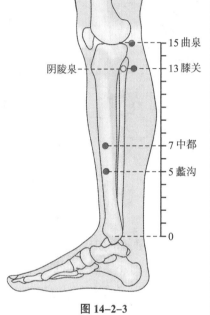

图 14-2-3

8. 曲泉* Qūquán（LR 8） 合穴

【定位】屈膝，当膝关节内侧面横纹内侧端，股骨内侧髁的后缘，半腱肌、半膜肌止端的前方凹陷处（图 14-2-4）。

【解剖】皮肤→皮下组织→缝匠肌后缘→股薄肌腱后缘→半膜肌腱→腓肠肌内侧头。浅层布有隐神经，大隐静脉。深层有膝上内侧动、静脉的分支或属支。

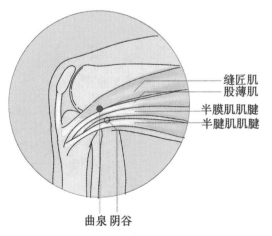

图 14-2-4

【主治】（1）疝气，少腹痛，前阴痛，小便不利，遗精，阳痿，月经不调，带下，阴挺，阴痒。

（2）惊狂。

（3）膝肿痛，下肢痿痹。

【操作】直刺 0.8 ~ 1 寸。

【古文献摘录】

《千金要方》："主膝不可屈伸。""男子失精，膝胫疼痛冷，灸曲泉百壮。"

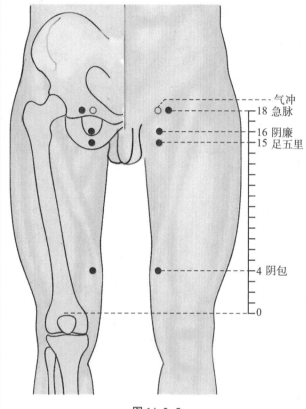

图 14-2-5

股深动、静脉的肌支，旋股内侧动、静脉的肌支。

【主治】小腹痛，小便不利，阴挺，睾丸肿痛。

【操作】直刺 1~1.5 寸。

11. 阴廉　Yīnlián（LR 11）

【定位】气冲（ST30）直下 2 寸（图 14-2-5）。

取法：稍屈髋，屈膝，外展，大腿抗阻力内收时显露出长收肌，在其外缘取穴。

【解剖】皮肤→皮下组织→长收肌→短收肌→小收肌。浅层布有股神经前皮支，大隐静脉和腹股沟浅淋巴结。深层有闭孔神经的前、后支，旋股内侧动、静脉的肌支。

【主治】月经不调，不孕，少腹痛。

【操作】直刺 1~2 寸。

12. 急脉　Jímài（LR 12）

【定位】横平耻骨联合上缘，前正中线旁开 2.5 寸（图 14-2-5）。

【解剖】皮肤→皮下组织→耻骨肌→闭孔外肌。浅层布有股神经前皮支，大隐静脉和腹股沟浅淋巴结。深层有阴部外动、静脉，旋股内侧动、静脉的分支或属支，闭孔神经前支等结构。

【主治】疝气，前阴痛，少腹痛。

【操作】避开动脉，直刺 0.5~0.8 寸。

《针灸大成》："女子血瘕，按之如汤浸股内，小腹肿，阴挺出，阴痒。"

9. 阴包　Yīnbāo（LR 9）

【定位】髌底上 4 寸，股内侧肌与缝匠肌之间（图 14-2-5）。

【解剖】皮肤→皮下组织→缝匠肌与股薄肌之间→大收肌。浅层布有闭孔神经的皮支，大隐静脉的属支。深层有股神经的肌支，隐神经，股动、静脉等结构。

【主治】（1）月经不调，遗尿，小便不利。

（2）腰骶痛引小腹。

【操作】直刺 1~2 寸。

10. 足五里　Zúwǔlǐ（LR 10）

【定位】在股前区，气冲直下 3 寸，动脉搏动处（图 14-2-5）。

【解剖】皮肤→皮下组织→长收肌→短收肌→大收肌。浅层布有股神经的前皮支，大隐静脉。深层有闭孔神经的前支和后支，

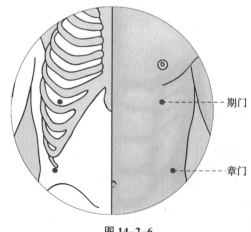

图 14-2-6

13. 章门 * Zhāngmén（**LR 13**） 脾募穴，八会穴（脏会），足厥阴经、足少阳经交会穴

【定位】在第 11 肋游离端的下际（图 14-2-6）。

【解剖】皮肤→皮下组织→腹外斜肌→腹内斜肌→腹横肌。浅层布有第 10 及第 11 胸神经前支的外侧皮支，胸腹壁浅静脉的属支。深层有第 10 及第 11 胸神经和肋间后动、静脉的分支或属支。

【主治】（1）腹痛，腹胀，肠鸣，呕吐。

（2）胁痛，痞块，黄疸。

【操作】直刺 0.8 ~ 1 寸。

【古文献摘录】

《甲乙经》："腰痛不得转侧，章门主之。"

《类经图翼》："主治两胁积气如卵石，膨胀肠鸣，食不化，胸胁痛。"

14. 期门 * Qīmén（**LR 14**） 肝募穴，足厥阴经、足太阴经、阴维脉交会穴

【定位】第 6 肋间隙，前正中线旁开 4 寸（图 14-2-6）。

取法：女性在锁骨中线与第 6 肋间隙交点处。

【解剖】皮肤→皮下组织→胸大肌下缘→腹外斜肌→肋间外肌→肋间内肌。浅层布有第 6 肋间神经的外侧皮支，胸腹壁静脉的属支。深层有第 6 肋间神经和第 6 肋间后动、静脉的分支或属支。

【主治】（1）胁下积聚，气喘，呃逆，胸胁胀痛。

（2）呕吐，腹胀，泄泻。

（3）乳痈。

【操作】斜刺 0.5 ~ 0.8 寸。

【古文献摘录】

《甲乙经》："咳，胁下积聚，喘逆，卧不安席，时寒热。"

《铜人腧穴针灸图经》："治胸中烦热，贲豚上下，目青而呕，霍乱泄痢，腹坚硬，大喘不得安卧，胁下积气。"

复习思考题

1. 从足厥阴经脉的循行分布规律试述其经脉病候特点。

2. 试以经络理论解释"心、肝为牡脏"。

3. 根据腧穴的治疗作用，分析太冲穴的主治？

4. 如何理解足厥阴经与足太阴经在内踝上 8 寸处的交叉？

5. 与"唇"有联系的经脉有哪些？请写出相关的经脉原文。

第十五章
奇经八脉

奇经八脉是指十二经脉之外"别道奇行"的八条经脉，包括督脉、任脉、冲脉、带脉、阳跷脉、阴跷脉、阳维脉、阴维脉。"奇"是奇异的意思，指这八条经脉的分布和作用有异于十二正经。《难经·二十七难》言："凡此八脉者，皆不拘于经，故曰奇经八脉也。"奇经八脉的内容，最早散见于《内经》各篇，至《难经》才提出了"奇经八脉"这一总名词，并做集中阐述。《甲乙经》记载其有关穴位，《脉经》记载其所主病症，这些都是主要的文献依据。明代李时珍总结前人经验，撰写《奇经八脉考》一书，是一部研究奇经八脉的重要参考著作。本章即参照以上文献，并结合现代研究加以介绍。

第一节　督　脉

督，本义为察看、审察，《说文解字》曰："督，察也。"引申为总督、统率、正中。提示此脉统率全身阳气，主要分布于头身正中。

本节包括经络和腧穴两部分。第一部分为循行分布、功能与病候。第二部分为腧穴，首穴是长强，末穴是龈交（按编号则为印堂），一名一穴，共29穴。

一、督脉经络

（一）循行分布

起于少腹以下骨中央[1]（胞中），下出会阴[2]，经长强，行于后背正中，上至风府，入属于脑[3]，上巅，循额，至鼻柱[4]，经素髎、水沟，会手足阳明，至兑端，入龈交[5]。（图15-1-1）

分支：其少腹直上者，贯脐中央，上贯心，入喉，上颐，环唇，上系两目之下中央（《素问·骨空论》）。

络脉：督脉之别，名曰长强，挟脊上项，散头上，下当肩胛左右，别走太阳，入贯膂（《灵枢·经脉》）。（图15-1-2）

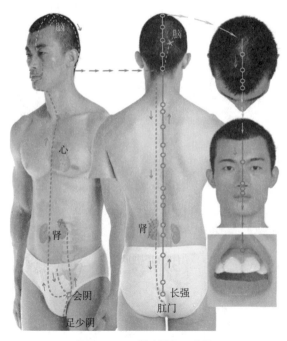

图 15-1-1　督脉循行示意图

【注释】

[1] 起于少腹以下骨中央：见《素问·骨空论》。少腹，张介宾注："小腹也，胞宫之所居。"与《奇经八脉考》所言"起于肾下胞中"，位置一致。胞中，指内生殖器，张介宾注："在女子为孕育胎儿之所，在男子当藏精之所。"

[2] 会阴：《素问·骨空论》称之为"篡"，原意指肛门，又误作"纂"。张介宾注："篡，交篡之义，谓两便争行之所，即前后二阴之间也。"会阴穴为本经与任脉、冲脉的交会穴。

[3] 入属于脑：见《难经·二十八难》。督脉在内行于脊里，入属于脑；在外行于后背与头正中线。

[4] 上巅，循额，至鼻柱：见《甲乙经》。

[5] 经素髎……入龈交：见《奇经八脉考》。

【交会穴】

会阴（任脉），会阳（足太阳），风门（足太阳）。此外，手太阳小肠经之腧穴后溪通于督脉。

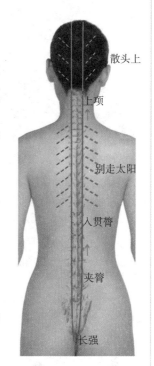

图 15-1-2 督脉络脉
循行示意图

【古文献摘录】

《灵枢·营气》："足厥阴……上循喉咙，入颃颡之窍，究于畜门[1]；其支别者，上额，循巅，下项中，循脊，入骶，是督脉也。（按：此"支别"是督脉主干，营气运行由上而下"）

《素问·骨空论》："督脉者，起于少腹以下骨中央（按：此指督脉和任、冲脉起源）。女子入系廷孔[2]——其孔，溺孔之端也。其络循阴器，合篡[3]间，绕篡后，别绕臀，至少阴，与巨阳中络者合（此指与足太阳经的从腰中，下夹脊的一支会合）。少阴上股内后廉，贯脊属肾（此指足少阴经从下而上者）。与太阳起于目内眦，上额交巅上，入络脑，还出别下项，循肩髆内，侠脊抵腰中，入循膂络肾（此指足太阳经从上而下者）。其男子循茎下至篡，与女子等。其少腹直上者，贯脐中央，上贯心，入喉，上颐，环唇，上系两目之下中央（此支与任脉类同）。"

《难经·二十八难》："督脉者，起于下极之俞[4]，并于脊里，上至风府，入属于脑。"

《灵枢·经脉》："督脉之别，名曰长强，挟膂上项，散头上，下当肩胛左右，别走太阳，入贯膂。实，则脊强，虚，则头重。……取之所别也。"（按：此指络脉）

《奇经八脉考》："其脉起于肾下胞中，至于少腹，乃下行于腰横骨围之中央，系溺孔之端。男子循茎下至篡，女子络阴器，合篡间，俱绕篡后屏翳，别绕臀，至少阴与太阳中络者合少阴上股内廉，由会阳贯脊，会于长强穴。在骶骨端与少阴会，并脊里上行，历腰俞、阳关、命门、悬枢、脊中、中枢、筋缩、至阳、灵台、神道、身柱、陶道、大椎，与手足三阳会合；上哑门，会阳维；入系舌本，上至风府，会足太阳阳维，同入脑中；循脑户、强间、后顶、上巅，历百会、前顶、囟会、上星，至神庭，为足太阳督脉之会；循额中，至鼻柱，经素髎、水沟，会手足阳明；至兑端，入龈交，与任脉、足阳明交会而终。凡三十一穴。"

【注释】

[1] 畜门：指鼻后孔。

[2] 廷孔：指阴户；溺孔，指尿道口。

[3] 篡：会阴部，原作"纂"，据《甲乙经》《太素》改。

[4] 下极之俞：指脊柱下端的长强穴。

（二）功能与病候

1. 功能 督脉的功能主要可概括为"阳脉之海"或称"总督诸阳""阳脉之都纲"。即督脉有督领全身阳气，统率诸阳经的作用。滑伯仁《十四经发挥》载："督之为言都也，行背部之中行，为阳脉之都纲。"一方面，督脉上有各阳经所交会的穴位，如：手、足三阳经交会于大椎；阳维脉交会于风府、哑门；带脉出于第2腰椎。另一方面，督脉主干行于背部正中，入属于脑。"脑为元神之府""头为诸阳之会"，背部属阳，故称。

2. 病候 《素问·骨空论》："督脉为病，脊强反折。"

《灵枢·经脉》："其络脉病：实则脊强，虚则头重。"

《难经·二十九难》："督之为病，脊强而厥。"

《脉经·平奇经八脉病》："尺寸俱浮，直上直下，此为督脉。腰背强痛，不得俯仰，大人癫病，小儿风痫疾。"

根据督脉分布和以上文献记载，督脉病候主要表现为腰脊强痛，头重头痛和神志病。此外，髓海不足的症候，如脑转耳鸣、眩晕、目无所见、懈怠、嗜睡等也多责之督脉。

二、督脉腧穴

本经腧穴共29穴，2穴分布于尾骶部，11穴分布于腰背部，3穴位于项部，8穴位于头部，5穴位于面部（图15-1-3）。

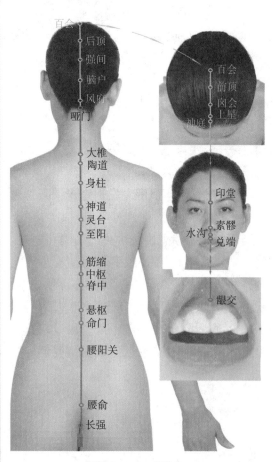

图 15-1-3 督脉穴
Points of Governor Vessel

1. 长强* Chángqiáng（**GV 1**） 络穴，督脉、足少阳经、足少阴经交会穴

【定位】尾骨下方，尾骨端与肛门连线的中点处（图 15-1-4）。

取法：胸膝位或侧卧位取之。

【解剖】皮肤→皮下组织→肛尾韧带。浅层主要布有尾神经的后支。深层有阴部神经的分支，肛神经，阴部内动、静脉的分支或属支，肛动、静脉。

【主治】（1）泄泻，便秘，便血，痔疾，脱肛。

（2）癫狂，小儿惊风。

（3）腰痛，尾骶骨痛。

【操作】斜刺，针尖向上与骶骨平行刺入0.5～1寸。不得刺穿直肠，以防感染。

【古文献摘录】

《千金要方》："长强、小肠俞，主大小便难，淋癃。"

《玉龙赋》："长强、承山，灸痔最妙。"

《百症赋》："刺长强于承山，善主肠风新下血。"

《针灸资生经》："长强、身柱，疗小儿惊痫。"

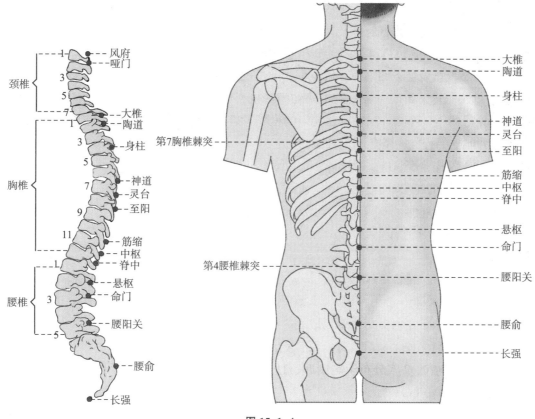

图 15-1-4

2. 腰俞　Yāoshū（GV 2）

【定位】正对骶管裂孔，后正中线上（图 15-1-4）。

说明：臀裂正上方的小凹陷即骶管裂孔。

【解剖】皮肤→皮下组织→骶尾背侧韧带→骶管。浅层主要布有第 5 骶神经的后支。深层有尾丛。

【主治】（1）月经不调。

　　　　（2）痔疾。

　　　　（3）腰背痛，下肢痿痹。

【操作】向上斜刺 0.5 ~ 1 寸。

3. 腰阳关 *　Yāoyángguān（GV 3）

【定位】第 4 腰椎棘突下凹陷中，后正中线上（图 15-1-4）。

取法：两髂嵴最高点连线的中点下方凹陷处。

【解剖】皮肤→皮下组织→棘上韧带→棘间韧带→弓间韧带。浅层主要布有第 4 腰神经后支的内侧支和伴行的动、静脉。深层有棘突间的椎外（后）静脉丛，第 4 腰神经后支的分支和第 4 腰动、静脉的背侧支的分支或属支。

【主治】（1）月经不调，遗精，阳痿。

　　　　（2）腰骶痛。

【操作】直刺 0.5 ~ 1 寸。

【古文献摘录】

《素问·骨空论》："灸脊中。"王冰注："是曰阳关。"

《针灸聚英》："十六椎节下间，坐取之。"

《循经考穴编》："主劳损腰胯痛，遗精白浊，妇人月病带下。"

4. 命门 *　Mìngmén（GV 4）

【定位】第2腰椎棘突下凹陷中，后正中线上（图15-1-4）。

【解剖】皮肤→皮下组织→棘上韧带→棘间韧带→弓间韧带。浅层主要布有第2腰神经后支的内侧支和伴行的动、静脉。深层有棘突间的椎外（后）静脉丛，第2腰神经后支的分支和第2腰动、静脉背侧支的分支或属支。

【主治】（1）腰痛，少腹痛，脊强。

　　　　（2）赤白带下，阳痿。

　　　　（3）下肢痿痹。

【操作】直刺0.5～1寸。

【古文献摘录】

《甲乙经》："头痛如破，身热如火，汗不出，瘈疭，寒热，汗出恶寒，里急，腰腹相引痛，命门主之。"

《类经图翼》："一云平脐，用线牵而取之……若年二十以上者，灸恐绝子。"

《玉龙赋》："老者多便，命门兼肾俞而着艾。"

《医宗金鉴》："治老人肾虚腰疼及久痔脱肛，肠风下血等症。"

5. 悬枢　Xuánshū（GV 5）

【定位】第1腰椎棘突下凹陷中，后正中线上（图15-1-4）。

【解剖】皮肤→皮下组织→棘上韧带→棘间韧带。浅层主要布有第1腰神经后支的内侧支和伴行的动、静脉。深层有棘突间的椎外（后）静脉丛，第1腰神经后支的分支和第1腰动、静脉背侧支的分支或属支。

【主治】（1）腹痛，泄泻。

　　　　（2）腰脊痛。

【操作】直刺0.5～1寸。

6. 脊中　Jǐzhōng（GV 6）

【定位】第11胸椎棘突下凹陷中，后正中线上（图15-1-4）。

【解剖】皮肤→皮下组织→棘上韧带→棘间韧带。浅层主要布有第11胸神经后支的内侧皮支和伴行的动、静脉。深层有棘突间的椎外（后）静脉丛、第11胸神经后支的分支和第11肋间后动、静脉背侧支的分支或属支。

【主治】（1）泄泻，黄疸。

　　　　（2）癫痫。

　　　　（3）腰背痛。

【操作】斜刺0.5～1寸。

7. 中枢　Zhōngshū（GV 7）

【定位】第10胸椎棘突下凹陷中，后正中线上（图15-1-4）。

【解剖】皮肤→皮下组织→棘上韧带→棘间韧带。浅层主要布有第10胸神经后支的内侧皮支和伴行的动、静脉。深层有棘突间的椎外（后）静脉丛，第10胸神经后支的分支和第10肋间后动、静脉背侧支的分支或属支。

【主治】腰背痛。

【操作】斜刺 0.5 ~ 1 寸。

8. 筋缩 *　Jīnsuō（GV 8）

【定位】第 9 胸椎棘突下凹陷中，后正中线上（图 15-1-4）。

【解剖】皮肤→皮下组织→棘上韧带→棘间韧带。浅层主要布有第 9 胸神经后支的内侧皮支和伴行的动、静脉。深层有棘突间的椎外（后）静脉丛，第 9 胸神经后支的分支和第 9 肋间后动、静脉背侧支的分支或属支。

【主治】（1）小儿惊风，抽搐，癫狂痫，目上视。

　　　　（2）脊强。

【操作】斜刺 0.5 ~ 1 寸。

【古文献摘录】

《百症赋》："脊强兮，水道、筋缩。"

《胜玉歌》："更有天突与筋缩，小儿吼闭自然疏。"

9. 至阳 *　Zhìyáng（GV 9）

【定位】第 7 胸椎棘突下凹陷中，后正中线上（图 15-1-4）。

取法：两肩胛骨下角连线的中点处。

【解剖】皮肤→皮下组织→棘上韧带→棘间韧带。浅层主要布有第 7 胸神经后支的内侧皮支和伴行的动、静脉。深层有棘突间的椎外（后）静脉丛，第 7 胸神经后支的分支和第 7 肋间后动、静脉背侧支的分支或属支。

【主治】（1）黄疸。

　　　　（2）身重。

　　　　（3）腰背痛。

【操作】斜刺 0.5 ~ 1 寸。

【古文献摘录】

《素问·刺热》："七椎下间主肾热。"

《甲乙经》："寒热懈懒，淫泺胫酸，四肢重痛，少气难言，至阳主之。"

《玉龙赋》："至阳却疸，善治神疲。"

10. 灵台　Língtái（GV 10）

【定位】第 6 胸椎棘突下凹陷中，后正中线上（图 15-1-4）。

【解剖】皮肤→皮下组织→棘上韧带→棘间韧带。浅层主要布有第 6 胸神经后支的内侧皮支和伴行的动、静脉。深层有棘突间的椎外（后）静脉丛，第 6 胸神经后支的分支和第 6 肋间后动、静脉背侧支的分支或属支。

【主治】（1）咳嗽，气喘。

　　　　（2）脊痛，颈项强痛。

【操作】斜刺 0.5 ~ 1 寸。

11. 神道　Shéndào（GV 11）

【定位】第 5 胸椎棘突下凹陷中，后正中线上（图 15-1-4）。

【解剖】皮肤→皮下组织→棘上韧带→棘间韧带。浅层主要布有第 5 胸神经后支的内侧皮支和伴行的动、静脉。深层有棘突间的椎外（后）静脉丛，第 5 胸神经后支的分支和第 5 肋间后动、静脉背侧支的分支或属支。

【主治】（1）悲愁，惊悸，健忘。

（2）寒热，头痛，疟疾。

（3）小儿惊风。

（4）脊痛，脊强。

【操作】斜刺 0.5 ~ 1 寸。

12. 身柱 *　Shēnzhù（GV 12）

【定位】第 3 胸椎棘突下凹陷中，后正中线上（图 15-1-4）。

【解剖】皮肤→皮下组织→棘上韧带→棘间韧带。浅层主要布有第 3 胸神经后支的内侧皮支和伴行的动、静脉，深层有棘突间的椎外（后）静脉丛，第 3 胸神经后支的分支和第 3 肋间后动、静脉背侧支的分支或属支。

【主治】（1）咳嗽，气喘。

（2）身热，癫狂，惊风，瘛疭。

（3）腰背痛。

【操作】斜刺 0.5 ~ 1 寸。

【古文献摘录】

《素问·刺热》："热病气穴，三椎下间主胸中热。"

13. 陶道　Táodào（GV 13）　督脉、足太阳经交会穴

【定位】第 1 胸椎棘突下凹陷中，后正中线上（图 15-1-4）。

注：从第 7 颈椎向下 1 个棘突，在棘突下凹陷中。

【解剖】皮肤→皮下组织→棘上韧带→棘间韧带。浅层主要布有第 1 胸神经后支的内侧皮支和伴行的动、静脉。深层有棘突间的椎外（后）静脉丛，第 1 胸神经后支的分支和第 1 肋间后动、静脉背侧支的分支或属支。

【主治】（1）寒热，疟疾，骨蒸。

（2）脊强。

【操作】斜刺 0.5 ~ 1 寸。

14. 大椎 *　Dàzhuī（GV 14）　督脉、手足三阳经交会穴

【定位】第 7 颈椎棘突下凹陷中，后正中线上（图 15-1-4）。

【解剖】皮肤→皮下组织→棘上韧带→棘间韧带。浅层主要布有第 8 颈神经后支的内侧支和棘突间皮下静脉丛。深层有棘突间的椎外（后）静脉丛和第 8 颈神经后支的分支。

【主治】（1）热病，疟疾，寒热。

（2）咳嗽，气喘，骨蒸。

（3）脊痛，颈项强痛。

【操作】斜刺 0.5 ~ 1 寸。

【古文献摘录】

《素问·骨空论》："灸寒热之法，先灸项大椎，以年为壮数。"

《千金要方》："凡灸疟者，必先问其病之所先发者先灸之。从头项发者，于未发前预灸大椎尖头，渐灸过时止；从腰脊发者，灸肾俞百壮；从手臂发者，灸三间。"

《类经图翼》："又治颈瘰，灸百壮，及大椎两边相去各一寸半少垂下，各三十壮。"

《肘后歌》："疟疾寒热真可畏，须知虚实可用意；间使宜透支沟中，大椎七壮合圣治。"

15. 哑门 *　Yǎmén（GV 15）　督脉、阳维脉交会穴

【定位】第 2 颈椎棘突上际凹陷中，后正中线上（图 15-1-5）。

说明：后发际正中直上 0.5 寸。

【解剖】皮肤→皮下组织→左、右斜方肌之间→项韧带（左、右头夹肌之间→左、右头半棘肌之间）。浅层有第 3 枕神经和皮下静脉。深层有第 2、3 颈神经后支的分支。椎外（后）静脉丛和枕动、静脉的分支或属支。

【主治】（1）暴喑，舌缓，舌强不语，鼻衄。

（2）头痛，脊痛，颈项强痛。

【操作】伏案正坐位，使头微前倾，项肌放松，向下颌方向缓慢刺入 0.5 ~ 1 寸。针尖切不可向前上方深刺，以免伤及延髓。

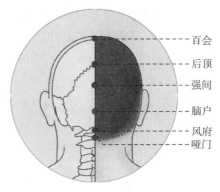

图 15-1-5

【古文献摘录】

《甲乙经》："督脉、阳维之会。""不可灸，灸之令人喑。"

《太平圣惠方》："头风脑痛，舌急，针入八分，不宜灸。"

《玉龙歌》："偶尔失音语语难，哑门一穴两筋间，若知浅针莫深刺，言语音和照旧安。"

《百症赋》："哑门、关冲，舌缓不语而要紧。"

16. 风府 *　Fēngfǔ（GV 16）　督脉、阳维脉交会穴

【定位】枕外隆凸直下，两侧斜方肌之间凹陷中（图 15-1-5）。

说明：后发际正中直上 1 寸。

【解剖】皮肤→皮下组织→左、右斜方肌腱之间→项韧带（左、右头半棘肌之间）→左、右头后大、小直肌之间。浅层布有枕大神经和第 3 枕神经的分支及枕动、静脉的分支或属支。深层有枕下神经的分支。

【主治】（1）咽喉肿痛，鼻衄，暴喑。

（2）头痛，眩晕，癫狂。

（3）中风，舌强不语，半身不遂。

（4）脊痛，颈项强痛。

【操作】伏案正坐，使头微前倾，项肌放松，向下颌方向缓慢刺入 0.5 ~ 1 寸。针尖不可向上，以免刺入枕骨大孔，误伤延髓。

【古文献摘录】

《素问·骨空论》："大风颈项痛，刺风府。"

《针灸资生经》："风府者，固伤寒所自起也，北人皆以毛裹之，南人怯弱者，亦以帛护其项。"

《行针指要歌》："或针风，先向风府、百会中。"

《席弘赋》："风府风池寻得到，伤寒百病一时消。"

17. 脑户　Nǎohù（GV 17）　督脉、足太阳经交会穴

【定位】枕外隆凸的上缘凹陷处（图 15-1-5）。

取法：后正中线与枕外隆凸的上缘交点处的凹陷中。

【解剖】皮肤→皮下组织→左、右枕额肌枕腹之间→腱膜下疏松组织。布有枕大神经的分支和枕动、静脉的分支或属支。

【主治】（1）癫痫狂。

（2）眩晕。

（3）脊痛，颈项强痛。

【操作】平刺 0.5～1.0 寸。

18. 强间　Qiángjiān（GV 18）

【定位】后发际正中直上 4 寸（图 15-1-5）。

【解剖】皮肤→皮下组织→帽状腱膜→腱膜下疏松组织。布有枕大神经及左、右枕动、静脉的吻合网。

【主治】（1）头痛，癫狂痫，瘛疭。

　　　　（2）颈项强痛。

【操作】平刺 0.5～0.8 寸。

19. 后顶　Hòudǐng（GV 19）

【定位】当后发际正中直上 5.5 寸（脑户上 3 寸）（图 15-1-5）。

取法：百会向后 1.5 寸处。

【解剖】皮肤→皮下组织→帽状腱膜→腱膜下疏松组织。布有枕大神经以及枕动、静脉和颞浅动、静脉的吻合网。

【主治】（1）头痛，眩晕，癫狂痫。

　　　　（2）颈项强痛。

【操作】平刺 0.5～1 寸。

20. 百会 *　Bǎihuì（GV 20）　督脉、足太阳经交会穴

【定位】前发际正中直上 5 寸（图 15-1-5、图 15-1-6）。

取法 1：在前、后发际正中连线的中点向前 1 寸凹陷中。

取法 2：折耳，两耳尖连线向上连线的中点。

【解剖】皮肤→皮下组织→帽状腱膜→腱膜下疏松组织。布有枕大神经、额神经的分支和左、右颞浅动、静脉及枕动、静脉吻合网。

【主治】（1）头痛，目痛，眩晕，耳鸣，鼻塞。

　　　　（2）中风，神昏，癫狂痫，惊风，痴呆。

（3）脱肛，阴挺。

【操作】平刺 0.5～1 寸。

【古文献摘录】

《甲乙经》："督脉、足太阳之会。""热病汗不出，而呕苦，百会主之。"

《圣济总录》："凡灸头顶，不得过七七壮，缘头顶皮肤浅薄，灸不宜多。"

《太平圣惠方》："若频灸，恐拔气上，令人眼暗。"

《针灸资生经》："北人始生子，则灸此穴，盖防他日惊风也。"

《类经图翼》："若灸至百壮，停三五日后绕四畔，用三棱针出血，以井花水淋之，令气宣通，否则恐火气上雍，令人目暗。"

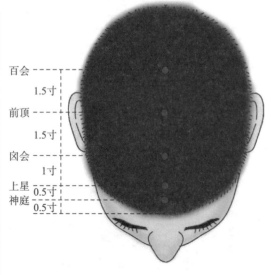

百会
　1.5寸
前顶
　1.5寸
囟会
　1寸
上星　0.5寸
神庭　0.5寸

图 15-1-6

21. 前顶　Qiándǐng（**GV 21**）

【定位】前发际正中直上 3.5 寸（图 15-1-6）。

【解剖】皮肤→皮下组织→帽状腱膜→腱膜下疏松组织。布有额神经左、右颞浅动、静脉和额动、静脉的吻合网。

【主治】（1）头痛，眩晕。

　　　　（2）面肿，鼻渊。

　　　　（3）小儿惊风。

【操作】平刺 0.3 ~ 0.5 寸。

22. 囟会　Xìnhuì（**GV 22**）

【定位】前发际正中直上 2 寸（图 15-1-6）。

【解剖】皮肤→皮下组织→帽状腱膜→腱膜下疏松组织。布有额神经及左、右颞浅动、静脉和额动、静脉的吻合网。

【主治】（1）头痛，眩晕，癫狂痫。

　　　　（2）鼻塞，鼻衄。

　　　　（3）小儿惊风。

【操作】平刺 0.3 ~ 0.5 寸，小儿禁刺。

【古文献摘录】

《甲乙经》："癫痫呕沫，暂起僵仆，恶见风寒，面赤肿，囟会主之。"

《铜人腧穴针灸图经》："治目眩面肿，鼻塞不闻香臭，惊痫戴目上视，不识人，可灸二七壮，至七七壮，初灸即不痛，病去即痛，痛即罢灸。"

23. 上星 *　Shàngxīng（**GV 23**）

【定位】前发际正中直上 1 寸（图 15-1-6）。

【解剖】皮肤→皮下组织→帽状腱膜→腱膜下疏松组织。布有额神经的分支和额动、静脉的分支或属支。

【主治】（1）鼻渊，鼻衄，目痛。

　　　　（2）头痛，眩晕，癫狂。

　　　　（3）热病，疟疾。

【操作】平刺 0.5 ~ 0.8 寸。

【古文献摘录】

《铜人腧穴针灸图经》："以细三棱针刺之，即宣泄诸阳热气，无令上冲头目。可灸七壮，不宜多灸，若频灸，即拔气上，令人目不明。"

《玉龙歌》："鼻流清涕名鼻渊，先泻后补即可痊，若是头风并眼痛，上星穴内刺无偏。"

《类经图翼》："又十三鬼穴，此名鬼堂，主百邪癫狂，当在第十次下针。"

24. 神庭 *　Shéntíng（**GV 24**）　督脉、足太阳经、足阳明经交会穴

【定位】前发际正中直上 0.5 寸（图 15-1-6）。

取法：发际不明或变异者，从眉心直上 3.5 寸处取穴。

【解剖】皮肤→皮下组织→枕额肌额腹→腱膜下疏松组织。布有额神经的滑车上神经和额动、静脉的分支或属支。

【主治】（1）鼻渊，鼻衄。

　　　　（2）头痛，眩晕，癫狂痫。

（3）呕吐。

【操作】平刺 0.3 ~ 0.5 寸。

【古文献摘录】

《甲乙经》："督脉、足太阳、阳明之会；风眩善呕、烦满，神庭主之。"

《铜人腧穴针灸图经》："岐伯曰：凡欲疗风，勿令灸多，缘风性轻，多即伤，惟宜灸七壮至二七壮止；禁不可针，针即发狂。"

《类经图翼》："灸三壮，禁刺，刺之令人癫狂目失明。"

《玉龙歌》："头风呕吐眼昏花，穴取神庭始不差。"

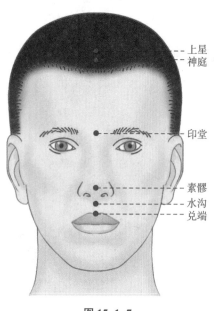

图 15-1-7

25. 素髎　Sùliáo（GV 25）

【定位】鼻尖的正中央（图 15-1-7）。

【解剖】皮肤→皮下组织→鼻中隔软骨和鼻外侧软骨。布有筛前神经鼻外支及面动、静脉的鼻背支。

【主治】鼻塞，鼻渊，鼻衄，鼻息肉，酒糟鼻。

【操作】向上斜刺 0.3 ~ 0.5 寸，或点刺出血。一般不灸。

26. 水沟 *　Shuǐgōu（GV 26）　督脉、手阳明经、足阳明经交会穴

【定位】人中沟的上 1/3 与中 1/3 交点处（图 15-1-7）。

【解剖】皮肤→皮下组织→口轮匝肌。布有眶下神经的分支和上唇动、静脉。

【主治】（1）昏迷，晕厥，中风，癫痫。

（2）口眼㖞斜，流涎，口噤，鼻塞，鼻衄。

（3）消渴，水肿。

（4）腰脊强痛。

【操作】向上斜刺 0.3 ~ 0.5 寸（或用指甲按掐）。一般不灸。

【古文献摘录】

《铜人腧穴针灸图经》："风水面肿，针此一穴，出水尽即顿愈。"

《类经图翼》："《千金》云：此穴为鬼市，治百邪癫狂，此当在第一次下针。凡人中恶，先掐鼻下是也。鬼击卒死者，须即灸之。"

《百症赋》："原夫面肿虚浮，须仗水沟、前顶。"

27. 兑端　Duìduān（GV 27）

【定位】上唇结节的中点（图 15-1-7）。

【解剖】皮肤→皮下组织→口轮匝肌。布有眶下神经的分支和上唇动、静脉。

【主治】（1）齿痛，口臭。

（2）癫痫，呕沫，口噤。

【操作】斜刺 0.2 ~ 0.3 寸。一般不灸。

28. 龈交　Yínjiāo（GV 28）

【定位】上唇系带与上齿龈的交点（图 15-1-8）。

取法：正坐仰头，提起上唇，于上唇系带与齿龈的移行处

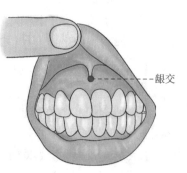

图 15-1-8

取穴。

【解剖】上唇系带与牙龈之移行处→口轮匝肌深面与上颌骨牙槽弓之间。布有上颌神经的上唇支以及眶下神经与面神经分支交叉形成的眶下丛和上唇动、静脉。

【主治】（1）牙龈肿痛、出血，鼻塞，鼻息肉。

（2）小儿面部疮癣。

（3）癫狂。

【操作】向上斜刺 0.2 ~ 0.3 寸。不灸。

29. 印堂　Yìntáng（GV 29）

【定位】两眉毛内侧端中间的凹陷中（图 15-1-7）。

【解剖】皮肤→皮下组织→降眉间肌。布有额神经的分支滑车上神经，眼动脉的分支额动脉及伴行的静脉。

【主治】（1）头痛，眩晕。

（2）失眠。

（3）鼻渊，鼻衄。

（4）小儿惊风。

【操作】提捏进针，从上向下平刺，或向左、右透刺攒竹、睛明等，深 0.5 ~ 1 寸。

第二节　任　脉

任，通"妊"，指妊养。《难经集注》杨玄操注："任者，妊也。"《正字通》："任，与妊、姙同。"指此脉与妊养胎儿有关。一通"衽"，指衣服前襟。《康熙字典》："谓裳幅所交裂也。"

本节包括经络和腧穴两部分。第一部分为循行分布、功能与病候。第二部分为腧穴，首穴是会阴，末穴是承浆，一名一穴，共 24 穴。

一、任脉经络

（一）循行分布

起于胞中[1]，出于会阴，上循毛际，循腹里，上关元，至咽喉，上颐循面入目[2]。（图 15-2-1）

络脉：任脉之别，名曰尾翳，下鸠尾，散于腹（《灵枢·经脉》）。（图 15-2-2）

【注释】

[1]起于胞中：据《灵枢·五音五味》："冲脉、任脉皆起于胞中。"《素问·骨空论》言"起于中极之下"，"下"指内（深部），杨上善注："中极之下，即是胞中。"

[2]上循毛际……上颐循面入目：据《素问·骨空论》："任脉者，起于中极之下，以上毛际，循腹里，上关元，至咽喉，上颐循面入目。"《难经·二十八难》无"上颐循面入目"六字。颐，指下颌部。

【交会穴】

承泣（足阳明）。此外，手太阴肺经络穴列缺通于任脉。

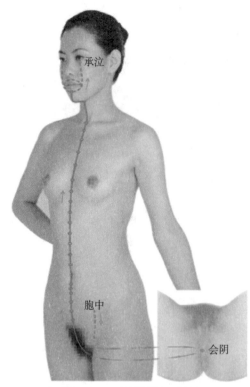
图 15-2-1　任脉循行示意图

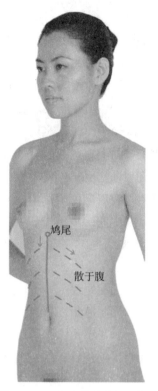
图 15-2-2　任脉络脉循行示意图

【古文献摘录】

《灵枢·五音五味》："冲脉、任脉皆起于胞中，上循脊里，为经络之海；其浮而外者，循腹右上行，会于咽喉，别而络唇口。"

《素问·骨空论》："任脉者，起于中极之下，以上毛际，循腹里，上关元，至咽喉，上颐循面入目。"

《难经·二十八难》："任脉者，起于中极之下，以上毛际，循腹里，上关元，至咽喉。"

《灵枢·经脉》："任脉之别，名曰尾翳，下鸠尾，散于腹。"

《奇经八脉考》："起于中极之下，少腹之内，会阴之分，上行而外出，循曲骨、上毛际、至中极，同足厥阴、太阴、少阴并行腹里，循关元，历石门、气海，会足少阳（阴）、冲脉于阴交，循神阙、水分，会足太阴于下脘，历建里，会手太阳、少阳、足阳明于中脘，上上脘、巨阙、鸠尾、中庭、膻中、玉堂、紫宫、华盖、璇玑，上喉咙，会阴维于天突、廉泉，上颐，循承浆，与手足阳明、督脉会，环唇上，至下龈交，复而分行，循面，系两目下之中央，至承泣而终。凡二十七穴。"

（二）功能与病候

1. 功能　任脉的功能主要可概括为"阴脉之海"。任脉主干行于腹，腹为阴；诸阴经均直接或间接交会于任脉。如：足三阴经交会于关元、中极；冲脉交会于阴交、会阴；阴维交会于天突、廉泉；手三阴经通过足三阴经而与任脉发生联系。任脉的另一功能是"主胞胎"，即与生育功能有关。《素问·上古天真论》说，女子"二七（十四岁）而天癸至，任脉通，太冲脉盛，月事以时下，故有子"；"七七（四十九岁）任脉虚，太冲脉衰少，天癸竭，地道不通，故形坏而无子"。

2. 病候 《素问·骨空论》："任脉为病，男子内结、七疝，女子带下、瘕聚"（《难经·二十九难》作"任之为病，其内苦结，男子为七疝，女子为瘕聚"）。

《灵枢·经脉》：其络脉病，"实则腹皮痛，虚则痒搔"。

《脉经·平奇经八脉病》："脉来紧细实长至关者，任脉也。动苦少腹绕脐，下引横骨、阴中切痛，取脐下三寸。"

根据任脉分布和以上文献记载，任脉病候主要表现为泌尿生殖系统病症和下腹部病痛。如：带下，不孕，少腹疼痛，月经不调，阳痿、早泄、遗精，遗尿，男子疝气，女子盆腔肿块等。

二、任脉腧穴

本经腧穴共 24 穴，1 穴位于会阴、21 穴分布于胸腹部、1 穴位于咽部，1 穴位于面部（图 15-2-3）。

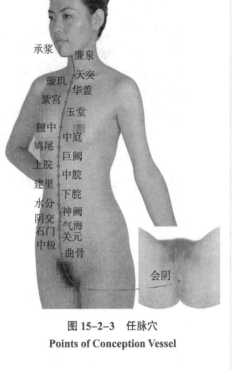

图 15-2-3　任脉穴
Points of Conception Vessel

1. 会阴　Huìyīn（CV 1）

【定位】男性在阴囊根部与肛门连线的中点，女性在大阴唇后联合与肛门连线的中点（图 15-2-4）。

说明：胸膝位或侧卧位取之，在前后二阴中间。

【解剖】皮肤→皮下组织→会阴中心腱。浅层布有股后皮神经会阴支，阴部神经的会阴神经分支。深层有阴部神经的分支和阴部内动、静脉的分支或属支。

【主治】（1）阴中诸病，前后相引痛不得大小便；阴痛，阴痒，阴肿，遗精，月经不调。

（2）痔疾。

【操作】直刺 0.5～1 寸，孕妇慎用。

2. 曲骨　Qūgǔ（CV 2）　任脉、足厥阴经交会穴

【定位】耻骨联合上缘，前正中线上（图 15-2-5）。

【解剖】皮肤→皮下组织→腹白线→腹横筋膜→腹膜外脂肪→壁腹膜。浅层主要布有髂腹下神经前皮支和腹壁浅静脉的属支。深层主要有髂腹下神经的分支。

【主治】小便不利，遗尿，阴疝，遗精，阳痿，月经不调，带下。

【操作】直刺 0.5～1 寸，需在排尿后进行针刺。孕妇禁针。

3. 中极 *　Zhōngjí（CV 3）　膀胱募穴，任脉、足三阴经交会穴

【定位】脐中下 4 寸，前正中线上（图 15-2-5）。

【解剖】皮肤→皮下组织→腹白线→腹横筋膜→腹膜外脂肪→壁腹膜。浅层主要布有髂腹下神经的前皮支和腹壁浅动、静脉的分支或属支。深层有髂腹下神经的分支。

【主治】月经不调，崩漏，阴挺，阴痒，不孕，恶露不尽，带下，遗尿，小便不利，疝气，遗精，阳痿。

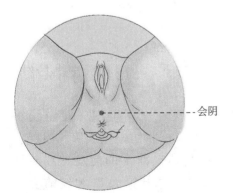

图 15-2-4

【操作】直刺 1 ~ 1.5 寸，需在排尿后进行针刺。孕妇禁针。

【古文献摘录】

《类经图翼》："孕妇不可灸。"

《甲乙经》："脐下疝绕脐痛，冲胸不得息，中极主之。"

《医宗金鉴·刺灸心法要诀》："中极下元虚寒病，一切癫冷总皆宜。"

4. 关元 *   Guānyuán（CV 4）   小肠募穴，任脉、足三阴经交会穴

【定位】脐中下 3 寸，前正中线上（图 15-2-5）。

【解剖】皮肤→皮下组织→腹白线→腹横筋膜→腹壁外脂肪→壁腹膜。浅层主要有 12 胸神经前支的前皮支和腹壁浅动、静脉的分支或属支。深层主要有第 12 胸神经前支的分支。

【主治】（1）癃闭，尿频，遗精，阳痿，月经不调，痛经，经闭，崩漏，带下，阴挺，恶露
　　　　　不尽，不孕。

　　　　（2）疝气，小腹疼痛。

　　　　（3）腹泻。

　　　　（4）虚劳羸瘦。

【操作】直刺 1 ~ 2 寸，需排尿后进行针刺。孕妇慎用。

【古文献摘录】

《扁鹊心书》："每夏秋之交，即灼关元千壮，久久不畏寒暑。人至三十，可三年一灸脐下三百壮；五十，可二年一灸脐下三百壮；六十，可一年一灸脐下三百壮；令人长生不老。"

《类经图翼》："此穴当人身上下四旁之中，故又名大中极，乃男子藏精，女子畜血之处。"

5. 石门   ShíMén（CV 5）   三焦募穴

【定位】脐中下 2 寸，前正中线上（图 15-2-5）。

【解剖】皮肤→皮下组织→腹白线→腹横筋膜→腹壁外脂肪→壁腹膜。浅层主要布有第 11 胸神经前支的前皮支和腹壁浅静脉的属支。深层主要有第 11 胸神经前支的分支。

【主治】（1）疝气，小便不利，遗精，阳痿，月经不调，不孕，恶露不尽，妇人胞中积聚。

　　　　（2）腹痛，泄泻，水肿。

【操作】直刺 1 ~ 2 寸，孕妇慎用。

6. 气海 *   Qìhǎi（CV 6）

【定位】脐中下 1.5 寸，前正中线上（图 15-2-5）。

【解剖】皮肤→皮下组织→腹白线→腹横筋膜→腹膜外脂肪→壁腹膜。浅层主要布有第 11 胸神经前支的前皮支和脐周静脉网。深层主要有第 11 胸神经前支的分文。

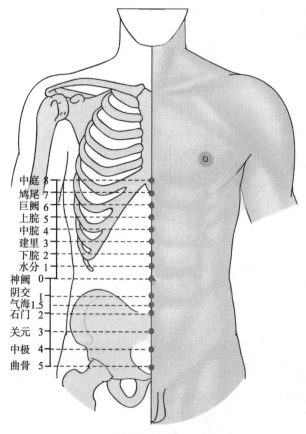

中庭 8
鸠尾 7
巨阙 6
上脘 5
中脘 4
建里 3
下脘 2
水分 1
神阙 0
阴交
气海 1.5
石门 2
关元 3
中极 4
曲骨 5

图 15-2-5

【主治】（1）疝气，小便不利，遗尿，遗精，阳痿；月经不调，带下，阴挺，恶露不尽。

（2）泄泻，腹中绞痛。

（3）虚脱，虚劳羸瘦。

【操作】直刺 1~2 寸。

【古文献摘录】

《普济方》："针八分，得气即泻，泻后宜补之。可灸百壮。今附气海者，是男子生气之海也。治脏气虚惫，真气不足，一切气疾，久不瘥，悉皆灸之。"

《类经图翼》："昔柳公度曰：吾养生无他术，但不使元气佐喜怒，使气海常温尔。今人既不能不以元气佐喜怒，若能时灸气海使温，亦其次也。"

《针灸大成》："气海专能治五淋，更针三里随呼吸。"

《医宗金鉴·刺灸心法要诀》："气海主治脐下气。"

7. 阴交　Yīnjiāo（CV 7）　任脉、冲脉、足少阴经交会穴

【定位】脐中下 1 寸，前正中线上（图 15-2-5）。

【解剖】皮肤→皮下组织→腹白线→腹横筋膜→腹膜外脂肪→壁腹膜。浅层主要布有第 11 胸神经前支的前皮支，脐周静脉网。深层有第 11 胸神经前支的分支。

【主治】（1）月经不调，带下，不孕，产后诸症，小便不利，疝气。

（2）腹痛。

（3）水肿。

【操作】直刺 1~2 寸。

8. 神阙 *　Shénquè（CV 8）

【定位】在脐区，脐中央（图 15-2-5）。

【解剖】皮肤→结缔组织→壁腹膜。浅层主要布有第 10 胸神经前支的前皮支和腹壁脐周静脉网。深层有第 10 胸神经前支的分支。

【主治】（1）脐周痛，腹胀，肠鸣，泄泻。

（2）水肿，小便不利。

（3）中风脱证。

【操作】禁刺。可灸。

【古文献摘录】

《甲乙经》："禁不可刺，刺之令人恶疡遗矢（一作'矢'）者，死不治。"

《类经图翼》："故神阙之灸，须填细盐，然后灸之，以多为良，若灸之三五百壮。不惟愈疾，亦且延年，若灸少，则时或暂愈，后恐复发，必难救矣。但夏月人神在脐，乃不宜灸。""凡卒中风者，神阙最佳。"

《医宗金鉴·刺灸心法要诀》："神阙百病老虚泻，产胀溲难儿脱肛。"

9. 水分　Shuǐfēn（CV 9）

【定位】脐中上 1 寸，前正中线上（图 15-2-5）。

【解剖】皮肤→皮下组织→腹白线→腹横筋膜→腹壁外脂肪→壁腹膜。浅层主要布有第 9 胸神经前支的前皮支及腹壁浅静脉的属支。深层有第 9 胸神经前支的分支。

【主治】（1）腹痛，腹满坚硬，腹胀不得食。

（2）水肿，小便不利。

【操作】直刺 1~2 寸。

10. 下脘 ＊ Xiàwǎn（CV 10） 任脉、足太阴经交会穴

【定位】脐中上 2 寸，前正中线上（图 15-2-5）。

【解剖】皮肤→皮下组织→腹白线→腹横筋膜→腹膜外脂肪→壁腹膜。浅层主要布有第 9 胸神经前支的前皮支和腹壁浅静脉的属支。深层有第 9 胸神经前支的分支。

【主治】呕吐，食入即出，腹满，腹硬，腹中包块，食欲不振，消瘦。

【操作】直刺 1～2 寸。

【古文献摘录】

《甲乙经》："食饮不化，入腹还出，下脘主之。"

《百症赋》："腹内肠鸣，下脘、陷谷能平。"

11. 建里 Jiànlǐ（CV 11）

【定位】脐中上 3 寸，前正中线上（图 15-2-5）。

【解剖】皮肤→皮下组织→腹白线→腹横筋膜→腹膜外脂肪→壁腹膜。浅层主要布有第 8 胸神经前支的前皮支和腹壁浅静脉的属支。深层主要有第 8 胸神经前支的分支。

【主治】胃痛，呕吐，食欲不振，腹痛，肠鸣，腹胀，腹肿。

【操作】直刺 1～1.5 寸。

12. 中脘 ＊ Zhōngwǎn（CV 12） 胃募穴；八会穴（腑会）；任脉、手太阳经、足阳明经交会穴

【定位】脐中上 4 寸，前正中线上（图 15-2-5）。

取法：剑胸结合与脐中连线的中点处。

【解剖】皮肤→皮下组织→腹白线→腹横筋膜→腹膜外脂肪→壁腹膜。浅层主要布有第 8 胸神经前支的前皮支和腹壁浅静脉的属支。深层主要有第 8 胸神经前支的分支。

【主治】胃痛，腹胀，腹中积聚，泄泻，便秘，食欲不振，呕吐，黄疸。

【操作】直刺 1～1.5 寸。

【古文献摘录】

《甲乙经》："中脘，一名太仓，胃募也，在上脘下一寸，居心蔽骨与脐之中，手太阳少阳、足阳明所生，任脉之会，刺入三分，灸七壮。"

《行针指要歌》："或针痰，先针中脘、三里间。或针吐，中脘、气海、膻中补。"

《医宗金鉴·刺灸心法要诀》："上脘奔豚与伏梁，中脘主治脾胃伤，兼治脾痛疟痰晕，痞满翻胃尽安康。"

13. 上脘 Shàngwǎn（CV 13） 任脉、手太阳经、足阳明经交会穴

【定位】脐中上 5 寸，前正中线上（图 15-2-5）。

【解剖】皮肤→皮下组织→腹白线→腹横筋膜→腹膜外脂肪→壁腹膜。浅层主要布有第 7 胸神经前支的前皮支和腹壁浅静脉的属支。深层主要有第 7 胸神经前支的分支。

【主治】（1）胃痛，呕吐，呕血，呃逆，食欲不振，腹胀，腹中积聚。

（2）癫痫。

【操作】直刺 1～1.5 寸。

14. 巨阙 Jùquè（CV 14） 心募穴

【定位】脐中上 6 寸，前正中线上（图 15-2-5）。

【解剖】皮肤→皮下组织→腹白线→腹横筋膜→腹膜外脂肪→壁腹膜。浅层主要布有第 7 胸神经前支的前皮支和腹壁浅静脉。深层主要有第 7 胸神经前支的分支。

【主治】（1）心悸，心烦，心痛，胸痛，气喘。

　　　　（2）癫狂痫。

【操作】直刺 0.3 ~ 0.6 寸。

15. 鸠尾　Jiūwěi（CV 15）　络穴

【定位】剑胸结合下 1 寸，前正中线上（图 15-2-5）。

【解剖】皮肤→皮下组织→腹白线→腹横筋膜→腹膜外脂肪→壁腹膜。浅层主要布有第 7 胸神经前支的前皮支。深层主要有第 7 胸神经前支的分支。

【主治】（1）胸痛引背，气喘。

　　　　（2）腹胀，呃逆。

　　　　（3）癫狂痫。

【操作】直刺 0.3 ~ 0.6 寸。

16. 中庭　Zhōngtíng（CV 16）

【定位】剑胸结合中点处，前正中线上（图 15-2-5、图 15-2-6）。

【解剖】皮肤→皮下组织→胸肋辐状韧带和肋剑突韧带→胸剑结合部。布有第 6 肋间神经的前皮支和胸廓内动、静脉的穿支。

【主治】（1）胸胁胀满。

　　　　（2）噎膈，呕吐。

【操作】斜刺 0.3 ~ 0.6 寸。

17. 膻中 *　Dànzhōng（CV 17）　心包募穴；八会穴（气会）；任脉、足太阴经、足少阴经、手太阳经、手少阳经交会穴

【定位】横平第 4 肋间隙，前正中线上（图 15-2-6）。

【解剖】皮肤→皮下组织→胸骨体。主要布有第 4 肋间神经前皮支和胸廓内动、静脉的穿支。

【主治】（1）胸闷，心痛，咳嗽，气喘。

　　　　（2）产后乳少。

　　　　（3）噎膈。

【操作】平刺 0.3 ~ 0.5 寸。

【古文献摘录】

《铜人腧穴针灸图经》："其穴禁不可针，不幸令人夭折。"

《甲乙经》："膻中，一名元儿，在玉堂下一寸六分陷者中，任脉气所发，仰而取之，刺入三分，灸五壮。"

《行针指要歌》："或针气，膻中一穴分明记。或针吐，中脘、气海、膻中补；翻胃吐食一般医，针中有妙少人知。"

18. 玉堂　Yùtáng（CV 18）

【定位】横平第 3 肋间隙，前正中线上（图 15-2-6）。

【解剖】皮肤→皮下组织→胸骨体。主要布有第 3 肋间神经前皮支和胸廓内动、静脉的穿支。

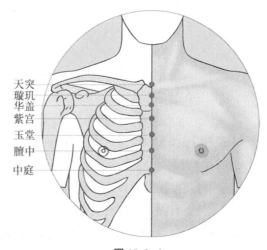

天突
璇玑
华盖
紫宫
玉堂
膻中
中庭

图 15-2-6

【主治】（1）咳嗽，气喘，胸闷，胸痛。

　　　　（2）乳房胀痛。

　　　　（3）呕吐。

【操作】平刺 0.3 ~ 0.5 寸。

19. 紫宫　Zǐgōng（CV 19）

【定位】横平第 2 肋间隙，前正中线上（图 15-2-6）。

【解剖】皮肤→皮下组织→胸大肌起始腱→胸骨体。主要布有第 2 肋间神经前皮支和胸廓内动、静脉的穿支。

【主治】（1）胸痛。

　　　　（2）咳嗽，气喘。

【操作】平刺 0.3 ~ 0.5 寸。

20. 华盖　Huágài（CV 20）

【定位】横平第 1 肋间隙，前正中线上（图 15-2-6）。

【解剖】皮肤→皮下组织→胸大肌起始腱→胸骨柄与胸骨体之间（胸骨角）。主要布有第 1 肋间神经前皮支和胸廓内动、静脉的穿支。

【主治】胸痛，咳嗽，气喘。

【操作】平刺 0.3 ~ 0.5 寸。

21. 璇玑　Xuánjī（CV 21）

【定位】胸骨上窝下 1 寸，前正中线上（图 15-2-6）。

取法：在前正中线，天突下 1 寸。

【解剖】皮肤→皮下组织→胸大肌起始腱→胸骨柄。主要布有锁骨上内侧神经和胸廓内动、静脉的穿支。

【主治】（1）胸痛，咳嗽，气喘。

　　　　（2）咽喉肿痛。

【操作】平刺 0.3 ~ 0.5 寸。

22. 天突 *　Tiāntū（CV 22）

【定位】在颈前区，胸骨上窝中央，前正中线上（图 15-2-6）。

【解剖】皮肤→皮下组织→左、右胸锁乳突肌腱（两胸骨头）之间→胸骨柄颈静脉切迹上方→左、右胸骨甲状肌→气管前间隙。浅层布有锁骨上内侧神经，皮下组织内有颈阔肌和颈静脉弓。深层有头臂干、左颈总动脉、主动脉弓和头臂静脉等重要结构。

【主治】（1）咳嗽，气喘，胸痛，咳血。

　　　　（2）咽喉肿痛，暴喑。

　　　　（3）噎膈。

　　　　（4）瘿气。

【操作】先直刺 0.2 寸，当针尖超过胸骨柄内缘后，即向下沿胸骨柄后缘、气管前缘缓慢向下刺入 0.5 ~ 1 寸。

　　该穴针刺要注意角度、方向和深度。不能向左右深刺，以防刺伤锁骨下动脉和肺尖。如刺中气管壁，针下有硬而轻度弹性感，病人出现喉痒欲咳等现象；若刺破气管壁，可引起剧烈的咳嗽和血痰现象；如刺中无名静脉或主动脉弓时，针下有柔软而有弹力的阻力或病人有疼痛感，应立即退针。

【古文献摘录】

《铜人腧穴针灸图经》："针入五分，留三呼，得气即泻。……灸亦得。即不及针，其下针直（宜）横下，不得低手，即损五脏之气，伤人。"

《类经图翼》："治一切瘿瘤初起者，灸之妙。"

23. 廉泉 *　Liánquán（CV 23）任脉、阴维脉交会穴

【定位】在颈前区，喉结上方，舌骨上缘凹陷中，前正中线上（图 15-2-7）。

【解剖】皮肤→皮下组织→（含颈阔肌）→左、右二腹肌前腹之间→下颌骨肌→颏舌骨肌→颏舌肌。浅层布有面神经颈支和颈横神经上支的分支。深层有舌动、静脉的分支或属支，舌下神经的分支和下颌舌骨肌神经等。

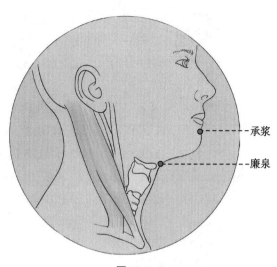

承浆

廉泉

图 15-2-7

【主治】中风失语，吞咽困难，舌缓，流涎，舌下肿痛，咽喉肿痛。

【操作】斜刺 0.5 ~ 0.8 寸。

【古文献摘录】

《甲乙经》："阴维、任脉之会。"

《百症赋》："廉泉、中冲，舌下肿痛堪取。"

24. 承浆 *　Chéngjiāng（CV 24）任脉、足阳明经交会穴

【定位】在面部，颏唇沟的正中凹陷处（图 15-2-7）。

【解剖】皮肤→皮下组织→口轮匝肌→降下唇肌→颏肌。布有下牙槽神经的终支颏神经和颏动、静脉。

【主治】（1）口眼㖞斜，口噤，齿龈肿痛；暴喑。

　　　　（2）癫狂痫。

【操作】斜刺 0.3 ~ 0.5 寸。

【古文献摘录】

《甲乙经》："承浆主治男七疝，女子瘕聚儿紧唇，偏风不遂刺之效，消渴牙疳灸功深。"

《铜人腧穴针灸图经》："灸即血脉通宣，其风应时立愈，其艾炷不用大，一依小箸头作炷；针入三分，得气即泻。"

《类经图翼》："又十三鬼穴云，此名鬼市，治百邪癫狂，当在第八次下针。"

第三节　冲　脉

冲，有要冲、要道的意思。《集韵》："冲，要也。"《说文解字》："冲，通道也。"意本经为十二经气血通行之要冲，故称为"十二经之海"。

本节包括循行分布、功能与病候两部分。

一、循行分布

起于肾下胞中[1]，经会阴[2]，出于气街[3]，并足少阴肾经挟脐上行，至胸中而散[4]。

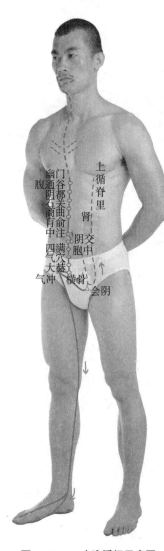

图 15-3-1　冲脉循行示意图

分支：

1. 从胸中上行，会咽喉，络唇口，其气血渗诸阳，灌诸精[5]。

2. 从气街下行，并足少阴经，循阴股内廉。入腘中，行胫内廉，至内踝后，渗三阴。

3. 从内踝后分出，行足背，入大趾间。

4. 从胞中向后，行于脊里内。（图 15-3-1）

【注释】

[1]肾下胞中：《灵枢·动输》言："起于肾下。"《灵枢·五音五味》言："起于胞中。"肾下，指两肾之间的下方，实为胞中之所在。《奇经八脉考》言督脉"起于肾下胞中"可佐证。

[2]会阴：《甲乙经》言："任脉别络，侠督脉、冲脉之会。"

[3]出于气街：《素问·骨空论》等文献言"起于气街"。气街，为本经"浮而外者"的起始处。综合《灵枢》的文献，改为出于气街。

[4]并足少阴肾经挟脐上行，至胸中而散：《素问·骨空论》："冲脉者，起于气街，并少阴之经夹脐上行，至胸中而散也。"《难经·二十七难》言："并足阳明之经夹脐上行，至胸中而散也。"

[5]渗诸阳、灌诸精：杨上善注："冲脉气渗诸阳，血灌诸精，精者，目中五脏之精。"

【交会穴】

气冲（足阳明）；横骨，大赫，气穴，四满，中注，肓俞，商曲，石关，阴都，通谷，幽门（均足少阴）；会阴，阴交（任脉）。此外，足太阴脾经络穴公孙通于冲脉。

【古文献摘录】

《灵枢·五音五味》："冲脉、任脉皆起于胞中，上循脊里，为经络之海；其浮而外者，循腹右上行，会于咽喉，别而络唇口。"

《灵枢·动输》："冲脉者，十二经脉之海也，与少阴之大络起于肾下，出于气街，循阴股内廉，邪（斜）入腘中，循胫骨内廉，并少阴之经，下入内踝之后，入足下；其别者，斜入踝，出属跗上，入大指之间，注诸络以温足胫。"

《灵枢·逆顺肥瘦》："夫冲脉者，五脏六腑之海也，五脏六腑皆禀焉。其上者，出于颃颡[1]，渗诸阳，灌诸精；其下者，注少阴之大络[2]，出于气街，循阴股内廉，入腘中，伏行骭骨[3]内，下至内踝之后属而别。其下者，并于少阴之经，渗三阴；其前者，伏行出跗属[4]，下循跗，入大指间，渗诸络而温肌肉。"

《素问·骨空论》："冲脉者，起于气街，并少阴之经夹脐上，至胸中而散也。"

《素问·举痛论》："冲脉起于关元[5]。"

《难经·二十七难》："冲脉者，起于气冲，并足阳明（应从《素问·骨空论》作'少阴'）之经，夹脐上行，至胸中而散也。"

《奇经八脉考》："冲为经脉之海，又曰血海，其脉与任脉皆起于少腹之内胞中，其浮而外者，起于气冲，并足阳明、少阴二经之间，循腹上行至横骨，挟脐左右各五分，上行历大赫……至胸中而散。凡二十四穴。"

【注释】

[1]颃颡：咽喉上部和后鼻道，即鼻咽部。

[2]足少阴之大络：指足少阴肾经的分支。

[3]骭骨：胫骨。骭、骹、胫，义通。

[4]跗属：跗骨与胫骨连接部。《灵枢·骨度》"跗属以下至地，长三寸"，约当足背高度。杨上善注："胫骨与跗骨相连之处曰属也。至此分为二道：一道后而下者，并少阴经循于小络，渗入三阴之中；其前而下者，至跗属，循跗下入大指间，渗入诸阳络，温于足胫肌肉。"

[5]关元：王冰注："言起自此穴，即随腹而上，非生出于此也。其本生出乃起于肾下也。"杨上善注："关元在齐下小腹，下当于胞，故前言'冲脉起于胞中'。"意指关元、中极的深部即当胞宫之所在。

二、功能与病候

（一）功能

冲脉的功能主要可概括为"十二经之海""五脏六腑之海"和"血海"。言"十二经之海"，主要是强调冲脉在十二经气血通行、渗灌中所起的重要作用。冲脉与督脉、任脉同起于胞中，同出于会阴，而督脉交会于全身所有的阳经，为"阳脉之海"，任脉交会于全身所有的阴经，为"阴脉之海"。因此冲脉通过交会任、督二脉而通行十二经气血。另一方面，本经循行范围广泛，其上者"出于颃颡，渗诸阳、灌诸精"；其下者，"渗三阴"；其前者，"渗诸络而温肌肉"。张景岳曾概括冲脉循行："其上自头，下自足，后自背，前自腹，内自溪谷，外自肌肉，阴阳表里无所不涉。"（《类经·卷九》）可见冲脉有通受全身气血的作用，故被称为"十二经之海，或"经脉之海"（《素问·痿论》），"经络之海"（《灵枢·五音五味》）。

称其为"五脏六腑之海"主要是概括说明本经有秉受、输布先、后天精气的作用。先天精气来源于肾，而冲脉与足少阴肾经并行于腹部和下肢部，又起于"肾下""胞中"，而"胞络者系于肾"（《素问·奇病论》）。故本经秉受先天精气。后天精气来源于胃，而冲脉与胃经"会于气街""合于宗筋"（《素问·痿论》），另据《灵枢·海论》记载，冲脉之"输"（穴），"下出于巨虚之上下廉"。故本经也可输布后天之精气，以濡养五脏六腑。因此，被称为"五脏六腑之海"。

称其"血海"，除说明本经有通行溢蓄全身血气的作用，还强调本经与女子经、孕，男子发育、生殖功能有密切联系。《素问》王冰注："冲为血海，任主胞胎，两者相资，故能有子。"只有血海充盈，女子才能"月事以时下"；男子才能"澹渗皮肤，生毫毛"（胡须）（《灵枢·五音五味》）。《临证指南》也说："血海者，即冲脉也，男子藏精，女子系胞。"

（二）病候

《素问·骨空论》："冲脉为病，逆气、里急。"（《难经》作："冲之为病，逆气而里急。"）

《灵枢·五音五味》："宦者去其宗筋，伤其冲脉，血泻不复，皮肤内结，唇口不荣，故须不生。""天宦者，……其任冲不盛，宗筋不成，有气无血，唇口不荣，故须不生。"

《脉经·平奇经八脉病》："苦少腹痛，上抢心，有瘕疝，绝孕。遗失溺，胁支满烦也。"

根据冲脉分布和以上记载可以看出，本经病候主要表现在两方面：一是逆气上冲，表现为心痛、心烦，胸闷胁胀，腹痛里急；二是生殖、泌尿系统病症，如男女不育，月经不调，遗尿等。叶天士《临证指南》："……不孕，经不调，冲脉病也。"

第四节　带　脉

带，腰带、束带，引申为约束。《广雅》："带，束也。"
本节包括循行分布、功能与病候两部分。

一、循行分布

起于季胁[1]，回身一周[2]。（图 15-4-1）

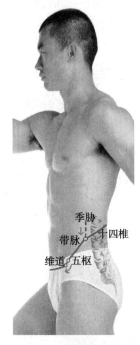

图 15-4-1　带脉循行示意图

【注释】

[1]季胁：参见手太阴经筋注。交会于足少阳胆经的带脉穴。一说起于足厥阴经的章门穴。因章门非带脉交会穴，故不取此说。

[2]回身一周：环绕腰腹部一周。经过十四椎，交会于足少阳胆经的五枢、维道。

【交会穴】

带脉，五枢，维道（均足少阳）。此外，足少阳胆经之输穴足临泣通于带脉。

【古文献摘录】

《灵枢·经别》："足少阴之正，至腘中，别走太阳而合，上至肾，当十四椎，出属带脉。"

《素问·痿论》："阳明、冲脉……皆属于带脉，而络于督脉。"

《难经·二十八难》："带脉者，起于季胁，回身一周。"

《奇经八脉考》："带脉者，起于季胁足厥阴之章门穴，同足少阳循带脉穴，围身一周，如束带然。又与足少阳会于五枢、维道，凡八穴。"

二、功能与病候

（一）功能

带脉的功能可概括为"总束诸脉"，健运腰腹和下肢。杨玄操《难经》注说："带之为言，束也。言总束诸脉，使得调柔也。"指约束纵行诸经脉，起到协调和柔顺作用。腰腹为胞宫和下焦之位，约束诸脉，也就能达到固摄下元的作用。故带脉配合冲、任，与男女生殖器官的关系尤为密切。《儒门事亲》说："冲任督三脉，同起而异行，一源而三歧，皆络带脉。"

（二）病候

《素问·痿论》："阳明虚则宗筋纵，带脉不引，故足痿不用也。"

《难经·二十九难》："带之为病，腹满、腰溶溶若坐水中。"

《脉经·平奇经八脉病》："左右绕脐，腹腰脊痛，冲阴股也。"

《脉经·手检图》："苦少腹痛引命门，女子月水不来，绝继（经）复下止（也），阴辟寒，令人无子；男子苦少腹拘急或失精也。"

根据带脉分布和以上文献记载，带脉病候主要表现为"带脉不引"，即约束无力所致各种弛缓、废痿诸症。如腰部酸软、腹痛引腰脊、下肢不利及男女生殖器官病症，包括阳痿、遗精、月经不调、崩漏、带下、少腹拘急、疝气下坠等。

第五节 阴跷脉与阳跷脉

阴跷、阳跷是足太阳和足少阴经的分支。跷,《太素》作乔,原意为"举足行高"(《说文解字》),《说文解字》段注为"举足小高"。《素问》王冰注:"跷,谓举也。"跷脉起于足部,与肢体运动有关,"跷"有活动敏捷之意,《难经》杨玄操注:"跷,捷疾也。言此脉是人行走之机要,动足之所由,故曰跷脉焉。"

本节分循行分布、功能与病候两部分。

一、循行分布

(一)阴跷脉

起于跟中,出足少阴然骨之后,上内踝之上,直上循阴股,入阴,上循胸里,至咽喉[1],会冲脉[2],入顺,属目内眦,合于太阳、阳跷而上行。(图15-5-1)

【注释】

[1]起于跟中……至咽喉:参考《灵枢·脉度》记载。

[2]会冲脉:《难经·二十八难》作"交贯冲脉"。

【交会穴】

照海(足少阴;又为八脉交会穴,通阴跷),交信(阴跷郄;足少阴),睛明(足太阳,此据《素问》王冰注,《甲乙经》无会阴跷记载)。

【古文献摘录】

《灵枢·脉度》:"(阴)跷脉者,少阴之别,起于然骨之后,上内踝之上,直上循阴股,入阴,上循胸里,入缺盆,上出人迎之前,入顺,属目内眦,合于太阳、阳跷而上行。"

《灵枢·脉度》:"跷脉从足至目,七尺五寸……"

《难经·二十八难》:"阴跷脉者,亦起于跟中,循内踝上行,至咽喉,交贯冲脉。"

《奇经八脉考》:"阴跷者,足少阴之别脉,其脉起于跟中足少阴然谷穴之后,同足少阴循内踝下照海穴,上内踝之上二寸,以交信为郄,直上循阴股,入阴,上循胸,入缺盆,上出人迎之前,至喉咙,交贯冲脉,入顺内廉,上行属目内眦,与手足太阳、足阳明、阳跷五脉会于睛明而上行。凡八穴。"

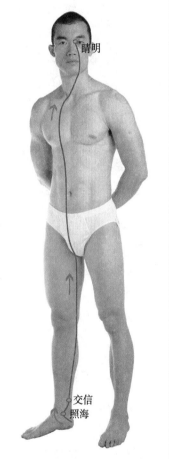

图15-5-1 阴跷脉循行示意图

(二)阳跷脉

起于跟中,出足太阳之申脉[1],循外踝上行,沿髀胁上肩[2],循面[3],交目内眦,会睛明[4],入脑[5],下耳后,入风池[6]。(图15-5-2)

【注释】

[1]申脉:据《甲乙经》等记载为"阳跷所生也。"

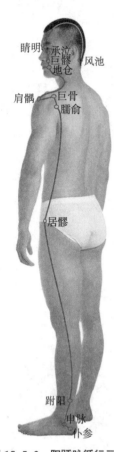

图 15-5-2 阳跷脉循行示意图

［2］沿髀胁上肩：交会于居髎、臑俞、巨骨、肩髃。

［3］循面：会地仓、巨髎、承泣。据《甲乙经》记载，地仓、巨髎为"跷脉"与足阳明之会，此"跷脉"，似指阴跷脉更妥，以与《灵枢》所述（阴）跷脉在面部循行相吻合。

［4］睛明：据《素问·气穴论》王冰注，为"手足太阳、足阳明、阴跷、阳跷五脉之会"。

［5］入脑：参《灵枢·寒热病》："……入脑乃别阴跷、阳跷。"

［6］入风池：见《难经·二十八难》。但古今文献中无风池为阳跷脉交会穴记载。

【交会穴】

申脉、仆参（均足太阳），跗阳（阳跷郄；足太阳），居髎（足少阳），臑俞（手太阳），巨骨、肩髃（均手阳明），地仓、巨髎、承泣（均足阳明），睛明（足太阳）。

【古文献摘录】

《灵枢·寒热病》："足太阳有通项入于脑者，正属目本，名曰眼系。……在项中两筋间，入脑乃别阴跷、阳跷，阴阳相交……交于目锐（应作'内'）眦。"

《难经·二十八难》："阳跷脉者，起于跟中，循外踝上行，入风池。"

《奇经八脉考》："阳跷者，足太阳之别脉，其脉起于跟中，出于外踝下足太阳申脉穴，当踝后绕跟，以仆参为本，上外踝上三寸，以跗阳为郄，直上循股外廉，循胁后髀，上会手太阳、阳维于臑俞，上行肩膊外廉，会手阳明于巨骨，会手阳明、少阳于肩髃，上人迎，挟口吻，会手足阳明、任脉于地仓，同足阳明上而行巨髎、复会任脉于承泣，至目内眦，与手足太阳、足阳明、阴跷五脉会于睛明穴，从睛明上行入发际，下耳后，入风池而终。"

二、功能与病候

（一）功能

跷脉的功能主要为"司目之开合"和主肢体运动。由于阴阳跷脉交会于目内眦，其脉气濡养眼目，利于目之开合，调节人体的清醒和睡眠，阳跷脉盛，主目张而不欲睡；阴跷脉盛，主目闭而欲睡。《灵枢·寒热病》有"阳气盛则瞋目，阴气盛则瞑目"的论述。

另一方面跷脉起于足，具有交通一身阴阳之气，调节肢体运动的作用，特别是与下肢运动密切相关。

（二）病候

《难经·二十九难》："阴跷为病，阳缓而阴急；阳跷为病，阴缓而阳急。"即说明阴跷脉气失调，出现肢体外侧肌肉弛缓而内侧拘急；阳跷脉气失调，出现肢体内侧肌肉弛缓而外侧拘急的病症。跷脉病候还可出现目痛、失眠或嗜卧及痛证。

第六节　阴维脉与阳维脉

　　阳维起于"诸阳会"，联络诸阳经以通督脉；阴维起于"诸阴交"，联络诸阴经以通任脉。维，原意指系物之大绳，故有维系、维络、连结之意。《难经》杨玄操注："维者，维持之意也。此脉为诸脉之纲维，故曰维脉。"说明维脉有维系诸阴、诸阳经的作用。

　　本节包括循行分布、功能与病候两部分。

一、循行分布

（一）阴维脉

　　阴维起于诸阴交[1]，从腨、股内廉上行入腹，行于腹第三侧线[2]，上咽[3]，与任脉会于天突、廉泉。（图 15-6-1）

【注释】

　　[1]诸阴交：杨上善《太素》注："则三阴交也。"可供参考。但三阴交一穴，无维脉交会穴记载。也有人理解为筑宾穴。

　　[2]腹第三侧线：会冲门、府舍、大横、腹哀、期门。

　　[3]上咽：《奇经八脉考》作"挟咽"，因其会于任脉的天突、廉泉，故改。

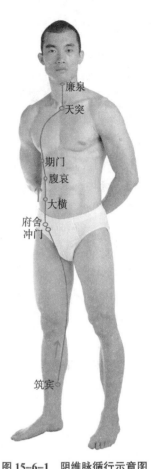

图 15-6-1　阴维脉循行示意图

【交会穴】

　　筑宾（阴维郄；足少阴经穴），冲门、府舍、大横、腹哀（足太阴经穴），期门（足厥阴经穴），天突、廉泉（任脉穴）。此外，手厥阴心包经的络穴内关通于阴维。

【古文献摘录】

　　《素问·刺腰痛》："刺飞阳之脉，在内踝上五寸，少阴之前，与阴维之会。"

　　《难经·二十八难》："阳维阴维者，维络于身，溢畜不能环流灌溉诸经者也。故阳维起于诸阳会也，阴维起于诸阴交也。"

　　《奇经八脉考》："阴维起于诸阴之交，其脉发于足少阴筑宾穴，为阴维之郄，在内踝上五寸腨肉分中，上循股内廉，上行入少腹，会足太阴、厥阴、少阴阳明于府舍，上会足太阴于大横、腹哀，循胁肋会足厥阴于期门，上胸膈挟咽，与任脉会于天突、廉泉，上至顶前而终。凡十四穴。"

（二）阳维脉

　　阳维起于外踝下[1]，沿下肢外侧[2]，经胁肋，上肩[3]，过头[4]，与督脉会于风府、哑门。（图 15-6-2）

【注释】

　　[1]　外踝下：外踝下金门穴。《奇经八脉考》："阳维起于诸阳

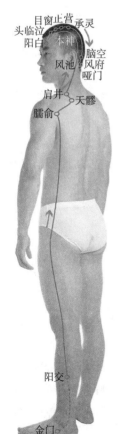

图 15-6-2　阳维脉循行示意图

之会，其脉发于足太阳金门穴，在足外踝下一寸五分。"

　　[2]下肢外侧：会足少阳经阳交穴。《奇经八脉考》："阳维……会足少阳于阳交，为阳维之郄。"

　　[3]上肩：交会臑俞、天髎、肩井穴。

　　[4]过头：交会本神、阳白、头临泣、目窗、正营、承灵、脑空和风池。

【交会穴】

金门（足太阳经穴），阳交（阳维郄；足少阳经穴），臑俞（手太阳经穴），天髎（手少阳经穴），肩井、本神、阳白、头临泣、目窗、正营、承灵、脑空、风池（足少阳经穴），风府、哑门（督脉穴）。此外，手少阳三焦经的络穴外关通于阳维。

【古文献摘录】

《素问·刺腰痛》："阳维之脉，脉与太阳合腨下间，去地一尺所。"

《奇经八脉考》："阳维起于诸阳之会，其脉发于足太阳金门穴，在足外踝下一寸五分，上外踝七寸，会足少阳于阳交，为阳维之郄，循膝外廉上髀厌抵少腹侧，会足少阳于居髎，循胁肋斜上肘、上会手阳明、手足太阳于臂臑，过肩前，与手少阳会于臑会，天髎，却会手足少阳、足阳明于肩井、入肩后，会手太阳、阳跷于臑俞，上循耳后，会手足少阳于风池，上脑空、承灵、正营、目窗、临泣，下额与手足少阳、阳明五脉会于阳白，循头入耳，上至本神而止。凡二十二穴。"

　　二、功能与病候

（一）功能

　　维脉的功能主要是"维络于身"，对全身气血起溢蓄调节作用，而不像十四经那样交接"环流"。杨玄操注："维者，维持之义也。此脉为诸脉之纲维，故曰维脉也。"纪齐卿云："阳维者，维络于阳之脉；阴维者，维络于阴之脉。所以阴阳能相维者，经血满足，通达四旁，能维络于诸经也。"

　　阳维主要维系诸阳经，主一身之表；阴维主要维系诸阴经，主一身之里。即《难经》所说的"阳维维于阳，阴维维于阴"，以达到阴阳"自相维"，即各经之间互相联络，从而调节气血的盛衰。

（二）病候

　　《素问·刺腰痛》："阳维之脉令人腰痛，痛上怫然肿，刺阳维之脉。"

　　《难经·二十九难》："阳维维于阳，阴维维于阴，阴阳不能自相维则怅然失志，溶溶不能自收持……阳维为病苦寒热；阴维为病苦心痛。"

　　《脉经·平奇经八脉病》："诊得阳维脉浮者，暂起目眩，阳盛实者，苦肩息，洒洒如寒。诊得阴维脉沉大而实者，苦胸中痛，胁支满，心痛。"

　　据以上记载，阳维、阴维的主病，《内经》只提到腰痛，在《难经》中才从"不能自相维"去分析有关病症。"怅然失志，溶溶不能自收持"，是形容精神涣散和肢体松懈。阳维失去维络，就出现阳证、表证，见寒热、头痛、目眩等；阴维失去维络，就出现阴证、里证，见心腹痛、胸胁痛等。《脉经》所述可与《难经》相参照。

第七节　奇经八脉的总体作用

奇经八脉在经络系统中居于非常重要的地位，它对十二经脉、经别、络脉起广泛的联系作用，并主导调节全身气血的盛衰。

一、统领、联络作用

八脉中的督、任、冲脉都称为"海"，意指其功能之大，联系之广。最初《灵枢·海论》提出冲脉为四海之一，被称为"血海"；其后三国时吕广注《难经》，开始称督脉为"阳脉之海"，冲脉为"阴脉之海"，后杨玄操改称任脉为"阴脉之海"。诸阴经均直接或间接交会于任脉，诸阳经均直接或间接交会于督脉。这样任、督分别统领阴、阳经脉的作用得以明确。冲任同源，其作用有分有合，而冲脉又称为"十二经之海"，其意义更广。冲脉通行十二经，主一身之血；任脉主一身之阴；督脉主一身之阳。冲、任、督又相互交通，下起于胞中，上及于头脑；前贯心，后贯脊。督脉还通于髓海，又被称为"督领经脉之海"。可见，这三条经脉对全身经络系统的统率、联络作用十分广泛。

八脉中的带脉、维脉和跷脉则起联络各经的作用。带脉环于腰腹而"络于督脉"，对全身纵行经脉均有联络调节作用；阳维脉通过会督脉而联系各阳经，主一身之表；阴维脉通过会任脉而联系各阴经，主一身之里；阴阳跷脉，《难经》称之为"阴络"和"阳络"，分别联络多条阴经或阳经。李时珍《奇经八脉考》说："阳维主一身之表，阴维主一身之里，以乾（头）坤（腹）言也；阳跷主一身左右之阳，阴跷主一身之阴，以东（左）西（右）言也；督主身后之阳，任、冲主身前之阴，以南（前）北（后）言也；带脉横束诸脉，以六合（上下四方）言也"。这是就八脉所联络的重点部位来分，使全身经络系统紧密相连，互相协调。

二、溢蓄、调节作用

奇经八脉之"奇"，在于既有"经"的名义，又具"络"的性质。《难经》比拟十二经与奇经的关系有如"沟渠"与"深湖"，也就是江河与湖海。后者能调节前者的水位涨落，因而奇经能调整十二经气血的盛衰。奇经八脉中只有任脉、督脉参与气血循环流注，其他六脉主要起溢蓄调节气血的作用。即所谓"溢畜不能环流灌溉诸经"。"溢"，指溢出；"畜"，指蓄入。如果说带脉、维脉、跷脉的联络作用是较小范围的调节，督脉、任脉、冲脉的统领作用，则是较大范围的调节。《难经·二十八难》说："沟渠满溢，流于深湖……而人脉隆盛，入于八脉而不环周。"十二正经气血隆盛时流入八脉；相反，气血虚衰时则可从八脉流入十二正经。这就是所说的"溢畜"，即调节气血盛衰的作用。

复习思考题

1. 何谓奇经八脉？与十二经脉有何不同？
2. 为何称督脉为"阳脉之海"？
3. 为何称任脉为"阴脉之海"？
4. 试述奇经八脉的分布特点。
5. 试述奇经八脉的综合作用。

第一节 头颈部奇穴

1. 四神聪 * Sìshéncōng（**EX-HN1**）

【定位】百会前后左右各旁开1寸，共4穴（图16-1-1）。

说明：后神聪在前后发际正中连线的中点处，前顶后0.5寸为前神聪。

【解剖】皮肤→皮下组织→帽状腱膜→腱膜下疏松结缔组织。布有枕动、静脉，颞浅动、静脉顶支和眶上动、静脉的吻合网，有枕大神经，耳颞神经及眶上神经的分支。

【主治】（1）头痛，眩晕。

（2）失眠，健忘。

（3）癫痫。

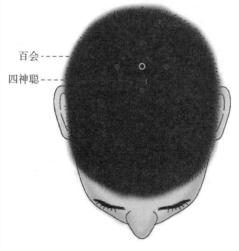

百会

四神聪

图16-1-1

【操作】平刺0.5~0.8寸。

【古文献摘录】

《太平圣惠方》："头风目眩，狂乱风痫。"

《类经图翼》："前神聪主治中风、风痫，灸三壮。后神聪同。"

2. 鱼腰 Yúyāo（**EX-HN4**）

【定位】瞳孔直上，眉毛中（图16-1-2）。

【解剖】皮肤→皮下组织→眼轮匝肌→枕额肌额腹。布有眶上神经外侧支，面神经的分支和眶上动、静脉的外侧支。

【主治】目赤肿痛，目翳，眼睑下垂，眼睑瞤动，眉棱骨痛。

【操作】平刺0.3~0.5寸。

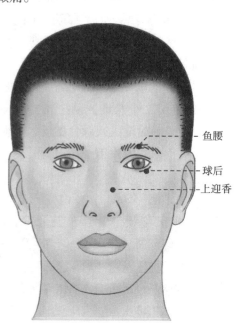

鱼腰

球后

上迎香

图16-1-2

3. 太阳* Tàiyáng（**EX-HN5**）

【定位】眉梢与目外眦之间，向后约一横指的凹陷处（图 16-1-3）。

【解剖】皮肤→皮下组织→眼轮匝肌→颞筋膜→颞肌。布有颧神经的分支颧面神经，面神经的颞支和颧支，下颌神经的颞神经和颞浅动、静脉的分支或属之。

【主治】头痛，齿痛，目疾，面痛。

【操作】直刺或斜刺 0.3 ~ 0.5 寸，或用三棱针点刺出血。

【古文献摘录】

《太平圣惠方》："理风，赤眼头痛，目眩涩。"

《针灸集成》："头风及偏头痛。"

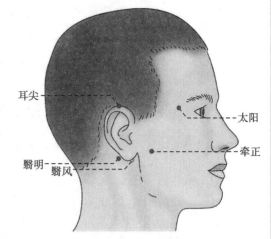

图 16-1-3

4. 耳尖* Ěrjiān（**EX-HN6**）

【定位】在外耳轮的最高点（图 16-1-3）。

取法：折耳向前时，耳郭上方的尖端处。

【解剖】皮肤→皮下组织→耳郭软骨。布有颞浅动、静脉的耳前支，耳后动、静脉的耳后支，耳颞神经耳前支、枕小神经耳后支和面神经耳支等。

【主治】（1）目赤肿痛，目翳，麦粒肿。

（2）咽喉肿痛。

【操作】直刺 0.1 ~ 0.2 寸；或用三棱针点刺出血。

【古文献摘录】

《针灸大成》："在耳尖上，卷耳取之，尖上是穴。""灸耳尖……治眼生翳膜，用小艾炷五壮。"

5. 球后 Qiúhòu（**EX-HN7**）

【定位】眶下缘外 1/4 与内 3/4 交界处（图 16-1-2）。

说明：承泣的稍外上方。

【解剖】皮肤→皮下组织→眼轮匝肌→眶脂体→下斜肌与眶下壁之间。浅层布有眶下神经，面神经的分支和眶下动、静脉的分支或属之。深层有动眼神经下支，眼动、静脉的分支或属之和眶下动、静脉。

【主治】目疾。

【操作】选 30 号以上毫针，用押手将眼球推向上方，针尖沿眶下缘从外下向内上方，针身成弧形沿眼球刺向视神经方向 0.5 ~ 1 寸，刺入后不宜捻转，可轻度提插。

6. 上迎香 Shàngyíngxiāng（**EX-HN8**）

【定位】鼻翼软骨与鼻甲的交界处，近鼻唇沟上端处（图 16-1-2）。

【解剖】皮肤→皮下组织→提上唇鼻翼肌。布有眶下神经，滑车下神经的分支，面神经的颊支和内眦动、静脉。

【主治】（1）鼻塞，鼻渊，目赤肿痛，迎风流泪。

（2）头痛。

【操作】向内上方斜刺 0.3 ~ 0.5 寸。

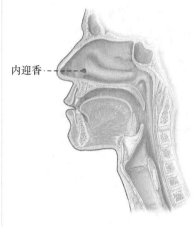

内迎香

图 16-1-4

7. 内迎香 * Nèiyíngxiāng（**EX-HN9**）

【定位】鼻翼软骨与鼻甲交界的黏膜处（图 16-1-4）。

说明：与上迎香相对处的鼻黏膜上。

【解剖】鼻黏膜→黏膜下疏松组织。布有面动、静脉的鼻背支之动、静脉和筛前神经的鼻外支。

【主治】鼻疾，目赤肿痛。

【操作】用三棱针点刺出血。有出血体质者忌用。

【古文献摘录】

《外台秘要》："卒死……奄忽而绝，皆是中恶之类疗方：取葱刺鼻，令入数寸，需使目中血出乃佳。"

《玉龙经》："心血炎上两眼红，好将芦叶搐鼻中，若还血出真为美，目内清凉显妙功。（内迎香在鼻孔内，用芦或箸叶作卷，搐之出血为好，应合谷穴）"

8. 聚泉 Jùquán（**EX-HN10**）

【定位】舌背正中缝的中点处（图 16-1-5）。

【解剖】舌黏膜→黏膜下疏松结缔组织→舌肌。布有下颌神经的舌神经，舌下神经和鼓索的神经纤维及舌动、静脉的动、静脉网。

【主治】（1）舌强，舌缓，食不知味。

（2）气喘。

（3）消渴。

【操作】直刺 0.1～0.2 寸；或用三棱针点刺出血。

9. 海泉 * Hǎiquán（**EX-HN11**）

【定位】舌下系带中点处（图 16-1-6）。

【解剖】黏膜→黏膜下组织→舌肌。布有下颌神经的舌神经，舌下神经和面神经鼓索的神经纤维及舌动脉的分支舌深动脉和舌静脉的属支舌深静脉。

【主治】（1）舌体肿胀，舌缓不收。

（2）消渴。

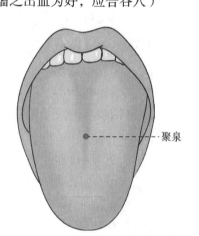

聚泉

图 16-1-5

【操作】用圆利针或细三棱针点刺出血。

【古文献摘录】

《奇效良方》："治消渴，用三棱针出血。"

《针方六集》："治舌上诸病，针不宜深。"

10. 金津 * 玉液 * Jīnjīn Yùyè（**EX-HN12，EX-HN13**）

【定位】舌下系带两侧的静脉上，左为金津，右为玉液（图 16-1-6）。

【解剖】黏膜→黏膜下组织→颏舌肌。布有下颌神经的颌神经，舌下神经和面神经鼓索的神经纤维及舌动脉的分支舌深动脉，舌静脉的属支舌深静脉。

【主治】（1）舌强不语，舌肿，口疮。

（2）呕吐。

（3）消渴。

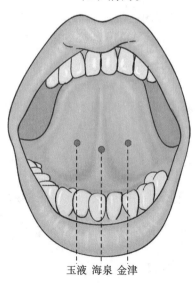

玉液　海泉　金津

图 16-1-6

【操作】点刺出血。

【古文献摘录】

《千金要方》："治舌卒肿，满口溢出如吹猪胞，气息不得通，须臾不治杀人方……刺舌下两边大脉，血出，勿使刺著舌下中央脉，血出不止杀人。"

《针灸大成》："口内生疮……复刺后穴：金津、玉液、长强。"

11. 翳明　Yìmíng（EX-HN14）

【定位】翳风后1寸（图16-1-2）。

【解剖】皮肤→皮下组织→胸锁乳突肌→头夹肌。浅层布有耳大神经的分支。深层有颈深动、静脉。

【主治】（1）目疾，耳鸣。

（2）头痛。

（3）失眠。

【操作】直刺0.5~1寸。

12. 颈百劳　Jǐngbǎiláo（EX-HN15）

【定位】第7颈椎棘突直上2寸，后正中线旁开1寸（图16-3-1）。

【解剖】皮肤→皮下组织→斜方肌→上后锯肌→头颈夹肌→头半棘肌→多裂肌。浅层布有第4、5颈神经后支的皮支。深层有第4、5颈神经后支的分支。

【主治】（1）颈项强痛。

（2）咳嗽，气喘，骨蒸潮热，盗汗。

【操作】直刺0.5~1寸。

【古文献摘录】

《针灸资生经》："妇人产后浑身疼，针百劳穴，遇痛处即针，避筋骨及禁穴。明下云，产后未满百日，不宜灸。"

第二节　胸腹部奇穴

子宫　Zǐgōng（EX-CA1）

【定位】脐中下4寸，前正中线旁开3寸（图16-2-1）。

【解剖】皮肤→皮下组织→腹外斜肌腱膜→腹内斜肌→腹横肌→腹横筋膜。浅层主要布有髂腹下神经的外侧皮支和腹壁浅静脉。深层主要有髂腹下神经的分支和腹壁下动、静脉的分支或属支。

【主治】子宫脱垂，不孕，痛经，崩漏，月经不调。

【操作】直刺0.8~1.2寸。

第三节　背部奇穴

1. 定喘　Dìngchuǎn（EX-B1）

【定位】横平第7颈椎棘突下，后正中线旁开0.5寸（图16-3-1）。

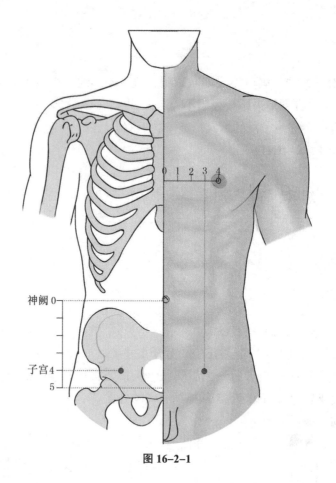

图 16-2-1

说明：大椎旁开 0.5 寸。

【解剖】皮肤→皮下组织→斜方肌→菱形肌→上后锯肌→颈夹肌→竖脊肌。浅层主要布有第 8 颈神经后支的内侧皮支。深层有颈横动、静脉的分支或属支及第 8 颈神经，第 1 胸神经后支的肌支。

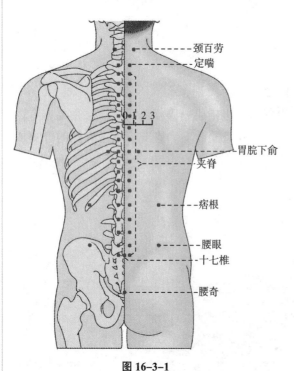

图 16-3-1

【主治】（1）哮喘，咳嗽。

（2）落枕，肩背痛，上肢疼痛不举。

【操作】直刺，或偏向内侧，0.5~1 寸。

2. 夹脊 *　Jiájǐ（EX-B2）

【定位】第 1 胸椎至第 5 腰椎棘突下两侧，后正中线旁开 0.5 寸，一侧 17 穴（图 16-3-1）。

【解剖】因各穴位置不同，其肌肉、血管、神经也各不相同。一般的层次结构是，皮肤→皮下组织→浅肌层（斜方肌、背阔肌、菱形肌、上后锯肌、下后锯肌）→深层肌（竖脊肌、横突棘肌）。浅层内分别有第 1 胸神经至第 5 腰神经的内侧皮支和伴行的动、静脉。深层布有第 1 胸神经至第 5 腰神经后支的肌支，肋间后动、静脉或腰动、静脉背侧支的分支或属支。

【主治】（1）胸 1~5 夹脊：心肺、胸部及上肢疾病。

（2）胸 6～12 夹脊：胃肠、脾、肝、胆疾病。

（3）腰 1～5 夹脊：下肢疼痛，腰、骶、小腹部疾病。

【操作】稍向内斜刺 0.5～1 寸，待有麻胀感即停止进针，严格掌握进针的角度及深度，防止损伤内脏或引起气胸。

【古文献摘录】

《素问·缪刺论》："邪客于足太阳络，令人拘挛背急，引胁而痛，刺之从项始数脊椎侠脊，疾按之应手如痛，刺之傍三痏，立已。"

《素问·刺疟》："十二疟者……又刺项以下侠脊者必已。"

《太素》第二十三卷《量缪刺》中也有"刺之从项始数脊椎，挟脊，疾按之，应手而痛，刺之旁三痏立已"。

杨上善注："脊有廿一椎，以两手挟脊当椎按之，痛处即是足太阳络，其输两旁，各刺三痏也。"

3. 胃脘下俞　Wèiwǎnxiàshū（EX-B3）

【定位】横平第 8 胸椎棘突下，后正中线旁开 1.5 寸（图 16-3-1）。

【解剖】皮肤→皮下组织→斜方肌→背阔肌→竖脊肌。浅层主要布有第 8 胸神经后支的皮支和伴行的动、静脉。深层有第 8 胸神经后支的肌支和第 8 肋间后动、静脉背侧的分支或属支。

【主治】（1）消渴，胰腺炎。

（2）胃痛，腹痛。

（3）胸胁痛。

【操作】向内斜刺 0.3～0.5 寸。

4. 痞根　Pǐgēn（EX-B4）

【定位】横平第 1 腰椎棘突下，后正中线旁开 3.5 寸（图 16-3-1）。

【解剖】皮肤→皮下组织→背阔肌→下后锯肌→髂肋肌。浅层主要布有第 12 胸神经后支的外侧支和伴行的动、静脉。深层主要有第 12 胸神经后支的肌支。

【主治】（1）腰痛。

（2）痞块，癥瘕。

【操作】直刺 0.5～1 寸。

5. 腰眼　Yāoyǎn（EX-B7）

【定位】横平第 4 腰椎棘突下，后正中线旁开约 3.5 寸凹陷中（图 16-3-1）。

说明：直立时，约横平腰阳关两侧呈现的圆形凹陷中。

【解剖】皮肤→皮下组织→胸腰筋膜浅层和背阔肌腱膜→髂肋肌→胸腰筋膜深层→腰方肌。浅层主要布有臀上皮神经和第 4 腰神经后支的皮支。深层主要布有第 4 腰神经后支的肌支和第 4 腰动、静脉的分支或属支。

【主治】（1）腰痛。

（2）尿频，月经不调，带下。

【操作】直刺 0.5～1 寸。

6. 十七椎　Shíqīzhuī（EX-B8）

【定位】第 5 腰椎棘突下凹陷中（图 16-3-1）。

【解剖】皮肤→皮下组织→棘上韧带→棘间韧带。浅层主要布有第 5 腰神经后支的皮支和伴行的动、静脉。深层有第 5 腰神经后支的分支和棘突间的椎外（后）静脉。

【主治】（1）痛经，崩漏，月经不调，遗尿。

　　　　（2）腰骶痛。

【操作】直刺 0.5 ~ 1 寸。

7. 腰奇 Yāoqí（EX-B9）

【定位】尾骨端直上 2 寸，骶角之间凹陷中（图 16-3-1）。

【解剖】皮肤→皮下组织→棘上韧带。布有第 2、3 骶神经后支的分支及伴行的动、静脉。

【主治】（1）癫痫。

　　　　（2）失眠。

　　　　（3）头痛。

　　　　（4）便秘。

【操作】向上平刺 1 ~ 1.5 寸。

第四节　上肢部奇穴

1. 肘尖 Zhǒujiān（EX-UE1）

【定位】尺骨鹰嘴的尖端（图 16-4-1）。

【解剖】皮肤→皮下组织→鹰嘴皮下囊→肱三头肌腱。布有前臂后皮神经和肘关节周围动、静脉网。

【主治】痈疽，疔疮，瘰疬。

【操作】灸。

2. 二白 Èrbái（EX-UE2）

【定位】腕掌侧远端横纹上 4 寸，桡侧腕屈肌腱的两侧，一肢 2 穴（图 16-4-2）。

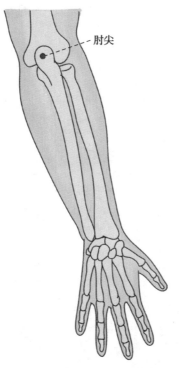

【解剖】臂内侧穴：皮肤→皮下组织→掌长肌腱与桡侧腕屈肌之间→指浅屈肌→正中神经→拇长屈肌→前臂骨间膜。浅层布有前臂外侧皮神经和前臂正中静脉的属支。深层布有正中神经、正中动脉。臂外侧穴：皮肤→皮下组织→桡侧腕屈肌与肱桡肌腱之间→指浅屈肌→拇长屈肌。浅层布有前臂外侧皮神经和头静脉的属支。深层有桡动、静脉。

【主治】（1）痔疮，脱肛。

　　　　（2）前臂痛，胸肋痛。

【操作】直刺 0.5 ~ 0.8 寸。

3. 中魁 Zhōngkuí（EX-UE4）

【定位】中指背面，近侧指间关节的中点处（图 16-4-3）。

【解剖】皮肤→皮下组织→指背腱膜。布有指背神经，其桡侧支来自桡神经，其尺侧支来自尺神经。血管有来自掌背动脉的指背动脉和掌背静脉网的属支指背静脉。

【主治】（1）噎膈，翻胃，呕吐。

　　　　（2）牙痛，鼻出血。

【操作】灸。

肘尖

图 16-4-1

4. 大骨空 Dàgǔkōng（**EX-UE5**）

【定位】拇指背面，指间关节的中点处（图16-4-3）。

【解剖】皮肤→皮下组织→拇长伸肌腱。布有桡神经的指背神经、指背动脉和指背静脉。

【主治】（1）目痛，目翳，白内障。

（2）吐泻。

（3）衄血。

【操作】灸。

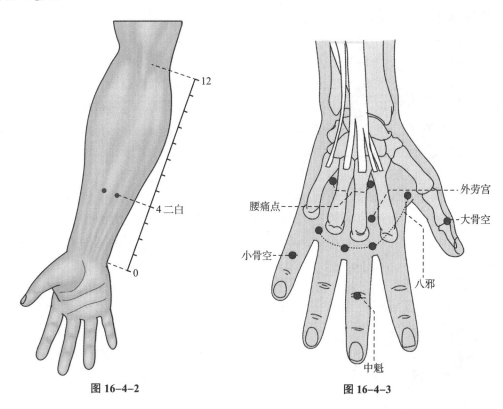

图 16-4-2   图 16-4-3

5. 小骨空 Xiǎogǔkōng（**EX-UE6**）

【定位】小指背面，近端指间关节中点处（图16-4-3）。

【解剖】皮肤→皮下组织→指背腱膜。布有指背动、静脉的分支及属支和尺神经的指背神经的分支。

【主治】目赤肿痛，目翳，咽喉肿痛。

【操作】灸。

6. 腰痛点 Yāotòngdiǎn（**EX-UE7**）

【定位】第2、3掌骨间及第4、5掌骨之间，腕背侧远端横纹与掌指关节中点处，一手2穴（图16-4-3）。

【解剖】一穴：皮肤→皮下组织伸肌腱和桡侧腕短伸肌腱。另一穴：皮肤→皮下组织→小指伸肌腱与第4指伸肌腱之间。此二穴处布有手背静脉网和掌背动脉，有桡神经的浅支和布有尺神经的手背支。

【主治】急性腰扭伤。

【操作】直刺0.3~0.5寸。

7. 外劳宫　Wàiláogōng（**EX-UE8**）

【定位】第2、3掌骨间，掌指关节后0.5寸（指寸）凹陷中（图16-4-3）。

说明：与劳宫前后相对。

【解剖】皮肤→皮下组织→第2骨间背侧肌→第1骨间掌侧肌。布有桡神经浅支的指背神经，手背静脉网和掌背动脉。

【主治】（1）落枕。

　　　　（2）手指麻木，手指屈伸不利。

【操作】直刺0.5～0.8寸。

8. 八邪　Bāxié（**EX-UE9**）

【定位】第1～5指间，指蹼缘后方赤白肉际处，左右共8穴（图16-4-3）。

取法：微握拳，第1～5指间缝纹端凹陷中。其中4、5指间穴即液门。

【解剖】皮肤→皮下组织→骨间背侧肌→骨间掌侧肌→蚓状肌。浅层布有掌背动、静脉或指背动、静脉和指背神经。深层有指掌侧总动、静脉或指掌侧固有动、静脉和指掌侧固有神经。

【主治】（1）烦热，目痛。

　　　　（2）毒蛇咬伤，手背肿痛，手指麻木。

【操作】向下斜刺0.5～0.8寸，或点刺出血。

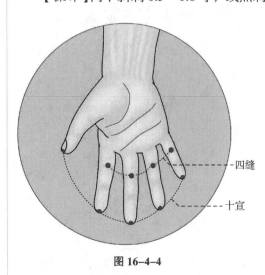

图16-4-4

9. 四缝　Sìfèng（**EX-UE10**）

【定位】第2～5指掌面的近侧指间关节横纹的中央，一手4穴（图16-4-4）。

【解剖】皮肤→皮下组织→指深屈肌腱。各穴的血管：指掌侧固有动、静脉的分支或属支和指皮下静脉。各穴的神经：浅层有掌侧固有神经，深层有正中神经肌支和尺神经肌支。

【主治】（1）小儿疳积。

　　　　（2）百日咳。

【操作】直刺0.1～0.2寸，挤出少量黄白色透明黏液或出血。

10. 十宣 *　Shíxuān（**EX-UE11**）

【定位】十指尖端，距指甲游离缘0.1寸（指寸），左右共10穴（图16-4-4）。

说明：其中中指尖端穴点即中冲。

【解剖】皮肤→皮下组织。各穴的神经支配：拇指到中指的十宣穴由正中神经分布；无名指的十宣由桡侧的正中神经和尺神经双重分布；小指的十宣由尺神经分布。

【主治】（1）昏迷，晕厥，中暑，癫痫。

　　　　（2）高热。

　　　　（3）咽喉肿痛。

【操作】直刺0.1～0.2寸；或用三棱针点刺出血。

【古文献摘录】

《千金要方》："十宣穴，别名鬼城。""卒忤死，灸手十指爪下各三壮。""邪病大唤骂詈走，灸十指端，去爪一分。""气短不得语……灸手十指头合十壮。"

第五节　下肢部奇穴

1. 鹤顶　Hèdǐng（**EX-LE2**）

【定位】髌底中点的上方凹陷中（图 16-5-1）。

【解剖】皮肤→皮下组织→股四头肌腱。浅层布有股神经前皮支和大隐静脉的属支。深层有膝关节的动、静脉网分布。

【主治】膝关节酸痛，鹤膝风，腿足无力。

【操作】直刺 0.5 ~ 0.8 寸。

2. 百虫窝 *　Bǎichóngwō（**EX-LE3**）

【定位】髌底内侧端上 3 寸（图 16-5-1）。

说明：屈膝，血海上 1 寸。

【解剖】皮肤→皮下组织→股内侧肌。浅层布有股神经的前皮支，大隐静脉的属支。深层有股动、静脉的肌支和股神经的分支。

【主治】（1）皮肤瘙痒，风疹，湿疹，疮疡。

　　　　（2）蛔虫病。

【操作】直刺 0.5 ~ 1 寸。

【古文献摘录】

《针灸大成》:"治下部生疮。"

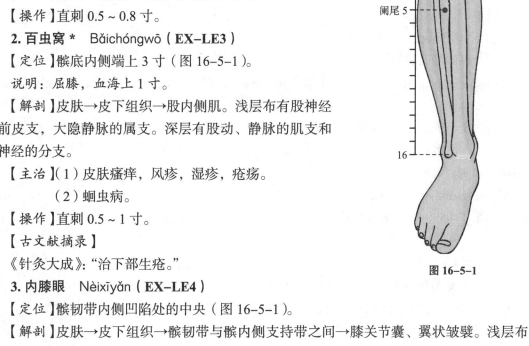

图 16-5-1

3. 内膝眼　Nèixīyǎn（**EX-LE4**）

【定位】髌韧带内侧凹陷处的中央（图 16-5-1）。

【解剖】皮肤→皮下组织→髌韧带与髌内侧支持带之间→膝关节囊、翼状皱襞。浅层布有隐神经的髌下支和股神经的前皮支。深层有膝关节的动、静脉网。

【主治】膝肿痛。

【操作】从前内向后外与额状面成 45°斜刺 0.5 ~ 1 寸。

4. 胆囊　Dǎnnáng（**EX-LE6**）

【定位】腓骨小头直下 2 寸（图 16-5-2）。

【解剖】皮肤→皮下组织→腓骨长肌。浅层布有腓肠外侧皮神经。深层有腓浅神经、腓深神经和胫前动、静脉。

【主治】急、慢性胆囊炎，胆石症，胆绞痛，胆道蛔虫症。

【操作】直刺 1 ~ 1.5 寸。

5. 阑尾　Lánwěi（**EX-LE7**）

【定位】髌韧带外侧凹陷下 5 寸，胫骨前嵴外一横指（中指）（图 16-5-1）。

取法：上巨虚上 1 寸。

【解剖】皮肤→皮下组织→胫骨前肌→小腿骨间膜→胫骨后肌。浅层布有腓肠外侧皮神经和浅静脉。深层有腓深神经和胫前动、静脉。

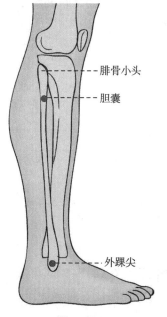

图 16-5-2

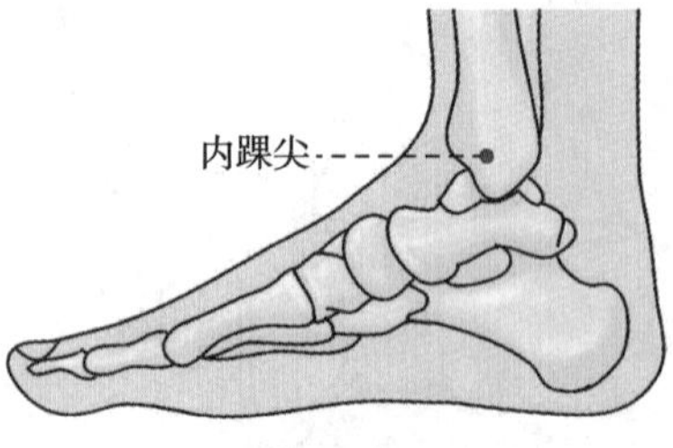

图 16-5-3

【主治】急、慢性阑尾炎。

【操作】直刺 1 ~ 1.5 寸。

6. 内踝尖 Nèihuáijiān（**EX-LE8**）

【定位】内踝的最凸起处（图 16-5-3）。

【解剖】皮肤→皮下组织→内踝。布有隐神经的小腿内侧皮支的分支，胫前动脉的内踝网，内踝前动脉的分支和胫后动脉的内踝支。

【主治】（1）乳蛾，齿痛，小儿不语。

（2）霍乱转筋。

【操作】禁刺，可灸。

7. 外踝尖 Wàihuáijiān（**EX-LE9**）

【定位】外踝的最凸起处（图 16-5-2）。

【解剖】皮肤→皮下组织→外踝。布有胫前动脉的内踝网，腓动脉的外踝支和腓肠神经及腓浅神经的分支。

【主治】（1）十趾拘急，脚外廉转筋，脚气。

（2）齿痛，重舌。

【操作】禁刺，可灸。

8. 八风 * Bāfēng（**EX-LE10**）

【定位】第 1 ~ 5 趾间，趾蹼缘后方赤白肉际处，左右共 8 穴（图 16-5-4）。

说明：其中 1、2 趾，2、3 趾，4、5 趾间穴点即行间、内庭、侠溪。

【解剖】第 1 趾与第 2 趾之间的八风穴，层次解剖同行间穴（足厥阴肝经）。第 2 趾与第 3 趾之间的八风穴，层次解剖同内庭穴（足阳明胃经）。第 4 趾与小趾之间的八风穴，层次解剖同侠溪穴（足少阳胆经）。第 3 趾与第 4 趾之间的八风穴的层次解剖是：皮肤→皮下组织→第 3 趾与第 4 趾的趾长、短伸肌腱之间→第 3、4 跖骨头之间。浅层布有足背中间皮神经的趾背神经和足背浅静脉网。深层有跖背动脉的分支趾背动脉，跖背静脉的属支趾背静脉。

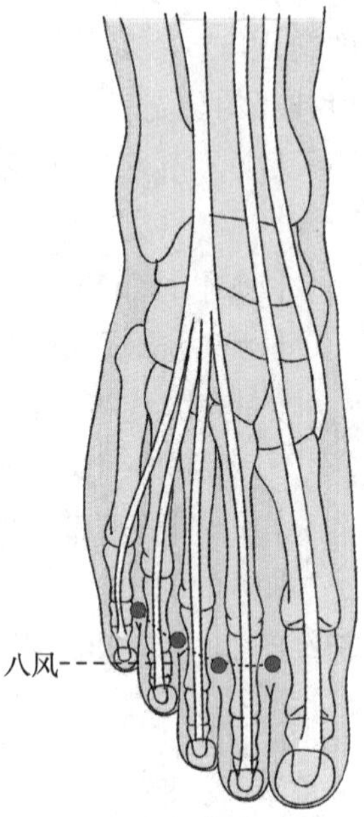

图 16-5-4

【主治】趾痛，毒蛇咬伤，足跗肿痛，脚气。

【操作】斜刺 0.5 ~ 0.8 寸；或用三棱针点刺出血。

【古文献摘录】

《针灸集成》："阴独八穴，主妇人月经不调，须持经定为度。"

《针灸孔穴及其疗法便览》："八冲，奇穴。主治脚背红肿、脚气；亦治头痛、尺神经痛、间歇热、肺出血。"

《千金要方》："凡脚气初得脚弱，使速灸之……其足十趾去趾奇一分，两足凡八穴，曹氏名曰八冲，极下气有效。"

9. 独阴 Dúyīn（**EX-LE11**）

【定位】在足底，第 2 趾的跖侧远端趾间关节的中点（图 16-5-5）。

【解剖】皮肤→皮下组织→趾短、长屈肌腱。布有趾足底固有神经，趾底固有动、静脉的分支或属支。

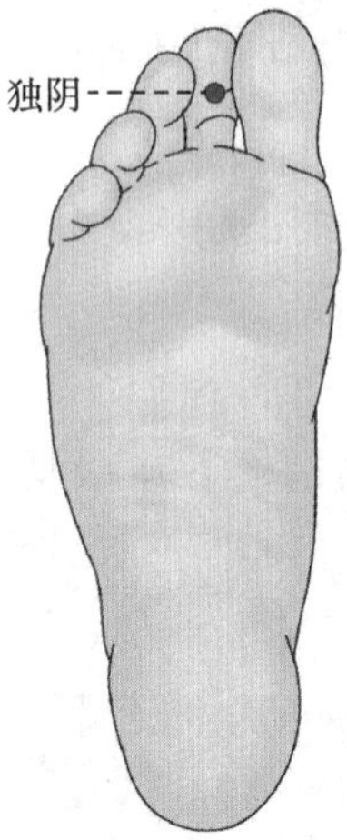

图 16-5-5

【主治】（1）胞衣不下，月经不调，疝气。

（2）胸胁痛，卒心痛。

【操作】直刺 0.1 ~ 0.2 寸。孕妇禁用。

复习思考题

1. 何为奇穴？奇穴有何特点？

2. 由多个穴点组成的奇穴有哪些？

3. 举例说明位于经脉循行路线上的奇穴与该经经穴在主治上的异同。

第十七章

根结标本与气街四海

扫一扫，查阅本章数字资源，含PPT、音视频、图片等

根结、标本、气街、四海是关于经络纵横关系的理论，是在十二经脉、奇经八脉等内容的基础上，从不同视角阐述了经络在人体的分布关系上的另外联系形式，补充完善了经络系统的内容，科学阐释了经络系统在人体的生理、病理和临床治疗中的作用和机制。根结、标本、气街、四海是经络理论的主要内容之一，在经络理论中占有重要的地位。

历代医家极为重视经络的根结、标本、气街、四海理论。《灵枢·根结》曰："奇邪离经，不可胜数，不知根结，五藏六府折关败枢，开阖而走，阴阳大失，不可复取。"强调指出根结理论在针灸学中的重要地位。《灵枢·卫气》说："知六府之气街者，能知解结契绍于门户。……能知六经标本者，可以无惑于天下。"明确指出标本、气街理论在针灸临床中的作用。《灵枢·海论》云："凡此四海者……得顺者生，得逆者败；知调者利，不知调者害。"指出四海皆有顺逆，临证治疗贵在调养。

本章就根结、标本、气街、四海理论分别进行介绍。

第一节 根 结

一、根结的概念和内容

（一）根结的概念

"根"和"结"是指十二经脉之气起始和归结的部位。

"根结"一词首见于《灵枢·根结》。根，即树根，有起始的含义。（《博雅》："根，始也。"）结，即缔结，有归结的含义。（《广雅》："结，终也。"）《太素》注："根，本也。结，系也。"马莳注："脉气所起为根，所归为结。"因此，根结用于经络理论中，是指十二经脉的经气起始和归结的部位。"根"，是经气所起的根源处，为四肢末端的"井穴"；"结"，是经气所归的结聚处，在头面、胸、腹的一定部位和器官。

（二）根结的内容

根结的具体内容见于《灵枢·根结》，其中载："太阳根于至阴，结于命门，命门者目也；阳明根于厉兑，结于颡大，颡大者钳耳也；少阳根于窍阴，结于窗笼，窗笼者耳中也……太阴根于隐白，结于太仓；少阴根于涌泉，结于廉泉；厥阴根于大敦，结于玉英，络于膻中。"由此可知

"根"的部位均为"井穴","结"的部位解释如下：

命门者，目也。《太素》注："肾为命门，上通太阳与目，故目为命门。"《素问·阴阳离合论》王冰注："命门者，藏精光照之所，则两目也。"可知太阳之结"命门"指眼目。

颡大者，钳耳也。"颡大"《甲乙经》作"颃颡"。颃颡指鼻咽部，为阳明所结之处。

窗笼者，耳中也。《太素》杨上善注："以耳为身窗舍，笼音聋，故曰窗笼。"为少阳所结之处。

太仓，《灵枢·胀论》："胃者，太仓也。"指胃部，为太阴所结之处。

廉泉，《素问·刺疟论》："舌下两脉者，廉泉也。"《甲乙经》："廉泉……舌本下。"《素问·气府论》："足少阴舌下……各一。"因此舌下廉泉（金津、玉液）为少阴所结之处。

玉英，《甲乙经》："玉堂，一名玉英。"指胸部。厥阴又"络于膻中"，指胸中，为厥阴所结之处。

足六经根结部位，见表17-1-1。

表 17-1-1　足六经根结部位表

经名	根	结
足太阳	至阴	命门（目）
足阳明	厉兑	颃颡（鼻咽部）
足少阳	窍阴	窗笼（耳中）
足太阴	隐白	太仓（胃）
足少阴	涌泉	廉泉（舌下两脉）
足厥阴	大敦	玉英，络膻中（胸部）

《灵枢·根结》虽只举论足六经之"根"，但从井穴与头面胸腹的关联意义来理解，手六经应与足六经相似，故元代窦汉卿在《标幽赋》中将其概括为"四根三结"。这进一步指出十二经脉都是以四肢井穴为根，合称"四根"；以头、胸、腹三部为结，合称"三结"。使经络的根结理论更为完善。

《灵枢·根结》除了论述足三阳、足三阴经的根结部位，还论述了手足六阳经的"根""溜""注""入"部位："足太阳根于至阴，溜于京骨，注于昆仑，入于天柱、飞扬也；足少阳根于窍阴，溜于丘墟，注于阳辅，入于天容、光明也；足阳明根于厉兑，溜于冲阳，注于下陵（三里），入于人迎、丰隆也；手太阳根于少泽，溜于阳谷，注于小海，入于天窗、支正也；手少阳根于关冲，溜于阳池，注于支沟，入于天牖、外关也；手阳明根于商阳，溜于合谷，注于阳溪，入于扶突、偏历也。"

由此可知，手足六阳经之"根"，是经气所起的根源处，为"井穴"；"溜"，是经气所流经之处，多为"原穴"或"经穴"；"注"，是经气所灌注之处，多为"经穴"或"合穴"；"入"，是经络之气所进入之处，上部为颈部各阳经穴，下部为"络穴"。

六阳经的根、溜、注、入穴位见表17-1-2。

表 17-1-2　六阳经根溜注入穴位表

经名	根	溜	注	入	
				下（络）	上（颈）
足太阳	至阴（井）	京骨（原）	昆仑（经）	飞扬	天柱
足少阳	足窍阴（井）	丘墟（原）	阳辅（经）	光明	天容

经名	根	溜	注	入	
				下（络）	上（颈）
足阳明	厉兑（井）	冲阳（原）	足三里（合）	丰隆	人迎
手太阳	少泽（井）	阳谷（经）	小海（合）	支正	天窗
手少阳	关冲（井）	阳池（原）	支沟（经）	外关	天牖
手阳明	商阳（井）	合谷（原）	阳溪（经）	偏历	扶突

以上所论仅有手足六阳经之"根""溜""注""入"，对此，杨上善在《太素》中做过解析："此根入经，唯有六阳，具而论者，更有六阴之脉，言其略耳。"

二、根结理论的意义和应用

根结理论说明了经气上、下两极之间的密切联系，强调四肢末端为经气的出发点，头、胸、腹为经气的归结点，着重于经络之气循行的根源与归结。这与十二经脉的起止点不完全相同，与十二经脉的循行流注也有差异，可以说根结理论是阐明人体内经气运行的另一重要形式。《内经》中类似这种流注形式的记载有多篇。马王堆汉墓出土的《脉书》在叙述经脉循行方面与此论述较为一致。十二经脉如环无端的循行流注，在于说明十二经之间气血循行流注交接的整体关系；根结理论强调了四肢末端与头面胸腹经气紧密相关的联系。

根结理论对临床上远道取穴有指导意义，对于头、胸、腹方面的病证，可以选取以"井穴"为代表的四肢根部的有关穴位。如《肘后歌》中"头面之疾针至阴"，"顶心头痛眼不开，涌泉下针定安泰"。《针灸大成》中专用井穴治疗多种头面胸腹的病证。如少商治疗咽喉肿痛、咳嗽气喘等症，少泽治乳少，中冲治厥证，大敦治疝气等都是根部井穴的具体应用。而临床中商阳配迎香主治齿痛颈肿、鼻塞衄衄，承泣配厉兑主治目痛流泪、腹胀梦魇，隐白配大包主治崩漏癫狂、胸胁疼痛，瞳子髎配足窍阴主治头痛目疾、耳鸣耳聋等，都是根部井穴与头、胸、腹三结的有关腧穴的配用。根结理论指出了四肢末端以"井穴"为代表的有关穴位，可以对头、胸、腹方面远道疾病有治疗作用。

第二节　标　本

一、标本的概念和内容

（一）标本的概念

"标"和"本"是指十二经脉之气集中和弥散的部位。

"标"和"本"是一个相对性的名词。在中医学中应用很广，在不同的情况下具有不同的含义。如从人体与致病因素来说，人体正气是本，致病的邪气是标；从疾病本身来说，病因是本，症状是标；从疾病的发生先后来说，先病为本，后病为标。总之，在中医理论中用标本说明发病的先后缓急，疾病的进退轻重，代表致病因素和抗病能力等。

经脉的标本，是说明经脉上下相互关联和本末关系。"本"，《说文解字》解释"木下曰本"，即树的根本、主干部分；"标"，《说文解字》解释"木杪末也"，即树梢部分。在经络理论中，标本指经脉的本末，"本"犹树之根基与主干，"标"犹树之分枝与末梢。强调经气集中于四肢部位为"本"，扩散于头面和躯干一定部位为"标"，人体的头面躯干与四肢相对来说位置在上，以此阐明头面躯干与四肢之间经气运行的上下关系。经脉的"本"，是指经气集中的本源部位，"标"，是指经气弥漫的散布部位。因此，十二经脉的"本"主要在四肢的下部，"标"在头面胸背等的上部。

（二）标本的内容

标本的具体内容见于《灵枢·卫气》，其中所载："足太阳之本，在跟以上五寸中，标在两络命门，命门者，目也；足少阳之本，在窍阴之间，标在窗笼之前，窗笼者，耳也；足少阴之本，在内踝下上三寸中，标在背俞与舌下两脉也；足厥阴之本，在行间上五寸所，标在背俞也；足阳明之本，在厉兑，标在人迎、颊、挟颃颡也；足太阴之本，在中封前上四寸之中，标在背俞与舌本也；手太阳之本，在外踝之后，标在命门之上一寸也；手少阳之本，在小指次指之间上二寸中，标在耳后上角下外眦也；手阳明之本，在肘骨中，上至别阳，标在颜下合钳上也；手太阴之本，在寸口之中，标在腋内动（脉）也；手少阴之本，在锐骨之端，标在背俞也；手心主之本，在掌后两筋之间两寸中，标在腋下三寸也。"

以上内容结合《灵枢·根结》记载分析如下：

足太阳之本，在跟以上 5 寸中，即跗阳穴附近；标在两络命门，即目，其穴有睛明穴。

足少阳之本，在窍阴之间，足指窍阴穴；标在窗笼之前，即耳前，其穴有听会穴。

足阳明之本，在厉兑，指厉兑穴；标在人迎、颊、挟颃颡，指颈部人迎穴、面颊及其内部之鼻咽，颊部有地仓穴。

——以上足三阳之标部都在头面。

足太阴之本，在中封前上 4 寸之中，约当三阴交穴附近；标在背俞与舌本，指脾俞及舌根部。

足少阴之本，在内踝下上 3 寸中，约当交信穴附近；标在背俞与舌下两脉，指肾俞和"舌下两脉"，即后人所称"金津""玉液"所在（《根结》篇称"廉泉"）。

足厥阴之本，在行间上 5 寸所，约当中封穴；标在背俞，指肝俞所在。

——以上足三阴之标部都在背俞与舌部。

手太阳之本，在外踝之后，指尺骨小头后，其穴有养老穴；标在命门之上 1 寸，当是睛明穴上 1 寸，其穴有攒竹。

手少阳之本，在小指次指之间上 2 寸中，约当液门穴所在；标在耳后上角下外眦，约当丝竹空、瞳子髎穴所在。

手阳明之本，在肘骨中，似指曲池穴，上至别阳（《甲乙经》："臂臑，一名别阳。"《太素》注："背臑手阳明络，名曰别阳。"），标在颜下合钳上，约当面下和颈上部，指扶突穴等。

——以上手三阳之标部都在头面，与足三阳之标部相通。

手太阴之本，在寸口之中，即太渊穴；标在腋内动脉，约当中府穴部（或解作天府穴）。

手少阴之本，在锐骨之端，当神门穴；标在背俞，指心俞。

手心主之本，在掌后两筋之间 2 寸中，即内关穴所在；标在腋下 3 寸，指天池穴。

——以上手三阴之标部都在胸部及背俞。

十二经标本部位见表 17-2-1。

表 17-2-1　十二经标本部位表

	经名	本部	相应腧穴	标部	相应腧穴
足三阳	足太阳	足跟上 5 寸中	跗阳	命门（目）	睛明
	足少阳	足窍阴之间	足窍阴	窗笼（耳前）	听会
	足阳明	厉兑	厉兑	人迎、颊、挟颃颡	人迎、地仓
足三阴	足太阴	中封前上 4 寸	三阴交	背俞、舌本	脾俞、廉泉
	足少阴	内踝上 2 寸	交信	背俞、舌下两脉	肾俞、廉泉
	足厥阴	行间上 5 寸	中封	背俞	肝俞
手三阳	手太阳	手外踝之后	养老	命门（目）上 1 寸	攒竹
	手少阳	小指次指间上 2 寸	中渚	耳后上角，下外眦	丝竹空
	手阳明	肘骨中，上至别阳	曲池、臂臑	颜下合钳上	扶突
手三阴	手太阴	寸口之中	太渊	腋内动脉处	中府
	手少阴	锐骨之端	神门	背俞	心俞
	手厥阴	掌后两筋间 2 寸中	内关	腋下 3 寸	天池

　　上述十二经脉标本，与足六经根结比较，可以看出其间的异同。所同者，两者均论述了四肢与头身之间的密切关系，皆以四肢末端为根、本，以头面胸腹背等处为结、标，"根"与"本"，"结"与"标"，部位相近或相同，意义也相似。"根"和"本"均为脉气所出、所始之处；"标"和"结"为脉气所归、所止之处。其所异者，标本范围较根结广泛，标本所指的范围，笼统而抽象，根结所指的范围，局限而具体。"根"专指井穴；"本"指四肢肘膝以下的一定部位。"结"在头胸腹部；"标"在头胸背等部。《内经》论根结仅以足六经为代表，论标本则含手足十二经，可以看出，十二经标本是在根结关系基础上的扩展，以指导临床辨证用穴，更具全面性。

二、标本理论的意义和应用

　　标本理论，是以四肢为本，以头面躯干为标，说明经气集中与扩散的关系。"本"是经气汇聚的重心，"标"是经气扩散的区域，以说明四肢与躯干之间经气运行的密切联系，更加突出地阐明了四肢肘膝以下的经穴对头身远隔部位病证的重要治疗作用。

　　根结和标本理论在意义上大体是一致的，都是强调经气其"源"在四肢，以此为"根"为"本"，而其"流"在头面躯干，以此为"结"为"标"。根结、标本理论补充说明了经气的流注运行状况，即经气运行的多样性和弥散作用，强调了人体四肢与头身的密切联系，进一步说明了经气的升降出入，上下内外的对应关系，表明了人体机能活动的复杂性。阐释了四肢肘膝关节以下的腧穴治疗远隔部位的脏腑及头面五官疾病的机理，对针灸临床有着重要的指导意义。

　　《素问·五常政大论》曰："病在上取之下，病在下取之上，病在中傍取之。"《灵枢·终始》言："病在上者，下取之；病在下者，上取之；病在头者，取之足；病在腰者，取之腘。"这些论述都是标本理论指导的临床取穴、配穴原则。

（一）本部腧穴的应用

四肢肘膝以下本部和根部是十二经经气交接流注的重要部位，特定穴中的五输穴、原穴、十二经络穴、郄穴、八脉交会穴、下合穴皆在本部，这些腧穴能治疗头面、胸、腹及内脏疾病。可以说经脉的根结标本理论为五输穴的解释应用、四肢肘膝以下腧穴的远治作用、上病下取的治疗原则奠定了理论基础。如《标幽赋》"心胀咽痛，针太冲而必除；脾冷胃痛，泻公孙而立愈"；《四总穴歌》"肚腹三里留，腰背委中求，头项寻列缺，面口合谷收"等，都是本部腧穴的具体应用。

（二）标部腧穴的应用

标本理论，以人体头胸背部为"标"。在头面标部的腧穴，能治疗头面、五官及脑的疾病。如《通玄指要赋》说"风伤项急，始求于风府；头晕目眩，要觅于风池"；《百症赋》"面肿虚浮，须仗水沟、前顶；耳聋气闭，全凭听会、翳风"。在胸背标部的腧穴，以俞募穴为代表，对诊治胸腹内脏疾病有特殊重要意义。此外，根据标本上下、内外经气相互贯通、对应作用的理论，上病可下取，下病也可上取，标部腧穴在治疗四肢部的疾病时也同样有显著疗效。如《千金要方》取神庭穴治疗四肢瘫痪，《外台秘要》取浮白穴治疗腿足痿软，《肘后歌》取风府医治腿脚疾患，《标幽赋》取魂门治疗四肢筋骨拘挛疼痛等，都是标部腧穴的具体应用。

（三）本部和标部腧穴的配合应用

标部与本部腧穴配合也是临床普遍应用的配穴方法，这种配穴方法除本经标本部腧穴配合外，也有各经标本部腧穴的互配。如《百症赋》"天府、合谷，鼻中衄血宜追"，"建里、内关，扫尽胸中之苦闷，听宫、脾俞，祛散心下之悲凄"，"刺长强于承山，善主肠风新下血，针三阴于气海，专司白浊久遗精"，"观其雀目肝气，睛明、行间而细推，审他项强伤寒，温溜、期门而主之"。又如《玉龙赋》"治肢体佝偻，风池配绝骨，治痞块疝气，期门配大敦"；《席弘赋》"治目疾，睛明配光明"等，均为一上一下，一远一近标本部穴位的配合应用。

经脉标本理论还可以用以分析疾病证候的上下虚实。《灵枢·卫气》论标本证候治法时说："凡候此者，下虚则厥，下盛则热，上虚则眩，上盛则热痛。故石（实）者绝而止之，虚则引而起之。""绝而止之"，指对实证要用泻法断绝其根源，制止疾病的发展；"引而起之"，指对虚证要用补法引导正气，用标本理论，引导正气，使之得以振起。

第三节　气　街

一、气街的概念和内容

（一）气街的概念

"气街"是经气汇聚、纵横通行的共同道路。

"气街"一词首见于《内经》。《灵枢·动输》说："四街者，气之径路也。"气街指经气运行之通道，"血之与气，异名同类"（《灵枢·营卫生会》）。因此，气街乃人体气血运行的共同通道。

"街"，《说文解字》曰："四通道也。"《甲乙经》将"四街"作"四冲"，义同，"街""冲"

皆通道也。《辞源》则曰："冲，纵横交错的大道。"

此外，《内经》中还记述了狭义的气街，一是指穴位（气冲穴）；二是指体表的部位，《素问·气府论》说"气街，动脉各一"。

（二）气街的内容

气街，又称"四街"，其分布部位有四。《灵枢·卫气》说："请言气街：胸气有街，腹气有街，头气有街，胫气有街。故气在头者，止之于脑；气在胸者，止之膺与背俞；气在腹者，止之背俞与冲脉于脐左右之动脉者；气在胫者，止之气街与承山踝上以下。"

气街主要说明头、胸、腹、胫这些部位是经气循行的共同通道。气街理论从部位上联系"标"和"结"。可以看出，头、胸、腹是"标"和"结"的所在，"根"和"本"位于四肢，"结"和"标"位于头、胸、腹三部，与气街关系密切。

气街与"结"和"标"部位对照见表 17-3-1。

表 17-3-1　气街与"结""标"部位对照表

气街	部位	"结"	"标"
头	脑	目（命门） 耳（窗笼） 鼻咽（颃大）	目（命门）上 耳（窗笼）前、耳后上、角下外眦 人迎、颊、挟颃颡、颜下合钳上
胸	膺 背俞（心、肺俞）	胸喉（玉英、膻中） 舌下（廉泉）	背俞（心俞） 腋内动脉（肺） 腋下 3 寸（心）
腹	冲脉 背俞（肝、脾、肾俞）	胃（太仓）	背俞（肝、脾、肾俞） 舌本（脾） 舌下两脉（肾）
胫	气街（气冲）、承山、踝上以下		

二、气街理论的意义和应用

气街理论以经络为基础，反映了经络系统在人体头、胸、腹、胫循行分布中相互交通的关系，主要说明了经络的横向联系，体现了经络在人体各部联系形式的多样性。气街将人体自上而下分为头、胸、腹、胫四部，从而将各部所属的脏腑、器官、经穴紧密连为一体，使各部形成相对独立的功能系统。头气街以脑为中心，胸气街以心、肺为中心，腹气街以肝、脾、肾及六腑为中心，脏腑气血通过气街而直达于外，灌注于诸经；诸经气血也可借气街直达于内，以养脏腑。气街是脏腑和诸经气血横向输注的捷径。

脏腑通过气街而前后相连，在躯干部胸气街将胸膺与背部相连贯，腹气街将腹与背腰部相连贯。滑伯仁说："脏腑腹背，气相通应。"通应之路当是气街。气街以横向分布为主，联络前后，沟通脏腑体表的内外关系，纵贯人体上下，成为经络联系的统一体。

《灵枢·动输》言："营卫之行也，上下相贯，如环之无端，今有其卒然遇邪气，及逢大寒，手足懈惰，其脉阴阳之道，相输之会，行相失也，气何由还？岐伯曰：夫四末阴阳之会，此气之大络也；四街者，气之径路也。故络绝则径通，四末解则气相合，相输如环。"此表明当经脉及络脉突遇邪气侵袭而被阻滞时，可通过气街经气运行的共同通路，侧行旁通，此即"络绝则径通"，阐明气街是人体在应激异常情况下气血运行的重要途径。

《灵枢·卫气》记载了气街的主治病症："所治者，头痛眩仆，腹痛中满，暴胀，及有新积。"该段文字示范性举例说明头、腹部经气运行阻滞，出现相应病症时，当取头、腹气街部相应腧穴治疗；依此类推，胸、胫部经气运行阻滞，出现病症时，也可取胸气街，胫气街部腧穴治疗。

由于气街理论涵括了全身气血分段汇通关系，故凡头、胸、腹、胫的局部病症和相应内脏病症，皆可取对应气街的腧穴治疗。

分布于气街部位的腧穴，既能治疗局部疾病，又能治疗相关内脏的疾病。手足三阳经及督脉均循行至头面，分别与脑、头面、五官相联系，其气输注于头面部腧穴。如《灵枢·海论》以脑为髓海，其腧穴上在百会、下在风府。手三阴经均循行至胸，分别与肺、心、心包相联系，其气输注汇聚于胸部和背俞穴。足三阴经均循行至腹，分别与肝、脾、肾及六腑相联系，其气输注汇聚于腹部和背俞穴。因此，凡分布在相应气街部位的腧穴，可治疗各相关部位的疾病。如临床上头痛、头晕疾患，可取头气街之腧穴百会、风池等穴治疗；胸满、咳喘，可取胸气街之腧穴中府、肺俞等穴治疗；腹痛、腹泻，可取腹气街之腧穴中脘、天枢、胃俞、脾俞、大肠俞等穴治疗；下肢痿痹，可取胫气街之腧穴髀关、伏兔、足三里等穴治疗。

气街横贯脏腑经络，头、胸、腹、胫的网络状分布特点也扩大了十四经穴的主治范围，各经穴不仅能治疗脏腑本经脉的病症，而且还可以治疗其他脏腑经脉的病变。气街理论，开创了分部主治之先河，从一定意义上来讲，可谓气街所通，主治所及。

此外，气街理论解释了针灸理论与实践中的许多困惑，对于针灸临床腧穴配伍有重要指导意义。针灸临床上采用的俞募配穴法、前后配穴法、近部取穴法等，均以气街理论为依据。在"头气有街"理论启示下发展起来的头针、耳针、眼针、鼻针、面针等疗法，在临床治疗中展现了巨大的潜力。

第四节　四　海

一、四海的概念和内容

（一）四海的概念

"四海"是人体营卫气血产生、分化和汇聚的四个重要的部位。

"海"，是百川汇聚之处。《说文解字》曰："天池也，以纳百川者。"在经络理论中认为十二经脉运行气血像大地上的河流。人体气血在十二经脉内环行流注的过程中，气血就像百川汇归于人身的一定部位，由此产生了"四海"的概念。四海，《灵枢·海论》中指出："人有髓海、有血海、有气海、有水谷之海，凡此四者以应四海也。"

（二）四海的内容

《灵枢·海论》曰："胃者，水谷之海，其输上在气街（气冲穴），下至三里；冲脉者，为十二经之海，其输上在于大杼，下出于巨虚之上下廉；膻中者，为气之海，其输上在于柱骨之上下，前在于人迎；脑为髓之海，其输上在于盖，下在风府。"该篇以胃、冲脉、膻中、脑四个部位，分别称为水谷之海、血海（又称十二经之海）、气海和髓海。同时，指出了四海所输注的腧穴。其中柱骨之上下，是指颈项部；髓海之输上在于盖，指巅顶部的百会穴。从以上所述可知，四海的具体部位是：髓海在脑——头部；气海在膻中——胸部；水谷之海在胃——上腹部；血海在冲脉——下腹部。

四海部位及所输注的腧穴见表 17-4-1。

表 17-4-1　四海部位及输注腧穴表

四海	部位	所输注腧穴	
		上输穴	下输穴
脑为髓海	头　部	百　会	风府
膻中为气海	胸　部	大　椎	（前在）人迎
胃为水谷之海	上腹部	气　冲	足三里
冲脉为血海	下腹部	大　杼	上巨虚、下巨虚

四海与气街具有一致性。从位置上讲，脑为髓海，与头气街相通；膻中为气海，与胸气街相通；胃为水谷之海，与腹气街相通；冲脉为血海，与腹气街和胫气街相通。可以说四海与气街着重于经络气血横向的联系与汇通。

四海、气街与三焦的划分也有其相通之处。四海位于头、胸、腹；气街以头、胸、腹、胫划分；而三焦是以胸、腹来分。气海——胸气街，从三焦来说属上焦，其部位为胸部；从三焦来说中、下两焦均在腹部，乃水谷之海、血海所在，通腹气街。腹气街可分为上腹气街和下腹气街，以与水谷之海、血海及中焦、下焦相配合。将四海、气街与三焦，三者结合起来更易理解经络腧穴与脏腑的关系。

二、四海理论的意义和应用

四海理论，强调了气、血、脑髓、水谷在人体的重要作用，指出了四海是全身精神、气血的化生、汇聚之处，是对十二经脉的依归，对头、胸和上下腹功能的最大概括。十二经脉通于四海，是以四海为中心归纳各经脉的一些特点，四海起总领作用。四海之间又相互配合，水谷之海是化生血气的本源，其上部为气海，主一身之气；下部为血海，主一身之血；血气之精华则上聚于髓海，是为"精明之府"和"元神之府"。《灵枢·本藏》说"人之血气、精神者，所以奉生而周于性命也"，指出由血气、精神维持人体正常活动。经脉、脏腑、四海，是从不同层次论述相关内容，四海理论对掌握纲领有更为重要的意义，其虚实逆顺与十二经脉的盈亏、脏腑机能的盛衰息息相关。

四海理论在说明人体生理和疾病诊治方面有重大意义。脑为髓海，人的精神意识思维活动，视听嗅言、肢体运用等皆归于脑的生理功能。即头脑是精神的最高主宰，是神气的本源。与头脑直接相关的经脉是督脉和足太阳经，再扩大为手足三阳经，阳气即以髓海为依归。髓海失调，就会产生有余和不足，而出现相应病症。如《灵枢·海论》云："髓海有余，则轻劲多力，自过其度；髓海不足，则脑转、耳鸣，胫酸、眩冒，目无所见，懈怠安卧。"临床可取髓海所输注腧穴百会、风府及其他有关腧穴进行治疗。

膻中为气海，膻中指胸中而言，位近心肺，属于上焦，为宗气所聚之处。宗气走息道以行呼吸，贯心脉而行气血。心肺二脏正常功能的发挥与宗气的盛衰有关。气海失调，也会产生有余和不足的病症。如《灵枢·海论》云："气海有余者，气满胸中，悗息、面赤；气海不足，则少气不足以言。"临床可取气海所输注腧穴大椎、人迎及其他有关腧穴进行治疗。

胃为水谷之海，指胃主受纳、腐熟水谷，化其精微以出于中焦，是营卫、气血的本源，五脏六腑皆禀气于胃，故又称胃为"五脏六腑之海"，为足阳明经所属。《素问·玉机真藏论》言："五藏者，皆禀气于胃，胃者五藏之本也。"《素问·痿论》："阳明者，五藏六府之海，主润宗筋，宗筋主束骨而利关节。"可见古人对胃的作用极为重视，体现了"脾胃为后天之本"这一学说。胃为居中焦，性主通降，胃的病变以胃失和降为主证。如《灵枢·海论》云："水谷之海有余，则腹满；水谷之海不足，则饥不受谷食。"临床可取水谷之海所输注腧穴气冲、足三里及其他有关腧穴进行治疗。

冲脉为血海和十二经之海，与任、督同起于胞中，联带脉、注少阴、并阳明、及太阳，贯穿全身。《灵枢·逆顺肥瘦》说冲脉："其上者出于颃颡，渗诸阳，灌诸经……其下者，并于少阴之经，渗三阴。"冲脉沟通十二经脉之间的联系，容纳、调节十二经脉之气血。冲脉出于下焦，与肾间动气及元气关系密切。《灵枢·海论》曰："血海有余，则常想其身大，怫然不知其所病；血海不足，则常想其身小，狭然不知其所病。"（张介宾注："怫然，怫郁也，重滞不舒之貌。""狭，隘狭也，索然不广之貌。"）说明血海有余或不足，关系十二经及五脏六腑乃至全身的强弱。临床可取血海所输注腧穴大杼，上、下巨虚及其他有关腧穴进行治疗。

总之，四海各有其功能特点，又相互联系，共同主持全身气血津液，对人体生命活动极为重要。在临床上，应掌握四海的分布和输注规律，辨其有余或不足，以补虚泻实。

复习思考题

1. 何谓根结？何谓标本？
2. 手六经是否有"根结"？
3. （足）六经根结的具体部位如何？
4. 根结理论与标本理论有何异同？
5. 标本理论和根结理论对临床有何指导意义？
6. 何为气街、四海？二者有何联系？
7. 试述四海的部位及所输注的穴位。
8. 试述气街、四海理论的临床应用。

附　录

一、经络腧穴歌诀选

（一）十二经气血多少歌 [1]

多气多血经须记，手足阳明大肠胃；少血多气有六经，少阳少阴太阴 [2] 配；多血少气共四经，手足太阳厥阴计。

【注释】

[1] 十二经气血多少歌：出自明·刘纯《医经小学》，是刘氏根据《素问·血气形志》篇的内容以歌诀文体编写而成；现按手足六经名称修改。

[2] 太阴：太阴少血多气之说与《灵枢·九针论》"太阴多血少气"之载述有出入。

（二）井荥输原经合歌 [1]

少商鱼际与太渊，经渠尺泽肺相连，商阳二三间 [2] 合谷，阳溪曲池大肠牵。
隐白大都太白脾，商丘阴陵泉要知，厉兑内庭陷谷胃，冲阳解溪三里 [3] 随。
少冲少府属于心，神门灵道少海寻，少泽前谷后溪腕 [4]，阳谷小海小肠经。
涌泉然谷与太溪，复溜阴谷肾所宜，至阴通谷束京骨 [5]，昆仑委中膀胱知。
中冲劳宫心包络，大陵间使传曲泽，关冲液门中渚焦 [6]，阳池支沟天井索。
大敦行间太冲看，中封曲泉属于肝，窍阴 [7] 侠溪临泣 [8] 胆，丘墟阳辅阳陵泉。

【注释】

[1] 井荥输原经合歌：原名《十二经井荥输原经合歌》，首见于明·刘纯《医经小学》。现据杨继洲《针灸大成》所载收录。

[2] 二三间：指二间和三间穴。

[3] 三里：此指足三里。

[4] 腕：腕骨穴。

[5] 束京骨：指束骨和京骨穴。

[6] 焦：三焦。

[7] 窍阴：指足窍阴。

[8] 临泣：指足临泣。

（三）十五络穴歌^[1]

人身络脉一十五，我今逐一从头举：手太阴络为列缺，手少阴络即通里，
手厥阴络为内关，手太阳络支正是，手阳明络偏历当，手少阳络外关位，
足太阳络号飞扬，足阳明络丰隆记，足少阳络为光明，足太阴络公孙寄，
足少阴络名大钟，足厥阴络蠡沟配。阳督之络号长强，阴任之络为尾翳^[2]，
脾之大络为大包，十五络名君须记。

【注释】
[1]十五络穴歌：出自明·刘纯《医经小学》。
[2]尾翳：鸠尾穴别名。

（四）八会穴歌^[1]

腑会中脘脏章门，筋会阳陵髓绝骨^[2]；骨会大杼气膻中，血会膈俞脉太渊。

【注释】
[1]八会穴歌：出自明·高武《针灸聚英》。
[2]绝骨：指悬钟穴。

（五）八脉交会八穴歌^[1]

公孙冲脉胃心胸，内关阴维下总同；临泣^[2]胆经连带脉，阳维目锐外关逢；
后溪督脉内眦颈，申脉阳跷络亦通；列缺任脉行肺系，阴跷照海膈喉咙。

【注释】
[1]八脉交会八穴歌：原名《经脉交会八穴歌》，首见于明·刘纯《医经小学》。明代徐凤
《针灸大全》、高武《针灸聚英》、杨继洲《针灸大成》等书中均加载录。
[2]临泣：指足临泣。

（六）八脉八穴歌^[1]（西江月调）

1. 公孙
九种心疼^[2]涎闷，结胸翻胃难停，酒食积聚胃肠鸣，水食气疾膈病。
脐痛腹疼胁胀，肠风疟疾心疼，胎衣不下血迷心，泄泻公孙立应。

2. 内关
中满心胸痞胀，肠鸣泄泻脱肛，食难下膈酒来伤，积块坚横胁抢。
妇女胁疼心痛，结胸里急难当，伤寒不解结胸膛，疟疾内关独当^[3]。

3. 临泣
手足中风不举，痛麻发热拘挛，头风痛肿项腮连，眼肿赤疼头旋^[4]。
齿痛耳聋咽肿，浮风瘙痒筋牵，腿疼胁胀肋肢偏，临泣针时有验。

4. 外关
肢节肿疼臂冷，四肢不遂头风，背胯内外骨筋攻，头项眉棱皆痛。
手足热麻盗汗，破伤眼肿睛红，伤寒自汗表烘烘，独会外关为重。

5. 后溪
手足拘挛战掉^[5]，中风不语痫癫，头疼眼肿泪涟涟，腿膝背腰痛遍。

项强伤寒不解，牙齿腮肿喉咽，手麻足麻破伤牵，盗汗后溪先砭[6]。

6. 申脉

腰背屈强腿肿，恶风自汗头疼，雷头[7]赤目痛眉棱，手足麻挛臂冷。

吹乳[8]耳聋鼻衄，痫癫肢节烦憎，遍身肿满汗头淋，申脉先针有应。

7. 列缺

痔疟便肿泄痢，唾红溺血咳痰，牙疼喉肿小便难，心胸腹疼咽噎。

产后发强不语，腰痛血疾脐寒，死胎不下膈中寒，列缺乳痈多散。

8. 照海

喉塞小便淋涩，膀胱气痛肠鸣，食黄酒积腹脐并，呕泻胃翻便紧。

难产昏迷积块，肠风下血常频，膈中快[9]气气痃[10]侵，照海有功必定。

【注释】

[1]八脉八穴歌：出明·高武《针灸聚英》，"八脉"原作"八法"，《针灸大成》转载，稍有出入。

[2]九种心疼：泛指上腹和前胸部的疼痛。

[3]当：读作"挡"。

[4]头旋：头晕目眩。

[5]掉：振摇。

[6]砭：砭刺，针刺。

[7]雷头：即雷头风，表现为急性头痛伴麦鸣声，并见头面部块状肿起。

[8]吹乳：即乳痈，是多见于妇女产后的乳腺炎，又称乳吹。

[9]快：音样，原作"决"，《针灸大成》作"快"。

[10]气痃：又称痃气，泛指生于腹内的弦索状痞块。

（七）四总穴歌[1]

肚腹三里[2]留，腰背委中求，头项寻列缺，面口合谷收。

【注释】

[1]四总穴歌：始见于明·徐凤《针灸大全》，其后明·高武《针灸聚英》、杨继洲《针灸大成》等书中亦加载录。

[2]三里：指足三里。

（八）回阳九针歌[1]

哑门劳宫三阴交，涌泉太溪中脘接，环跳三里[2]合谷并，此是回阳九针穴。

【注释】

[1]回阳九针歌：首载于明·高武《针灸聚英》。歌中所载9穴均具较强的针感，有回阳救逆之功。

[2]三里：指足三里。

（九）天星十二穴并治杂病歌[1]

三里内庭穴，曲池合谷接。委中配承山，太冲昆仑穴。

环跳与阳陵，通里并列缺。合担[2]用法担，合截[3]用法截。

三百六十穴，不出十二诀[4]。治病如神灵，浑如汤[5]泼雪。

北斗降真机，金锁教开彻。至人[6]可传授，匪人[7]莫浪说。

1. 三里

三里膝眼下，三寸两筋间。能通心腹胀，善治胃中寒；

肠鸣并泄泻，腿肿膝胻[8]酸；伤寒羸[9]瘦损，气蛊[10]及诸般。

年过三旬后，针灸眼便宽[11]。取穴当审的，八分三壮安。

2. 内庭

内庭次指外[12]，本属足阳明。能治四肢厥，喜静恶闻声；

瘾疹咽喉痛，数欠[13]及牙疼；疟疾不能食，针着便惺惺[14]。

3. 曲池

曲池拱手取，屈肘骨边求。善治肘中痛，偏风[15]手不收；

挽弓开不得，筋缓莫梳头；喉闭促欲死，发热更无休，

遍身风癣癞，针著即时瘳[16]。

4. 合谷

合谷在虎口，两指歧骨[17]间。头疼并面肿，疟病热还寒；

齿龋鼻衄血，口噤不开言。针入五分深，令人即便安。

5. 委中

委中曲腘[18]里，横纹脉中央。腰痛不能举，沉沉引脊梁；

酸痛筋莫展，风痹复无常；膝头难伸屈，针入即安康。

6. 承山

承山名鱼腹，腨肠分肉间。善治腰疼痛，痔疾大便难；

脚气并膝肿，辗转[19]战[20]疼酸；霍乱及转筋，穴中刺便安。

7. 太冲

太冲足大趾，节后二寸中。动脉知生死，能医惊痫风；

咽喉并心胀，两足不能动；七疝[21]偏坠肿，眼目似云蒙，

亦能疗腰痛，针下有神功。

8. 昆仑

昆仑足外踝，跟骨上边寻。转筋腰尻[22]痛，暴喘满[23]冲心[24]；

举步行不得，一动即呻吟。若欲求安乐，须于此穴针。

9. 环跳

环跳在髀枢[25]，侧卧屈足取。折腰莫能顾[26]，冷风并湿痹；

腿胯连腨[27]痛，转侧重欷歔[28]。若人针灸后，顷刻病消除。

10. 阳陵泉

阳陵居膝下，外臁一寸中。膝肿并麻木，冷痹及偏风；

举足不能起，坐卧似衰翁。针入六分止，神功妙不同。

11. 通里

通里腕侧后，去腕一寸中。欲言声不出，懊憹及怔忡，

实则四肢重，头腮面颊红；虚则不能食，暴瘖[29]面无容，

毫针微微刺，方信有神功。

12. 列缺

列缺腕侧上，次指[30]手交叉。善疗偏头患，遍身风痹麻；

痰涎频壅上，口噤不开牙。若能明补泻，应手疾[31]如拿。

【注释】

[1]天星十二穴并治杂病歌：首见于明·徐凤《针灸大全》，原托名马丹阳。这是在元·王国瑞《扁鹊神应针灸玉龙歌》中的《天星十一穴歌诀》的基础上增太冲一穴并略加修改而成。

[2]担：挑担，有成对的含义，此指二穴同用。

[3]截：截半，有单一的含义，此指独取一穴。

[4]诀：歌诀，指十二穴的歌诀。

[5]汤：热水。

[6]至人：指道德修养达到最高境界的人。

[7]匪人：指行为不正之人。

[8]骻：胫骨，与"骬""胫"义通。又作"骭"，俗称膁骨。

[9]羸：瘦弱。

[10]蛊：蛊胀，又称虫臌，指由寄生虫如血吸虫等引起的臌胀。气蛊，指气机郁滞所致的臌胀。

[11]眼便宽：指眼目功能的恢复和提高。

[12]次指：指第2趾。次指外，即第2、3趾间。

[13]数：音朔，屡次。数欠，屡屡呵欠。

[14]惺惺：清醒，此指病愈。

[15]偏风：半身不遂。

[16]瘳：音抽，病愈。

[17]歧骨：骨之分歧处，此指第1、2掌骨。

[18]曲肭：腘窝。

[19]辗转：形容辗转反侧、卧不得安的样子。

[20]战：战抖。

[21]七疝：指七种疝气。

[22]尻：骶部。

[23]满：胸满。

[24]冲心：气上冲心。

[25]髀枢：指髋关节。

[26]顾：回头看。

[27]腨：腓肠，腿肚。

[28]欻歔：抽泣，抽噎。

[29]瘖：失音，音哑，或作"喑"。暴瘖，突然失音。

[30]次指：指第2指。

[31]疾：速，即。

（十）孙思邈十三鬼穴歌[1]

百邪癫狂所为病，针有十三穴须认。凡针之体先鬼宫，次针鬼信无不应。
一一从头逐一求，男从左起女从右。一针人中鬼宫停，左边下针右出针。
第二手大指甲下，名鬼信[2]刺三分深。三针足大指甲下，名曰鬼垒[3]入二分。

四针掌后大陵穴，入寸五分为鬼心。五针申脉为鬼路，火针三下七锃锃[4]。

第六却寻大椎上，入发一寸名鬼枕[5]。七刺耳垂下五分，名曰鬼床[6]针要温。

八针承浆名鬼市，从左出右君须记。九针间使鬼营上（为鬼窟），十针上星名鬼堂。

十一阴下缝[7]三壮，女玉门头[8]为鬼藏[9]。十二曲池名鬼臣，火针仍要七锃锃。十三舌头当舌中，此穴须名是鬼封[10]。手足两边相对刺，若逢孤穴只单通。此是先师妙口诀，狂猖恶鬼走无踪。

【注释】

[1]孙思邈十三鬼穴歌：原名《孙思邈先生针十三鬼穴歌》，首见于明·徐凤《针灸大全》，其内容与唐·孙思邈《千金要方》卷十四的有关记载略有出入。歌中所言"鬼穴"，实为治疗古人以为由鬼邪作祟所致精神神志病的经验穴。

[2]鬼信：少商穴。

[3]鬼垒：隐白穴。

[4]锃：音赠，指器物擦拭后闪光耀眼之貌。此指针具的光亮。

[5]鬼枕：风府穴。

[6]鬼床：颊车穴。

[7]阴下缝：奇穴，又名男阴缝，在男子阴茎根部与阴囊相交处正中。

[8]玉门头：奇穴，又名女阴缝，在女子外生殖器之阴蒂头处。

[9]鬼藏：阴下缝（男），玉门头（女）。

[10]鬼封：即海泉穴，在舌系带中点处。

（十一）经穴分寸歌[1]

手太阴肺经经穴分寸歌

乳上三肋间中府，上行云门一寸许，云在璇玑旁六寸，天府腋三动脉求，
侠白肘上五寸主，尺泽肘中约纹是，孔最腕后七寸拟，列缺腕上一寸半，
经渠寸口陷中取，太渊掌后横纹头，鱼际节后散脉里，少商大指内侧端，
鼻衄喉痹刺可已。

手阳明大肠经经穴分寸歌

商阳食指内侧边，二间寻来本节前，三间捏拳节后取，合谷虎口歧骨间，
阳溪腕上筋间是，偏历腕后三寸安，温溜腕后去五寸，池前四寸下廉看，
池前三寸上廉中，池前二寸三里逢，曲池屈肘纹头尽，肘髎大骨外廉近，
大筋中央寻五里，肘上三寸行向里，臂臑肘上七寸量，肩髃肩端举臂取，
巨骨肩尖端上行，天鼎扶下一寸真，扶突人迎后寸五，禾髎水沟旁五分，
鼻翼中点外迎香，大肠经穴是分明。

足阳明胃经经穴分寸歌

胃之经兮足阳明，承泣目下七分寻，四白目下方一寸，巨髎鼻孔旁八分，
地仓侠吻四分近，大迎颔前寸三分，颊车耳下曲颊陷，下关耳前颧弓下，
头维神庭旁四五，人迎喉旁寸五真，水突筋前迎下在，气舍突下穴相乘，
缺盆舍外锁骨上，相去中线四寸明，气户锁骨下缘取，库房屋翳膺窗近，
均隔寸六到乳头，乳中正在乳头心，次有乳根出乳下，第五肋间细打循，
不容巨阙旁二寸，以下诸穴与君陈，其下承满与梁门，关门太乙滑肉门，

上下一寸无多少，共去中行二寸寻，天枢脐旁二寸间，枢下一寸外陵安，
枢下二寸大巨穴，枢下三寸水道全，水下一寸归来好，共去中行二寸边，
气冲归来下一寸，髀关髂下对承扶，伏兔膝上六寸是，阴市膝上方三寸，
梁丘膝上二寸记，膝膑陷中犊鼻存，膝下三寸三里至，胫外一指需细温，
膝下六寸上廉穴，膝下八寸条口位，膝下九寸下廉看，条口之旁丰隆系，
却是踝上八寸量，解溪跗上系鞋处，冲阳跗上五寸唤，陷谷跖趾关节后，
内庭次趾外间陷，厉兑大次趾外端。

足太阴脾经经穴分寸歌

大趾内侧端隐白，节前陷中求大都，太白节后白肉际，节后一寸公孙呼，
商丘踝前下陷逢，踝上三寸三阴交，踝上六寸漏谷是，阴陵下三地机朝，
胫髁起点阴陵泉，血海膝膑上内廉，箕门穴在股肌尾，冲门曲骨旁三五，
冲上七分府舍求，舍上三寸腹结算，结上寸三是大横，却与脐平莫胡乱，
建里之旁四寸处，便是腹哀分一段，中庭旁六食窦穴，膻中去六是天溪，
再上一肋胸乡穴，周荣相去亦同然，大包腋下有六寸，渊腋之下三寸悬。

手少阴心经经穴分寸歌

少阴心起极泉中，腋下筋间动脉凭，青灵肘上三寸觅，少海屈肘横纹头，
灵道掌后一寸半，通里腕后一寸同，阴郄去腕五分的，神门肌腱桡侧逢，
少府小指本节后，小指内侧是少冲。

手太阳小肠经经穴分寸歌

小指端外为少泽，前谷外侧节前觅，节后捏拳取后溪，腕骨腕前骨陷侧，
锐骨下陷阳谷讨，腕后锐上觅养老，支正腕后五寸量，小海肘踝鹰嘴中，
肩贞腋上一寸寻，臑俞贞上冈下缘，天宗秉风下窝中，秉风冈上举有空，
曲垣冈端上内陷，外俞陶道三寸从，中俞二寸大椎旁，天窗扶突后陷详，
天容耳下曲颊后，颧髎面鸠锐端量，听宫耳中大如菽，此为小肠手太阳。

足太阳膀胱经经穴分寸歌

足太阳是膀胱经，目内眦角始睛明，眉头头中攒竹取，眉冲直上旁神庭，
曲差入发五分际，神庭旁开寸五分，五处旁开亦寸半，细算却与上星平，
承光通天络却穴，相去寸五调匀看，玉枕挟脑一寸三，入发三寸枕骨取，
天柱项后发际中，大筋外廉陷中献，自此夹脊开寸五，第一大杼二风门，
三椎肺俞厥阴四，心五督六椎下治，膈七肝九十胆俞，十一脾俞十二胃，
十三三焦十四肾，气海俞在十五椎，大肠十六椎之下，十七关元俞穴椎，
小肠十八胱十九，中膂俞穴二十椎，白环廿一椎下当，以上诸穴可推之，
更有上次中下髎，一二三四骶后孔，会阳阴尾尻骨旁，又从臀下横纹取，
承扶居下陷中央，殷门扶下方六寸，浮郄委阳上一寸，委阳腘外两筋乡，
委中穴在腘纹中，第二侧线再细详，又从脊上开三寸，第二椎下为附分，
三椎魄户四膏肓，第五椎下神堂尊，第六谚譆膈关七，第九魂门阳纲十，
十一意舍之穴存，十二胃仓穴已分，十三肓门端正在，十四志室不须论，
十九胞肓廿一秩边，委中下二寻合阳，承筋合阳之下取，穴在腨肠之中央，
承山腨下分肉间，外踝七寸上飞扬，跗阳外踝上三寸，昆仑后跟陷中央，
仆参跟下脚边上，申脉踝下五分张，金门申前墟后取，京骨外侧骨际量，

束骨本节后肉际，通谷节前陷中强，至阴却在小趾侧，太阳之穴始周详。

足少阴肾经经穴分寸歌

足掌心中是涌泉，然谷踝前大骨边，太溪踝后跟腱前，大钟溪下五分见，
水泉溪下一寸觅，照海踝下一寸安，复溜踝上前二寸，交信踝上二寸连，
二穴只隔筋前后，太阴之后少阴前，筑宾内踝上腨分，阴谷膝内两筋间，
横骨大赫并气穴，四满中注亦相连，五穴上行皆一寸，中行旁开半寸边，
肓俞上行亦一寸，俱在脐旁半寸间，商曲石关阴都穴，通谷幽门五穴缠，
上下俱是一寸取，各开中行半寸间，步廊神封灵墟穴，神藏彧中俞府安，
上行寸六旁二寸，穴穴均在肋隙间。

手厥阴心包经经穴分寸歌

心包穴起天池间，乳后旁一腋下三，天泉曲腋下二寸，曲泽肘内横纹端，
郄门去腕方五寸，间使腕后三寸安，内关去腕止二寸，大陵掌后两筋间，
劳宫屈中指尖取，中冲中指之末端。

手少阳三焦经经穴分寸歌

无名指外端关冲，液门小次指陷中，中渚液门上一寸，阳池手表腕陷中，
外关腕后方二寸，腕后三寸支沟容，支沟横外取会宗，空中一寸用心攻，
腕后四寸三阳络，四渎肘前五寸着，天井肘外大骨后，骨隙中间一寸摸，
肘后二寸清冷渊，消泺对腋臂外落，臑会肩前三寸量，肩髎臑上陷中央，
天髎宛骨陷内上，天牖天容之后旁，翳风耳垂后方取，瘛脉耳后鸡足张，
颅息亦在青络上，角孙耳郭上中央，耳门耳缺前起肉，和髎耳后锐发乡，
欲知丝竹空何在，眉后陷中仔细量。

足少阳胆经经穴分寸歌

外眦五分瞳子髎，耳前陷中听会绕，上关颧弓上缘取，内斜曲角颔厌照，
悬颅悬厘等分取，曲鬓角孙前寸标，入发寸半率谷穴，天冲率后五分交，
浮白下行一寸是，乳突后上窍阴找，完骨乳突后下取，本神庭旁三寸好，
阳白眉上一寸许，临泣入发五分考，目窗正营及承灵，一寸一寸寸半巧，
脑空池上平脑户，风池耳后发际标，肩井大椎肩峰间，渊腋腋下三寸然，
辄筋渊腋前一寸，日月乳下三肋间，京门十二肋骨端，带脉平脐肋下连，
五枢髂前上棘前，前下五分维道还，居髎髂前转子取，环跳髀枢宛中陷，
风市垂手中指寻，中渎膝上五寸陈，阳关阳陵上三寸，骨头前下阳陵存，
阳交外丘骨后前，均在踝上七寸循，踝上五寸光明穴，踝上四寸阳辅临，
踝上三寸悬钟是，丘墟外踝前下真，节后筋外足临泣，地五会在筋内存，
关节之前侠溪至，四趾外端足窍阴。

足厥阴肝经经穴分寸歌

足大趾端名大敦，行间大趾缝中存，太冲本节后寸半，踝前一寸号中封，
蠡沟踝上五寸是，中都踝上七寸中，膝关犊鼻下二寸，曲泉屈膝尽横纹，
阴包膝上方四寸，气冲下三足五里，阴廉冲下有二寸，急脉阴旁二寸半，
章门直脐季肋端，肘尖尽处侧卧取，期门又在乳直下，六肋间隙无差矣。

督脉经穴分寸歌

尾闾骨端是长强，二十一椎腰俞当，十六阳关十四命，十三悬枢脊中央，

十一椎下寻脊中，十椎中枢穴下藏，九椎之下筋缩取，七椎之下乃至阳，
六灵五神三身柱，陶道一椎之下乡，一椎之上大椎穴，上至发际哑门行，
风府一寸宛中取，脑户二五枕上方，发上四寸强间位，五寸五分后顶强，
七寸百会顶中取，耳尖之上发中央，前顶前行八寸半，前行一尺囟会量，
一尺一寸上星会，入发五分神庭当，鼻端准头素髎穴，水沟鼻下人中藏，
兑端唇尖端上取，龈交齿上龈缝里。

任脉经穴分寸歌

任脉会阴两阴间，曲骨毛际陷中安，中极脐下四寸取，关元脐下三寸连，
脐下二寸石门是，脐下寸半气海全，脐下一寸阴交穴，脐之中央即神阙，
脐上一寸为水分，脐上二寸下脘刊，脐上三寸名建里，脐上四寸中脘计，
脐上五寸上脘在，巨阙脐上六寸步，鸠尾脐上七寸量，中庭膻下寸六取，
膻中却在两乳间，膻上寸六玉堂主，膻上紫宫三寸二，膻上四八华盖举，
璇玑膻上六寸四，玑上一寸天突取，廉泉结上舌本下，承浆颐前唇下处。

【注释】

［1］《经穴分寸歌》初见于明·吴崑《针方六集》，此以原歌诀参承淡安等近现代针灸学教材编录。

二、《脉书·十一脉》选录

长沙马王堆汉墓帛书及江陵张家山汉墓竹简所载的《脉书》十一脉内容，原分两种：一种按足六脉、臂五脉的次序排列，因称"足臂本"；另一种按阳六脉、阴五脉的次序排列，因称"阴阳本"。选录时改为按十二经脉顺序，以便于参阅对照。

（一）手太阴

1. 循行

［足臂本］臂泰阴脉[1]：循筋上廉[2]，以奏[3]臑内，出腋内廉，之心[4]。

［阴阳本］臂钜阴脉[5]：在于手掌中，出内阴两骨之间，上骨下廉，筋之上，出臂内阴，入心中。

【注释】

［1］臂泰阴脉：臂，指手臂。《内经》中，上肢各经脉多冠以"手"字，《脉书》则作"臂"。但《内经》中也有少数作"臂"的，如《灵枢·寒热病》的"臂太阴""臂阳明"等。脉，帛书"足臂本"原均作温，义通。帛书"阴阳本"、简书《脉书》均作"脈（脉）"。

［2］廉：原作"兼"，此与"廉"通，下同。

［3］奏：与"走"通，或解释为"凑"。

［4］之心：到心。说明此脉联系的是"心"，不是"肺"。

［5］臂钜阴脉：钜，与"巨"通，大也。臂巨阴脉，即手太阴脉，但其内容却联系"心"，与手厥阴经脉相合。

2. 病候

［足臂本］其病：心痛，心烦而噫。诸病此物者，皆灸[1]臂泰阴脉。

［阴阳本］是动则病：心滂滂[2]如[3]痛，缺盆痛，甚则交两手而战，此为臂蹶（厥），是臂钜阴脉主治。其所产病：胸痛，瘛痛[4]，心痛，四末[5]痛，瘕[6]，为五病。

【注释】

[1] 灸：原作"久"，灸之古字。

[2] 滂滂：形容心荡的状况。简书本作"彭彭"，与"膨膨"接近。

[3] 如：同"而"。

[4] 瘛：简书作"臂"，似肩字之误，与"肩背痛"义合。

[5] 四末：指四肢。

[6] 瘕：腹部气块之类。简书《脉书》有"溺出白，为白瘕"之症，似指小便浑浊的病症，与"溺色变"义合。

（二）手阳明

1. 循行

[足臂本] 臂阳明脉：出中指间，循骨上廉，出臑□□上，奏腄[1]，之口。

[阴阳本] 齿脉：起于次指与大指，上出臂上廉，入肘中，乘[2]臑，穿颊，入齿中，夹鼻。

【注释】

[1] 腄：音义未详。又见于足少阳。或释为"枕"字。

[2] 乘：登上的意思。

2. 病候

[足臂本] 其病：病齿痛，□□□□。诸病此物者，皆灸臂阳明脉。

[阴阳本] 是动则病：齿痛，朏[1]肿，是齿脉主治。其所产病：齿痛，朏肿，目黄，口干，臑痛，为五病。

【注释】

[1] 朏：当作"颐"，音拙，指眼眶下的颧面部。

（三）足阳明

1. 循行

[足臂本] 足阳明脉：循胻[1]中，上贯膝中，出股，夹少腹，上出乳内廉，出嗌，夹口以上，之鼻。

[阴阳本] 足阳明脉：系于骭[2]骨外廉，循骭而上，穿膑，出鱼股之（上）廉[3]，上穿乳，穿颊，出目外廉，环颜□。

【注释】

[1] 胻：音杭，义同胫。

[2] 骭：音干，义同胫。

[3] 鱼股之（上）廉：指股四头肌部。"之廉上"三字据简书本补。"廉"前应有"上"字，与足太阴相对。

2. 病候

[足臂本] 其病：病足中指废，胻痛，膝中肿，腹肿，乳内廉痛，腹外肿[1]，额[2]痛，鼽衄，数欠，热汗出，脛[3]瘦，颜寒。诸病此物者，皆灸阳明脉。

[阴阳本] 是动则病：洒洒病寒，喜信[4]（伸）数欠，颜黑，病肿，病至则恶人与火，闻木音则惕然惊，心惕，欲独闭户牖而处；病甚则欲乘高而歌，弃衣而走，此为骭蹶（厥），是阳明脉主治。其所生病：颜痛，鼻鼽，颔颈痛，乳痛，心与肢[5]痛，腹外肿，肠痛，膝跳[6]，跗上

痹[7]，为十病。

【注释】

[1]腹外肿："腹"字原缺，据"阴阳本"文补。

[2]頯：音块，又音逮，指颧部。

[3]脾：又见于足厥阴，疑"腜"字之误，指髀部。

[4]信：与"伸"通。

[5]胠：音区，腋下胁上的部位。

[6]跳：《说文》："跳，蹶也。"经筋病中有"足跳坚"，义相合。

[7]上痹：二字帛文缺书，据简书补。

（四）足太阴

1.循行

[足臂本]足泰阴脉：出大指内廉骨际，出内踝上廉，循胻内廉，□膝内廉，出股内廉。

[阴阳本]大（太）阴脉[1]：是胃脉殹（也）。被胃，出鱼股阴[2]下廉，腨上廉，出内踝之上廉。

【注释】

[1]太阴脉：指足太阴脉。后厥阴脉、少阴脉仿此。

[2]阴：指内侧。

2.病候

[足臂本]其病：病足大指废，胻内廉痛，股内痛，腹痛，腹胀，复□，不嗜食，善噫，心□，善肘[1]（疛）。诸病此物者，皆灸足泰阴脉。

[阴阳本]是动则病：上当走心[2]，使腹胀，善噫，食欲欧（呕），得后与气则快然[3]衰，是钜阴脉主治。其所产病：心烦，死；心痛与腹胀，死；不能食，不能卧，强吹[4]（欠），三者同则死；溏泄，死；水与闭同则死，为十病。

【注释】

[1]肘：与"疛"通。《吕氏春秋·尽数》："处腹则为张（胀）为疛。"高诱注："疛，跳动，皆腹疾。"《玉篇》："疛，心腹疾也。"

[2]上当走心：指逆气冲心。简书本无"当"字。

[3]快然：此据简书本，乙本作"逢然"，逢音"蓬"。

[4]强吹：意同"强欠"。张口出气为"欠"。

（五）手少阴

1.循行

[足臂本]臂少阴脉：循筋下廉，出臑内下廉，出腋，奏胁。

[阴阳本]臂少阴脉：起于臂两骨之间，之下骨上廉[1]，筋之下。出臑内阴，入心中[2]。

【注释】

[1]之下骨上廉：指尺骨的上边，当其桡侧。之，至的意思。

[2]入心中：三字原无，据简书增。

2.病候

[足臂本]其病：胁痛。诸病此物者，皆灸臂少阴脉。

［阴阳本］是动则病：心痛，嗌渴欲饮，此为臂蹶[1]（厥），是臂少阴脉主治。其所产病：胁痛，为一病。

【注释】

［1］臂蹶：指臂部厥逆，手太阴、手少阴同见此症。

（六）手太阳

1. 循行

［足臂本］臂泰阳脉：出小指，循骨下廉，出臑下廉，出肩外廉，出项□□□目外眦[1]。

［阴阳本］肩脉：起于耳后，下肩，出臑外廉，出臂外廉[2]，乘手背[3]。

【注释】

［1］眦：原作"渍"。渍，《说文解字注》："当是胔，为正字也。"此与"眦"通，下同。

［2］臂外廉：帛书缺文，此据简书，但简书"廉"作"馆"。

［3］背：原作"北"，义通。

2. 病候

［足臂本］其病：臂外廉痛。诸病此物者，皆灸臂泰阳脉。

［阴阳本］是动则病：嗌痛，颔肿，不可以顾，肩似脱，臑似折，是肩脉主治。其所产病：颔痛，喉痹，臂痛[1]，肘痛[2]，为四病。

【注释】

［1］臂痛：简书本作"肩痛"。

［2］肘痛：简书本作"肘外痛"

（七）足太阳

1. 循行

［足臂本］足泰阳脉：出外踝窭[1]中，上贯腨[2]，出于郄[3]；枝之下髀[4]；其直者，贯□，夹脊□□，上于豆（头）；枝颜下，之耳；其直者，贯目内眦，之鼻。

［阴阳本］钜阳脉：潼[5]外踝娄（窭）中，出郄中，上穿臀，出厌中[6]，夹脊，出于项，上头角，下颜，夹鼻顃[7]，系目内廉。

【注释】

［1］窭：空穴，凹陷处。

［2］腨：简体作胇，音专，即腨，指小腿肚。

［3］郄：即"郄"，后又写作"郄"，指胭部。

［4］枝之下髀：分支走向大腿部。"髀"字原写作"月"旁，依文义订正。

［5］潼：与"踵"通。简书本作"系于踵"

［6］厌中：《素问·气穴论》"两髀厌分中二穴"，王冰注："谓环跳穴也。"

［7］鼻顃：原误从"骨"旁。简书本作"頯"，《说文》："鼻茎也。"

2. 病候

［足臂本］其病：病足小指废，腨痛，郄挛，脾[1]痛，产痔，腰痛，夹脊痛，□痛，项痛，手痛，颜寒，产（生）聋，目痛，鼽衄，数癫疾。诸病此物者，皆灸泰阳脉。

［阴阳本］是动则病：冲头痛，目似脱，项似拔[2]，脊痛，腰似折，髀不可以运，腘（郄）如结，腨如裂，此为踝蹶（厥），是巨阳脉主治。其所产病：头痛，耳聋，项痛，耳彊[3]，疟，

背痛，腰痛，尻痛，痔，胎痛，腨痛，足小指痹，为十二病。

【注释】

［1］脾：《集韵》："同尻，髀也，或作臀。"

［2］目似脱项似拔：此据简书本，帛书缺文。

［3］耳彊：彊，通强。"耳"简书作"濡"，与潜字通。疑其字当作"僭"，项痛僭强，或项痛且强。"耳强"，义不通，盖因前文耳聋致误。

（八）足少阴

1. 循行

［足臂本］足少阴脉：出内踝窭中，上贯腨，入胎，出股，入腹，循脊内□廉，出肝，入肱，系舌本[1]。

［阴阳本］少阴脉：系于内踝外廉，穿腨，出胎中央，上穿脊之内[2]廉，系于肾，夹舌本[3]。

【注释】

［1］本：原缺损，依文义补。

［2］内：原缺，据简书补。

［3］本：原无，据简书补。

2. 病候

［足臂本］其病：病足热，腨内痛，股内痛，腹街[1]、脊内廉痛，肝痛，心痛，烦心，咽肿□□□舌干[2]，□旦尚□□□数喝，牧牧[3]嗜卧以欬。诸病此物者，皆灸足少阴脉。

［阴阳本］是动则病：喝喝如喘，坐而起则目䀮（䀮）如无见[4]，心如悬，病饥，气不足，善怒，心惕，恐人将捕之，不欲食，面黯若炪色[5]，咳则有血，此为骨蹶（厥），是少阴脉主治。其所产病：口热[6]，舌圻[7]，嗌干，上气，噎，嗌中痛，瘅，嗜卧，欬，暗，为十病。

【注释】

［1］腹街：当指气街，即腹股沟部。

［2］舌干：干，原文作"䗱"，当为"乾"字之误。其后"□旦"疑为"黄疸"二字。

［3］牧牧：指默默。

［4］䀮如无见：䀮，简书作"（䀮）"，义同。无，原作"毋"，此从简书。

［5］面黯若炪色：此从简书，帛书甲本"黯"作"黕"，炪作"炪"。《说文》"炪，烛烬也"，此形容面色黯黑如烛灭后的焦炭。《太素》作"面如地色"，《甲乙经》作"面黑如炭色"，地、炭当即炪字之误。《灵枢·经脉》则作"面如漆柴"，义通。

［6］口热：帛书原文缺。此据简书补。

［7］圻：燥裂之象。原误作"析"。

（九）手厥阴

1. 循行

［足臂本］臂泰阴脉：循筋上廉，以奏臑内，出腋内廉，之心。

［阴阳本］臂钜阴脉：在于手掌中，出臂内阴两骨之间，上骨下廉，筋之上，出臂内阴，入心中[1]。

【注释】

[1]臂钜阴脉……入心中：本条文已见于手太阴经。从内容分析，此脉联系心，与手厥阴关系密切。

2. 病候

[足臂本]其病：心痛，心烦而噫。诸病此物者，皆灸臂泰阴脉。

[阴阳本]是动则病：心滂滂如痛，缺盆痛，甚则交两手而战，此为臂蹶（厥），是臂钜阴脉主治。其所产病：胸痛，肩痛，心痛，四末痛，瘕，为五病[1]。

【注释】

[1]是动则病……为五病：本条文已见于手太阴经。其病有心痛等，与手厥阴关系密切。

（十）手少阳

1. 循行

[足臂本]臂少阳脉：出中指[1]，循臂上骨下廉[2]，奏耳。

[阴阳本]耳脉：起于手背，出臂外两骨之间，上骨下廉，出肘中，入耳中。

【注释】

[1]中指：《脉书》臂足少阳脉均联系于中指，与《经脉》所说"小指次指"不完全相同。

[2]上骨下廉：指桡骨下边（取大指在上小指在下的姿势）。

2. 病候

[足臂本]其病：病产（生）聋，□痛。诸病此物者，皆灸臂少阳之脉。

[阴阳本]是动则病：耳聋，浑浑焞焞[1]，嗌肿，是耳脉主治。其所产病：目外眦痛，颊痛，耳聋，为三病。

【注释】

[1]浑浑焞焞：乙本作"辉辉諄諄"，简书本四字全从"火"旁，《灵枢·经脉》作"浑浑焞焞"，《太素》四字全从"水"旁。杨上善注："耳聋声也。"形容耳鸣声。

（十一）足少阳

1. 循行

[足臂本]足少阳脉：出于踝前；枝[1]于骨间，上贯膝外廉，出于股外廉，出胁；枝之肩薄（膊）。其直者，贯腋，出于项、耳，出腜，出目外眦。

[阴阳本]少阳脉：系于外踝之前廉，上出鱼股之外，出胁，上出耳[2]前。

【注释】

[1]枝：指分支。

[2]耳：原作"目"，此从简书。

2. 病候

[足臂本]其病：病足小指次指废，腨外廉痛，腨寒，膝外廉痛，股外廉痛，髀外廉痛，胁痛，□痛，产（生）马[1]，缺盆痛，瘘[2]，聋，腜痛，耳前痛，目外眦痛，胁外肿。诸病此物者，皆灸少阳脉。

[阴阳本]是动则病：心与胁痛，不可以反稷（侧），甚则无膏[3]，足外反[4]，此为阳厥，是足少阳脉主治。其所产病：□□痛，头颈痛，胁痛，疟，汗出，节尽痛，髀外廉痛，□痛，鱼股痛，膝外廉痛，振寒，足中指痹，为十二病。

【注释】

［1］马：指"马刀"，即瘰疬之形如蚌壳"马刀"者。

［2］瘘：鼠瘘，瘰疬之穿溃者。

［3］无膏：《灵枢·经脉》作"体无膏泽"，此指全身皮肤失去润泽。

［4］足外反：《灵枢·经脉》作"足外反热"，帛书、简书均无"热"字，其意似指足外翻症。

（十二）足厥阴

1. 循行

［足臂本］足厥阴脉：循大指间，以上出胻内廉，上八寸，交泰阴脉，□股内，上入脽间。

［阴阳本］足厥阴脉：系于足大指丛毛之上，乘足跗上廉，去内踝一寸，上踝五寸，而出大（太）阴之后，上出鱼股内廉，触少腹，大眦旁[1]。

【注释】

［1］大眦旁："眦"原作"渍"。此从帛书"阴阳本"甲本，《乙本》作"大资（眦）旁"，简书作"夹纼旁"，纼音弗，与"绂"通，或是肺字的假借。

2. 病候

［足臂本］其病：病胻瘦，多溺，嗜饮，足跗肿疾，痹。诸病此物者，灸厥阴脉。

［阴阳本］是动则病：丈夫㿉疝，妇人则少腹肿，腰痛不可以仰，甚则嗌干，面疵[1]，是厥阴脉主治。其所产病：热中，癃、㿉、偏疝，为五病[2]。

【注释】

［1］面疵：疵，简书本作"骊"，与"熏"通，指面黄黑斑。面疵，即面有灰尘的意思。

［2］为五病：帛书缺文，据简书补。

全国中医药行业高等教育"十四五"规划教材

全国高等中医药院校规划教材（第十一版）

教材目录（第一批）

注：凡标☆号者为"核心示范教材"。

（一）中医学类专业

序号	书 名	主 编		主编所在单位	
1	中国医学史	郭宏伟	徐江雁	黑龙江中医药大学	河南中医药大学
2	医古文	王育林	李亚军	北京中医药大学	陕西中医药大学
3	大学语文	黄作阵		北京中医药大学	
4	中医基础理论☆	郑洪新	杨 柱	辽宁中医药大学	贵州中医药大学
5	中医诊断学☆	李灿东	方朝义	福建中医药大学	河北中医学院
6	中药学☆	钟赣生	杨柏灿	北京中医药大学	上海中医药大学
7	方剂学☆	李 冀	左铮云	黑龙江中医药大学	江西中医药大学
8	内经选读☆	翟双庆	黎敬波	北京中医药大学	广州中医药大学
9	伤寒论选读☆	王庆国	周春祥	北京中医药大学	南京中医药大学
10	金匮要略☆	范永升	姜德友	浙江中医药大学	黑龙江中医药大学
11	温病学☆	谷晓红	马 健	北京中医药大学	南京中医药大学
12	中医内科学☆	吴勉华	石 岩	南京中医药大学	辽宁中医药大学
13	中医外科学☆	陈红风		上海中医药大学	
14	中医妇科学☆	冯晓玲	张婷婷	黑龙江中医药大学	上海中医药大学
15	中医儿科学☆	赵 霞	李新民	南京中医药大学	天津中医药大学
16	中医骨伤科学☆	黄桂成	王拥军	南京中医药大学	上海中医药大学
17	中医眼科学	彭清华		湖南中医药大学	
18	中医耳鼻咽喉科学	刘 蓬		广州中医药大学	
19	中医急诊学☆	刘清泉	方邦江	首都医科大学	上海中医药大学
20	中医各家学说☆	尚 力	戴 铭	上海中医药大学	广西中医药大学
21	针灸学☆	梁繁荣	王 华	成都中医药大学	湖北中医药大学
22	推拿学☆	房 敏	王金贵	上海中医药大学	天津中医药大学
23	中医养生学	马烈光	章德林	成都中医药大学	江西中医药大学
24	中医药膳学	谢梦洲	朱天民	湖南中医药大学	成都中医药大学
25	中医食疗学	施洪飞	方 泓	南京中医药大学	上海中医药大学
26	中医气功学	章文春	魏玉龙	江西中医药大学	北京中医药大学
27	细胞生物学	赵宗江	高碧珍	北京中医药大学	福建中医药大学

序号	书　名	主　编		主编所在单位	
28	人体解剖学	邵水金		上海中医药大学	
29	组织学与胚胎学	周忠光	汪　涛	黑龙江中医药大学	天津中医药大学
30	生物化学	唐炳华		北京中医药大学	
31	生理学	赵铁建	朱大诚	广西中医药大学	江西中医药大学
32	病理学	刘春英	高维娟	辽宁中医药大学	河北中医学院
33	免疫学基础与病原生物学	袁嘉丽	刘永琦	云南中医药大学	甘肃中医药大学
34	预防医学	史周华		山东中医药大学	
35	药理学	张硕峰	方晓艳	北京中医药大学	河南中医药大学
36	诊断学	詹华奎		成都中医药大学	
37	医学影像学	侯　键	许茂盛	成都中医药大学	浙江中医药大学
38	内科学	潘　涛	戴爱国	南京中医药大学	湖南中医药大学
39	外科学	谢建兴		广州中医药大学	
40	中西医文献检索	林丹红	孙　玲	福建中医药大学	湖北中医药大学
41	中医疫病学	张伯礼	吕文亮	天津中医药大学	湖北中医药大学
42	中医文化学	张其成	臧守虎	北京中医药大学	山东中医药大学

（二）针灸推拿学专业

序号	书　名	主　编		主编所在单位	
43	局部解剖学	姜国华	李义凯	黑龙江中医药大学	南方医科大学
44	经络腧穴学☆	沈雪勇	刘存志	上海中医药大学	北京中医药大学
45	刺法灸法学☆	王富春	岳增辉	长春中医药大学	湖南中医药大学
46	针灸治疗学☆	高树中	冀来喜	山东中医药大学	山西中医药大学
47	各家针灸学说	高希言	王　威	河南中医药大学	辽宁中医药大学
48	针灸医籍选读	常小荣	张建斌	湖南中医药大学	南京中医药大学
49	实验针灸学	郭　义		天津中医药大学	
50	推拿手法学☆	周运峰		河南中医药大学	
51	推拿功法学☆	吕立江		浙江中医药大学	
52	推拿治疗学☆	井夫杰	杨永刚	山东中医药大学	长春中医药大学
53	小儿推拿学	刘明军	邰先桃	长春中医药大学	云南中医药大学

（三）中西医临床医学专业

序号	书　名	主　编		主编所在单位	
54	中外医学史	王振国	徐建云	山东中医药大学	南京中医药大学
55	中西医结合内科学	陈志强	杨文明	河北中医学院	安徽中医药大学
56	中西医结合外科学	何清湖		湖南中医药大学	
57	中西医结合妇产科学	杜惠兰		河北中医学院	
58	中西医结合儿科学	王雪峰	郑　健	辽宁中医药大学	福建中医药大学
59	中西医结合骨伤科学	詹红生	刘　军	上海中医药大学	广州中医药大学
60	中西医结合眼科学	段俊国	毕宏生	成都中医药大学	山东中医药大学
61	中西医结合耳鼻咽喉科学	张勤修	陈文勇	成都中医药大学	广州中医药大学
62	中西医结合口腔科学	谭　劲		湖南中医药大学	

（四）中药学类专业

序号	书名	主编		主编所在单位	
63	中医学基础	陈 晶	程海波	黑龙江中医药大学	南京中医药大学
64	高等数学	李秀昌	邵建华	长春中医药大学	上海中医药大学
65	中医药统计学	何 雁		江西中医药大学	
66	物理学	章新友	侯俊玲	江西中医药大学	北京中医药大学
67	无机化学	杨怀霞	吴培云	河南中医药大学	安徽中医药大学
68	有机化学	林 辉		广州中医药大学	
69	分析化学（上）（化学分析）	张 凌		江西中医药大学	
70	分析化学（下）（仪器分析）	王淑美		广东药科大学	
71	物理化学	刘 雄	王颖莉	甘肃中医药大学	山西中医药大学
72	临床中药学☆	周祯祥	唐德才	湖北中医药大学	南京中医药大学
73	方剂学	贾 波	许二平	成都中医药大学	河南中医药大学
74	中药药剂学☆	杨 明		江西中医药大学	
75	中药鉴定学☆	康廷国	闫永红	辽宁中医药大学	北京中医药大学
76	中药药理学☆	彭 成		成都中医药大学	
77	中药拉丁语	李 峰	马 琳	山东中医药大学	天津中医药大学
78	药用植物学☆	刘春生	谷 巍	北京中医药大学	南京中医药大学
79	中药炮制学☆	钟凌云		江西中医药大学	
80	中药分析学☆	梁生旺	张 彤	广东药科大学	上海中医药大学
81	中药化学☆	匡海学	冯卫生	黑龙江中医药大学	河南中医药大学
82	中药制药工程原理与设备	周长征		山东中医药大学	
83	药事管理学☆	刘红宁		江西中医药大学	
84	本草典籍选读	彭代银	陈仁寿	安徽中医药大学	南京中医药大学
85	中药制药分离工程	朱卫丰		江西中医药大学	
86	中药制药设备与车间设计	李 正		天津中医药大学	
87	药用植物栽培学	张永清		山东中医药大学	
88	中药资源学	马云桐		成都中医药大学	
89	中药产品与开发	孟宪生		辽宁中医药大学	
90	中药加工与炮制学	王秋红		广东药科大学	
91	人体形态学	武煜明	游言文	云南中医药大学	河南中医药大学
92	生理学基础	于远望		陕西中医药大学	
93	病理学基础	王 谦		北京中医药大学	

（五）护理学专业

序号	书名	主编		主编所在单位	
94	中医护理学基础	徐桂华	胡 慧	南京中医药大学	湖北中医药大学
95	护理学导论	穆 欣	马小琴	黑龙江中医药大学	浙江中医药大学
96	护理学基础	杨巧菊		河南中医药大学	
97	护理专业英语	刘红霞	刘 娅	北京中医药大学	湖北中医药大学
98	护理美学	余雨枫		成都中医药大学	
99	健康评估	阚丽君	张玉芳	黑龙江中医药大学	山东中医药大学

序号	书 名	主 编		主编所在单位	
100	护理心理学	郝玉芳		北京中医药大学	
101	护理伦理学	崔瑞兰		山东中医药大学	
102	内科护理学	陈 燕	孙志岭	湖南中医药大学	南京中医药大学
103	外科护理学	陆静波	蔡恩丽	上海中医药大学	云南中医药大学
104	妇产科护理学	冯 进	王丽芹	湖南中医药大学	黑龙江中医药大学
105	儿科护理学	肖洪玲	陈偶英	安徽中医药大学	湖南中医药大学
106	五官科护理学	喻京生		湖南中医药大学	
107	老年护理学	王 燕	高 静	天津中医药大学	成都中医药大学
108	急救护理学	吕 静	卢根娣	长春中医药大学	上海中医药大学
109	康复护理学	陈锦秀	汤继芹	福建中医药大学	山东中医药大学
110	社区护理学	沈翠珍	王诗源	浙江中医药大学	山东中医药大学
111	中医临床护理学	裘秀月	刘建军	浙江中医药大学	江西中医药大学
112	护理管理学	全小明	柏亚妹	广州中医药大学	南京中医药大学
113	医学营养学	聂 宏	李艳玲	黑龙江中医药大学	天津中医药大学

（六）公共课

序号	书 名	主 编		主编所在单位	
114	中医学概论	储全根	胡志希	安徽中医药大学	湖南中医药大学
115	传统体育	吴志坤	邵玉萍	上海中医药大学	湖北中医药大学
116	科研思路与方法	刘 涛	商洪才	南京中医药大学	北京中医药大学

（七）中医骨伤科学专业

序号	书 名	主 编		主编所在单位	
117	中医骨伤科学基础	李 楠	李 刚	福建中医药大学	山东中医药大学
118	骨伤解剖学	侯德才	姜国华	辽宁中医药大学	黑龙江中医药大学
119	骨伤影像学	栾金红	郭会利	黑龙江中医药大学	河南中医药大学洛阳平乐正骨学院
120	中医正骨学	冷向阳	马 勇	长春中医药大学	南京中医药大学
121	中医筋伤学	周红海	于 栋	广西中医药大学	北京中医药大学
122	中医骨病学	徐展望	郑福增	山东中医药大学	河南中医药大学
123	创伤急救学	毕荣修	李无阴	山东中医药大学	河南中医药大学洛阳平乐正骨学院
124	骨伤手术学	童培建	曾意荣	浙江中医药大学	广州中医药大学

（八）中医养生学专业

序号	书 名	主 编		主编所在单位	
125	中医养生文献学	蒋力生	王 平	江西中医药大学	湖北中医药大学
126	中医治未病学概论	陈涤平		南京中医药大学	